APRENDER COM A LOUCURA

APRENDER COM A LOUCURA

Modernismo Brasileiro e Arte Contemporânea Global

Kaira M. Cabañas

Tradução Pedro Taam e Flavio Magalhães Taam

wmf martinsfontes

Esta obra foi publicada originalmente em inglês com o título
LEARNING FROM MADNESS: BRAZILIAN MODERNISM
AND GLOBAL CONTEMPORARY ART por University of Chicago Press.

1ª edição *2023*

Tradução *Pedro Taam e Flavio Magalhães Taam*
Edição *Pedro Taam*
Acompanhamento editorial *Fernanda Alvares*
Preparação de texto *Fernanda Alvares*
Revisões *Ana Caperuto e Ana Alvares*
Projeto gráfico *Gisleine Scandiuzzi*
Produção gráfica *Geraldo Alves*
Paginação *Renato Carbone*
Índice remissivo *Ana Cristina Garcia*
Capa *Thiago Lacaz*
Imagem da capa *Alice Brill/ Acervo Instituto Moreira Salles (p. 74)*

Dados Internacionais de Catalogação na Publicação (CIP)
(Câmara Brasileira do Livro, SP, Brasil)

Cabañas, Kaira M.
Aprender com a loucura : modernismo brasileiro e arte contemporânea global / Kaira M. Cabañas ; tradução Pedro Taam e Flavio Magalhães Taam. – 1ª ed. – São Paulo : Editora WMF Martins Fontes, 2023.

Título original: Learning from madness : brazilian modernism and global contemporary art
ISBN 978-85-469-0485-3

1. Arte – Brasil 2. Art brut – Brasil 3. Arte e doença mental – Brasil I. Título.

23-167092 CDD-709.81

Índice para catálogo sistemático:
1. Brasil : Arte : História 709.81

Cibele Maria Dias – Bibliotecária – CRB-8/9427

Todos os direitos desta edição reservados à
Editora WMF Martins Fontes Ltda.
Rua Prof. Laerte Ramos de Carvalho, 133 01325-030 São Paulo SP Brasil
Tel. (11) 3293-8150 e-mail: info@wmfmartinsfontes.com.br
http://www.wmfmartinsfontes.com.br

SUMÁRIO

Para Elena

APRESENTAÇÃO

Roland Barthes terminou sua aula inaugural no Collège de France com uma observação aparentemente autobiográfica. "Há uma idade em que se ensina o que se sabe; mas vem em seguida outra, em que se ensina o que não se sabe: isso se chama pesquisar. Vem talvez agora a idade de uma outra experiência, a de desaprender." Não haveria um pesquisar que fosse também um desaprender? Em alguns âmbitos, será que aprender não significa igualmente desaprender?

Tomemos o campo da loucura, tão saturado de clichês, estigmas, caricaturas, preconceitos. Mas também atravessado por práticas nada neutras de gestores e psiquiatras, com sua dose de certezas, de normatividade, de moralidade travestida de cientificidade[1], e por vezes até mesmo de psicanalistas. Na contramão disso tudo, a história da loucura no século XX é também a contra-história de uma liberação em relação a tais saberes e práticas que enclausuraram a loucura, ora a silenciando, ora a gerindo, ora a sobreinterpretando. Os movimentos mais importantes no trato com essa esfera vieram de quem se livrou do jaleco branco e de seus sucedâneos, restituindo à loucura sua potência de indagação, questionamento, desterritorialização. Para tanto, foi preciso "desaprender" muito do que se havia sedimentado a seu respeito.

Daí o paradoxo contido no título deste livro: *Aprender com a loucura*. Isso significa também, penso eu, *desaprender* o que antes se pensava saber sobre ela. A história que se descortina nas páginas que seguem é a de uma progressiva, embora sinuosa, revelação – a saber, que o trabalho expressivo realizado por pessoas com sofrimento psíquico carrega um poder de afetação muito além do campo psiquiátrico, permeando a esfera cultural ou artística. Para tanto contribuíram ativamente psiquiatras como Hans Prinzhorn, Osório Cesar, Durval Marcondes e Nise da Silveira, críticos como Mário Pedrosa e artistas como Flávio de Carvalho, mas igualmente

Lima Barreto, Breton, Dubuffet, Artaud, Qorpo Santo, Aurora[2], Oswald de Andrade, Bispo do Rosario, entre tantos outros. Sem mencionar Foucault, Deleuze, Guattari, Derrida. Ou nossos contemporâneos citados nestas páginas como Lula Wanderley, Gina Ferreira, Elizabeth Araújo Lima, Tania Rivera, Suely Rolnik, para abarcar os dias de hoje[3]. E curadoras e curadores que ousaram expor lado a lado o que a crítica ou o preconceito ainda enxergavam como campos excludentes ou inconciliáveis, e que são legião. Obviamente, a influência de Freud na abordagem não deficitária da loucura, dada a função "autocurativa" do delírio, atravessa várias dessas apostas.

É uma bela e rica história, da qual se tem aqui uma pesquisa rigorosa e exaustiva. Ao abordar a produção estética proveniente do âmbito da loucura e sua relação com o campo da arte, sobretudo no Brasil, mas também em outras partes do mundo, do início do século XX aos dias de hoje, chamam a atenção a ambição e a abrangência deste estudo. Como se verá, vai desde os primeiros psiquiatras que se interessaram pelos desenhos e pelas pinturas dos internos no Juquery, na região metropolitana de São Paulo, e no Engenho de Dentro, no Rio de Janeiro, até as exposições públicas desses trabalhos, passando pela recepção e pela legitimação por parte da crítica e seus efeitos no âmbito cultural. A discussão sobre o estatuto de tais trabalhos, sua pertinência ou não no campo da arte, sua ressonância ou não com a arte dita moderna ou contemporânea, atravessou o século e chega aos nossos dias ainda irresoluta. Basta evocar o que se escreve a cada vez que se expõe uma obra do Bispo, mesmo quando seus trabalhos representam oficialmente o Brasil na Bienal de Veneza.

Tudo isso é retomado neste livro. A pesquisadora fuçou muitas bibliotecas, arquivos privados, frequentou muitas instituições, coleções privadas, leu muitos livros, e, diga-se, não é pequena a literatura disponível sobre o assunto – desde o campo da arte, da clínica, da contestação cultural até o da política. Sim, também o campo da política. Como se sabe, com o surgimento do integralismo no Brasil e das simpatias fascistas do governo de Getúlio Vargas, Nise da Silveira passou mais de um ano presa, em 1936, acusada de comunista, e foi impedida de retomar seu trabalho até 1944. Em paralelo, aumentava a resistência à produção plástica nas instituições psiquiátricas, mas também o ataque à arte moderna em geral – a exposição sobre a arte degenerada em Munique e Berlim, que viajou para outras cidades alemãs, foi dessa tendência um triste apogeu.

Sempre pensei, talvez equivocadamente, que o grau de "sanidade" de uma sociedade deveria ser medido através da relação que ela tem com a loucura. Que grau de tolerância, de abertura, de acolhimento, de porosidade, uma cultura entretém com essa franja de alteridade? A que ponto ela aguenta olhar para seu avesso, apreciar uma reversão de perspectiva, acolher o que Foucault chamou de "as vozes da desrazão"[4]?

Essa pergunta não está neste livro de modo explícito, é claro. Contudo, ao abordar a relação ziguezagueante do circuito da arte com as produções singulares mencionadas, tal pergunta aparece, inevitavelmente. Pois o fato é que ainda hoje, com todos os dispositivos institucionais ou terapêuticos de que se dispõe, seja de inclusão e socialização, de tratamento psicológico ou medicamentoso, com seus respectivos efeitos de alívio ou amansamento, a loucura não deixa ninguém indiferente.

Ao abordar a linhagem de pensadores que tangenciaram a desrazão na modernidade, Foucault notava que eles impuseram uma nova relação com a alteridade: ao invés de julgar a desmedida da loucura a partir da medida do mundo, doravante era o mundo que devia prestar contas – com culpa – diante da desmedida da loucura ou de sua obra. A loucura seria a "parte do fogo", como disse Blanchot, o lugar em que uma cultura joga o que ela não suporta, mas que a ilumina. Poucos anos depois, o filósofo mudou de posição e de tom. Ele profetizou uma reviravolta: "Tudo o que nós experimentamos sob o modo do limite, ou do estranhamento, ou do insuportável, terá adquirido a serenidade do positivo. E o que para nós designa atualmente esse exterior corre o risco um dia de nos designar a nós. Restará somente o enigma dessa Exterioridade."[5] Se até então a loucura era para a condição humana uma Exterioridade enigmática, que ela excluía mas na qual se reconhecia, o seu Outro mas também o seu Mesmo, agora, dizia Foucault, nesse futuro que se avizinha, a loucura deixará de ser esse estranho, essa Exterioridade, essa *questão*, para incorporar-se ao humano como seu próprio mais originário. Processo ao qual demos o nome, irônico talvez, de "humanização" da loucura. Através dele e de sua dialética diabólica, teremos conseguido o impossível: abocanhar nosso próprio Exterior[6].

Já podemos voltar ao livro que nos ocupa. *Aprender* com *a loucura* significa também, conforme nossa hipótese, *desaprender* sobre *a loucura.* Através da história dessa relação entre arte e loucura do início do século passado aos dias de hoje, talvez tenhamos "aprendido a desaprender". Isto é, desmanchar nossa couraça, cientificista, médica, psicológica, moral (um desmanche evocado na discussão de "desconforto" pela autora). O que nos permitiu acolher uma incerteza, o inadvertido (Deligny). Lembro que Guattari fazia questão de levar seus amigos, fossem antropólogos, sociólogos, filósofos ou militantes, para uma curta temporada na clínica psiquiátrica La Borde, que ele dirigia com Jean Oury, no centro da França.

Era uma maneira de produzir em seus amigos uma desterritorialização existencial e micropolítica. Afinal, há uma saudável potência de esquizofrenização, que aliás, segundo Guattari, não deveria estar reservada só aos esquizofrênicos ou ser incumbência deles apenas, mas idealmente ser de todos e de cada um.

Assim, como deixar de apreciar, como faz o livro de Kaira Cabañas, os efeitos provocados pelas expressões da loucura no campo da arte e da cultura? Como ignorar os deslocamentos de fronteira, as inflexões da sensibilidade poética daí advindas? Apesar do sofrimento envolvido na institucionalização psiquiátrica do desatino, essa história é percorrida por um fio vital que chega aos nossos dias em sintonia com uma certa sensibilidade contemporânea.

É o que deixa entrever a atenção dada pela autora à obra de Alejandra Riera[7]. Em suas parcerias com a Cia. Teatral Ueinzz, relatadas ao final deste livro, percebe-se que a aposta consiste em criar um espaço de cumplicidade e de fala, onde possam emergir as questões que importam. Diante da hostilidade do mundo, dizia ela, talvez só possamos "viver abrindo pequeníssimos interstícios aqui e ali..."[8]. Não à toa ela escolheu aliar-se às "vidas por um triz". Nesse espaço-refúgio, que não é uma fuga do mundo, muito pelo contrário, trata-se de pôr em questão os lugares cristalizados (da artista, do louco, da faxineira), os saberes instituídos (o mestre, o ignorante, o culto, o popular, o intelectual, o manual), as funções demarcadas (o terapeuta, o paciente, o que manda, o subserviente). Só através de tal "jogo aberto" é possível dar espaço a outros saberes e lugares[9], dar a ver gestos e palavras que em contexto social de normopatia não eram vistos, ouvidos, sentidos, pensados. E sobretudo, nesse novo gênero de lugar, é possível simplesmente "ser alguém que existe", no esplendor de sua singularidade qualquer – *quodlibet*: o ser tal qual ele é, digno de ser amado tal qual, enquanto tal (Agamben)[10].

Com razão Kaira Cabañas considera parte dos trabalhos analisados por ela ao longo do livro como maneiras de escapar ao "monolinguismo do global". Eis mais uma chave, dessa vez "geopolítica", proposta por este livro repleto de pistas instigantes para pensar o estatuto cambiante da loucura nas suas conexões incertas com o circuito das artes.

PETER PÁL PELBART

PREFÁCIO À EDIÇÃO BRASILEIRA

É com imensa alegria que escrevo este prefácio à edição brasileira de *Aprender com a loucura: Modernismo brasileiro e arte contemporânea global*. Longe de um prefácio tradicional, aproveito estas linhas não apenas para abordar alguns desdobramentos posteriores à escrita deste volume, além de certos apontamentos quanto à tradução, mas também para agradecer aos envolvidos em sua publicação.

O presente volume traz a tradução do livro publicado em inglês, em 2018. Alguns fatos das histórias narradas nas próximas páginas serão familiares ao público brasileiro. Assim, o livro argumenta, da perspectiva da história da arte, como as obras de pacientes psiquiátricos se mantêm no centro da arte institucional e das práticas curatoriais no Brasil desde o século XX até hoje. Em vez de um ponto de vista no qual o "louco" é aquele que está de fora da arte moderna ou inserido num modelo de transgressão (como no caso do conceito de *art brut* do artista francês Jean Dubuffet), o que eu busco fazer neste livro é demonstrar como as obras de pacientes foram consistentemente expostas nos espaços artísticos modernos, sempre sintonizadas com os debates na intersecção entre a crítica e a clínica. A inclusão cultural da produção dos pacientes é igualmente paradoxal e parcial: embora essas obras fossem expostas na qualidade de arte em museus de arte, seus autores estavam sujeitos, como indivíduos, a um regime psiquiátrico dominante que considerava "terapêutico" o seu isolamento da sociedade. Assim, as mesmas instituições artísticas que incluíram essas obras não conseguiram levar em conta seus locais de produção (os manicômios) e incluir a população segregada do hospital: os pobres dos centros urbanos, os imigrantes e os negros, assim como as mulheres, cada qual frequentemente considerado como uma ameaça à "ordem" social. Ao mesmo tempo que defendo a singularidade do modernismo brasileiro em relação à exposição de suas obras, estas páginas evocam essa história paradoxal, que se estende a artistas célebres como Aurora e Bispo.

Algumas pequenas imprecisões presentes na edição original foram corrigidas aqui silenciosamente, no próprio texto. Sendo este livro um registro de minhas elaborações teóricas e pesquisas no período de 2009 a 2017, esta tradução não abrange os desdobramentos mais recentes na academia e nas práticas curatoriais sobre o tema da arte e da loucura no Brasil. A esse respeito, sugiro ao leitor alguns títulos de exposições, catálogos e livros produzidos posteriormente, como *Lugares do delírio* (2017-2018), de Tania Rivera, e o título de mesmo nome a ser publicado, assim como *Do asilo ao museu: Nise da Silveira e as coleções da loucura*, de Eurípedes Junior, publicado este ano pela editora Hólos – ambos são excelentes fontes de pesquisa sobre o tema tratado aqui.

Desde a publicação da edição em inglês deste livro, o Museu de Arte Osório Cesar foi reaberto, em 2020, após 16 anos fechado, e o Museu de Imagens do Inconsciente (MII) inaugurou sua nova ala em 2022. Recomendo fortemente a todos que visitem esses museus, e que aprendam com suas coleções e programas. Enfim, o fato de o Centre Pompidou ter recentemente aceitado uma grande doação de mais de 900 obras de *art brut* não influencia o argumento principal deste livro ou seus relatos históricos: a porosidade entre a instituição de arte e a instituição psiquiátrica – ou seja, o museu e o manicômio – forneceu as condições para que fosse feita a defesa, por parte do modernismo brasileiro, da produção de pacientes como arte.

Gostaria de agradecer à University of Chicago Press pelo apoio a esta tradução e a Luciana Schell, gerente de direitos internacionais, por conduzir esse processo. Este trabalho também foi agraciado com o apoio do Spring/Summer 2022 Research Incentive Award da Faculdade de Artes da Universidade da Flórida e com apoio do Center for Advanced Study in the Visual Arts/National Gallery of Art, Washington D.C. Sou extremamente grata aos pensadores-pesquisadores-ativistas que escreveram novos textos para este livro: Peter Pál Pelbart, Gina Ferreira, Manuel Borja-Villel e Elielton Ribeiro. Finalmente, gostaria de agradecer à equipe editorial da WMF Martins Fontes, especialmente a Luciana Veit, pelo apoio e entusiasmo quanto a esta pesquisa, assim como a Pedro Taam e Flavio Taam, pelo trabalho diligente e cuidadoso que exigem as nuances de linguagem desta tradução.

INTRODUÇÃO: RUMO AO DESCONFORTO

Quando abordei pela primeira vez a relação entre arte e loucura, voltei-me, talvez de maneira inevitável, para os escritos de Michel Foucault. Mas as artes visuais aparecem poucas vezes ao longo da *História da loucura* e, quando aparecem, é para servirem de testemunha privilegiada que mostra como, na pintura, o tema da loucura coincide com visões de mundo específicas. Segundo Foucault, imagens como *A nau dos loucos* (c. 1490-1500), de Bosch, e *A mulher louca* (1562), de Pieter Brueghel, expressam como, durante o Renascimento, as fantasias nascidas da loucura tinham um poder de atração[1]. Por outro lado, na idade clássica, essas expressões poéticas da loucura na representação desapareceram, sendo substituídas por "asilos de internamento, casas de força e de correição"[2]. Foucault ilustra, por meio de representações pictóricas, a diferença entre um tempo em que a loucura era contígua à vida e o subsequente confinamento dela ao domínio do desatino.

Nas páginas finais de seu livro, Foucault invoca pintores do outro lado do grande confinamento, ou seja, pintores da idade moderna. Não se trata mais de lidar com a loucura como um tema principal da pintura, mas de envolver o estatuto do sujeito que pinta. Embora Foucault observe que o número de artistas que "'mergulharam' na loucura se multiplicou"[3], em última análise ele considera a loucura de um artista para falar de uma reversão histórica inaugurada pela obra de artistas modernos, como Vincent van Gogh e Antonin Artaud: "Doravante, e através da mediação da loucura, é o mundo que se torna culpado [...] aos olhos da obra; ei-lo requisitado por ela, obrigado a ordenar-se por sua linguagem, coagido por ela a uma tarefa de reconhecimento, de reparação; obrigado à tarefa de dar a razão *desse* desatino, *para* esse desatino."[4] Nesse contexto, a pintura não revela nem a verdade da loucura nem a verdade da razão, mas serve de meio para desafiar o silenciamento da loucura pela razão. Consequentemente, essas pinturas nos põem à prova.

Esses artistas modernos, que de fato enlouqueceram, incorporam o retorno da loucura ao tornarem visível a exclusão dela por meio de pinturas e desenhos. Foucault, no entanto, não se atém à *maneira pela qual* essa visibilização é formalmente alcançada em suas obras[5] e, ademais, no contexto de sua discussão, a arte moderna, como a produzida por Van Gogh e Artaud, permanece do lado de cá da razão pelo simples fato de essas produções constituírem uma obra, um *corpus* de trabalho, e responderem ao que Foucault posteriormente denomina "função-autor" – os diversos arranjos sociais e institucionais que dão vida à obra de um autor[6]. "*Onde há obra, não há loucura*"[7], insiste Foucault. E, referindo-se a Van Gogh: "[Ele] sabia muito bem que sua obra e sua loucura eram incompatíveis."[8]

Ao tentar traçar como a loucura foi silenciada, a arqueologia de Foucault coloca o problema de como encontrar uma linguagem além da linguagem da razão, uma linguagem que permita à loucura falar. Foucault insistiria em escrever uma "história não da psiquiatria [...], mas da própria loucura, na sua vivacidade, antes de qualquer captura pelo saber"[9]. Muito se escreveu sobre o consequente debate entre Foucault e Jacques Derrida quanto à possibilidade de escrita dessa história. Nesse contexto, não pretendo escolher um lado do debate ou ensaiar seus termos principais, o que inclui o engajamento de Derrida nas condições de possibilidade do pensamento filosófico, posta a extensa literatura crítica existente[10]. Derrida identifica os momentos em que Foucault insere a dificuldade ou a impossibilidade na própria linguagem que usou para escrever sua história. O que gostaria de destacar, sobretudo, é a observação de Derrida de que "a instrução e o veredicto reiteram sem cessar o crime pelo simples fato de sua elocução"[11]. Isto é, Foucault repete o ato inicial de separação que seu livro busca traçar, silencia os silêncios que espera revelar. Involuntariamente isola a loucura, convoca-a a falar por si mesma, sem levar em consideração em que medida ele fala do lado de cá da razão.

* * *

Além do escopo do estudo de Foucault (e dos termos do debate Foucault-Derrida) e crucial para a história da arte moderna é a expressão criativa de pacientes psiquiátricos, sujeitos diagnosticados com uma doença mental (principalmente esquizofrenia), cuja obra, produzida entre as paredes de hospitais psiquiátricos e manicômios (e às vezes como parte de oficinas de terapia ocupacional ou de arte), tornou-se objeto de escrutínio científico e estético ao longo do século XX, inclusive nas páginas de *Bildnerei der Geisteskranken* (Arte dos doentes mentais), de Hans Prinzhorn.

Dada a familiaridade da história da obra de pacientes psiquiátricos na Europa ocidental e sua recepção pelos dadaístas e pelos surrealistas, assim como por artistas franceses do pós-guerra, como Jean Dubuffet, não seria impossível pensar que, com este estudo, eu buscaria traçar uma história similar no contexto brasileiro. Isso não deixa de ser verdade, mas o objetivo principal deste livro é demonstrar a singularidade do modernismo brasileiro no que se refere à sua abordagem à dita arte dos loucos, assim como rastrear o legado dessa recepção na arte contemporânea num contexto global.

Além disso, sob o olhar crítico de Derrida, confesso que é do lado de cá da razão que descrevo a obra de pacientes psiquiátricos. O que ofereço é um relato que por vezes poderia ser caracterizado como projeção. Assim, nas páginas que se seguem, não falo de loucura, tampouco explico o que é a loucura ou sua subsequente delimitação como doença mental. O que faço é descrever não só a maneira como profissionais da arte e psiquiatras, e seus respectivos discursos e instituições (o museu de arte e o manicômio), com frequência *falaram em nome* da loucura, mas também como suas declarações revelam diferenças discursivas e se sobrepõem em relação à orientação e à abordagem da loucura e, mais especificamente, da expressão criativa dos pacientes.

Aprender com a loucura: Modernismo brasileiro e arte contemporânea global propõe um relato histórico e teórico de como a arte moderna e contemporânea se desenvolveu em diálogo com o trabalho criativo de pacientes psiquiátricos. Ao longo de uma série de estudos de caso na Parte 1, busco descobrir os meios altamente mediados e amplamente inexplorados pelos quais a exposição das obras de pacientes convergiu com acepções modernistas de criatividade artística, influenciando o ensino e a prática da arte e da crítica da arte dos anos 1920 aos anos 1960. No centro desse relato interdisciplinar destacam-se dois renomados psiquiatras: Osório Cesar e Nise da Silveira. Ambos defenderam o tratamento psiquiátrico não agressivo, sobretudo por meio da criação de ateliês de pintura para seus pacientes. Nas décadas de 1920 e 1930, em São Paulo, as publicações e as colaborações de Cesar com artistas de vanguarda, como Flávio de Carvalho, tiveram profundos efeitos nos debates sobre arte moderna e criatividade, de modo que a obra de seus pacientes foi considerada um exemplo de como ir além do debate acadêmico na arte (cap. 1). Na década de 1940, no Rio de Janeiro, a recepção da obra de pacientes[12] de Nise da Silveira por um dos mais importantes críticos de arte, Mário Pedrosa, foi de suma influência em sua teorização da *Gestalt* e da sensibilidade estética moderna. Neste livro, defendo que as ideias do crítico contribuíram para um entendimento da abstração geométrica como expressiva, desafiando, desse modo, o alinhamento da geometria abstrata com a racionalidade na historiografia da arte dominante e na recepção da arte concreta (cap. 3). Consequentemente, esse capítulo também demonstra como a obra de pacientes não tem um alinhamento uniforme com uma estética surrealista ou uma estética da *arte informal*, como foi o caso na Europa ocidental.

Aprender com a loucura oferece uma importante perspectiva transnacional e global, situando esses momentos da história da arte brasileira em relação direta com desenvolvimentos europeus e, mais especificamente, em relação com a França e a Alemanha. Enquanto na Europa do pós-guerra coleções psiquiátricas da mais alta relevância, como a Coleção Prinzhorn e a coleção de Dubuffet de *art brut*, não foram incluídas em museus de arte até a década de 1960[13], o Museu de Arte Moderna de São Paulo (MAM-SP) expôs as obras dos pacientes de Silveira já em 1949, uma exposição que foi um divisor de águas. Desse modo, outro objetivo deste livro é traçar como artistas, críticos e instituições puseram a arte de pacientes psiquiátricos a serviço de seus discursos de maneira que revelam as continuidades e as descontinuidades entre o Brasil e a Europa ocidental. Também são abordadas as diferentes recepções dessas obras no contexto brasileiro, como evidenciado pelas reações competitivas de artistas de vanguarda baseados em São Paulo e no Rio de Janeiro no final da década de 1940 e no começo da década de 1950.

Da perspectiva da psiquiatria e da emergência da obra de pacientes como objeto de estudo científico, embora os principais psiquiatras europeus e brasileiros dos anos 1920 a adentrarem esse campo de estudo (Prinzhorn e Cesar) de fato compartilhem de um distanciamento geral de uma abordagem exclusivamente diagnóstica dessa arte, focando assim nas qualidades intrínsecas dessas obras (por meio de abordagens psicológicas e estéticas sintonizadas com a questão da criatividade), eles diferem quanto à recepção e à aplicação da psicanálise freudiana. Ambos os contextos também demonstram um posicionamento que se distancia do discurso da degeneração, que na psiquiatria se origina com Cesare Lombroso[14], e que se aproxima de um entendimento do que denomino criatividades comuns compartilhadas pelos sãos e pelos loucos. Um tal entendimento de uma fonte compartilhada de criatividade foi posto em destaque com a exposição dos trabalhos de pacientes tanto na França quanto no Brasil (ver cap. 2). É claro que a evidência visual dessa criatividade comum fez com que ela encontrasse partidários entre as discussões de qualidade artística e de como as obras dos pacientes pareciam "futuristas" ou "surrealistas". Mas essas similaridades formais presumidas também se tornaram alvo da crítica de arte conservadora.

No contexto brasileiro, um artigo de Monteiro Lobato publicado no jornal *O Estado de S. Paulo* inicia uma famigerada polêmica contra Anita Malfatti, por ocasião da segunda exposição individual de suas pinturas em 1917. Nesse texto, também conhecido sob o título "Paranoia ou mistificação?", o crítico compara arte moderna a arte "anormal", além de demonstrar tanto conhecimento da obra produzida pelos pacientes quanto sua ligação com estudos psiquiátricos: "De há muitos já que a estudam [a arte anormal] os psiquiatras em seus tratados, documentando-se nos inúmeros desenhos que ornam as paredes internas dos manicômios. A única diferença reside em que nos manicômios esta arte é sincera, produto ilógico de cérebros transtornados pelas mais estranhas psicoses; e fora deles, nas exposições públicas, zabumbadas pela imprensa e absorvidas por americanos malucos, não há sinceridade nenhuma, nem nenhuma lógica, sendo mistificação pura."[15] O apoio de artistas que "veem normalmente" e que "fazem arte pura" também repercutiu no contexto europeu, onde tais conceitos haviam repetidamente formado a rejeição à arte moderna desde o princípio. Do impressionismo ao expressionismo, o modernismo se deparou com antagonismos e incompreensões[16]. Subjazia com frequência a essa reação uma visão negativa tanto da arte de pacientes psiquiátricos quanto da arte moderna, uma visão bastante ligada a noções culturais de degeneração, cujo ápice foi provavelmente a célebre exposição *Entartete Kunst* (Arte degenerada), aberta em Munique em 1937, no período nazista.

Foram publicados no Brasil alguns estudos de referência sobre o surgimento de ateliês de atividades expressivas e os cruzamentos históricos com as artes visuais. Assim, este estudo se beneficiou do trabalho de diversos pesquisadores dedicados, cujas obras fornecem uma entrada de valor inestimável a essa história. *Arte e loucura: Limites do imprevisível* (1998), de Heloisa Ferraz, é uma importante fonte para o estudo de Osório Cesar, sobretudo após o incêndio que destruiu a biblioteca deste em 2005. Sobre Nise da Silveira, as diversas publicações de Luiz Carlos Mello, especialmente *Nise da Silveira: Caminhos de uma psiquiatra rebelde* (2014), fornecem um rico material de informação[17]. Dada a frequente dificuldade de acesso a documentos, assim como as ameaças à conservação de materiais já arquivados, a digitalização de arquivos que acompanham *Marcas e memórias: Almir Mavignier e o ateliê de pintura de Engenho de Dentro*, organizado por Lucia Riley e José Otávio Pompeu e Silva, é uma contribuição de considerável relevância[18]. Outras histórias, geralmente escritas da perspectiva da psicologia e da terapia ocupacional, também forneceram um valioso cenário, descrevendo como a "arte" emerge no domínio da psiquiatria. Esses estudos, no entanto, não necessariamente tratam de como a arte manicomial pode ser vista como algo que afeta as apreensões da arte moderna e sua institucionalização da perspectiva da história da arte[19].

O trabalho criativo de pacientes psiquiátricos no contexto brasileiro, em vez de permanecer alheio às instituições da arte moderna, foi reivindicado como arte e exposto em centros de arte moderna já em 1933, de maneira que a história dessas obras compreende o que se encontra dentro do modernismo estético, e não fora. Esse também é frequentemente o caso de obras produzidas por crianças, assim como por pintores *naïf* (p. ex., Elisa Martins da Silveira) ou artistas autodidatas (p. ex., Amadeo Luciano Lorenzato, José Pancetti, José Antonio da Silva, Alfredo Volpi). A persistência da produção deste último grupo no cânone do modernismo brasileiro é um importante capítulo dessa história, mas, para este estudo, escolhi focar em pacientes-artistas, que podem ser autodidatas ou trabalhar num estilo *naïf*. Por isso, o foco deste livro são os cruzamentos entre duas instituições modernas e seus discursos: o hospital psiquiátrico e o museu de arte moderna e as tensões que se seguem entre os discursos crítico e clínico a respeito de como a obra de pacientes foi e é compreendida[20].

O enquadramento discursivo das obras de pacientes como arte é uma chave para a compreensão das genealogias da arte contemporânea no Brasil, assim como das exposições de arte contemporânea. Da perspectiva das práticas de exposição institucionais, tecnicamente não há *art brut*, ou *outsider art*, no Brasil, pelo menos no modo específico pelo qual essa categoria foi definida e redefinida por Dubuffet, que toma as obras de pacientes psiquiátricos como uma alteridade absoluta aos espaços da cultura artística oficial (ver cap. 2). Resulta disso o fato de que a definição institucional de arte moderna amplamente reivindicada pelo modernismo europeu e americano é colocada em questão quando se aborda o tema da *art brut* no Brasil. A obra de pacientes psiquiátricos, em vez de permanecer circunscrita aos museus de arte popular, *naïf* ou museus hospitalares, sobrevive nas coleções e no programa de exposições das principais instituições de arte moderna e contemporânea, incluindo o Museu de Arte de São Paulo (MASP), o Museu de Arte Contemporânea da Universidade de São Paulo (MAC-USP), o Museu de Arte Moderna do Rio de Janeiro (MAM-RJ), a Bienal de São Paulo e, mais recentemente, o Museu de Arte do Rio (MAR)[21], todos abordados nas páginas deste livro. As histórias dessas coleções e instituições estão hoje sendo revisitadas: por exemplo, durante o processo de escrita desta obra, o MASP exibiu pela primeira vez 102 obras de pacientes psiquiátricos do Hospital Psiquiátrico do Juquery, na região metropolitana de São Paulo – obras colecionadas por Cesar ao longo das décadas de 1930 e 1940 e posteriormente doadas ao museu, em 1974. Assim, a recepção das obras de pacientes psiquiátricos é tão importante para as práticas institucionais da arte moderna quanto o "Manifesto Antropófago" (1928) de Oswald de Andrade para o modernismo estético, texto no qual, jogando criticamente com o primitivismo modernista, o autor convoca a uma canibalização das influências europeias. A arte psiquiátrica nos museus e o manifesto de Andrade deixaram ambos um importante legado nas presentes práticas artísticas e culturais.

A relevância da história da arte de pacientes psiquiátricos não se restringe ao contexto da arte e da psiquiatria. O tema da loucura também marca presença na literatura brasileira, cujo exemplo mais célebre talvez seja a novela de tom satírico *O alienista* (1881-1882), de Machado de Assis. O mesmo tema parece ter sido um pouco mais pessoal para Lima Barreto, para quem a própria internação foi um dos temas do autobiográfico *Diário do hospício* (1919-1920) e da novela inacabada *O cemitério dos vivos*. Além das artes visuais e da literatura, a arte de pacientes psiquiátricos tem um alto grau de visibilidade na cultura popular. A história de Nise da Silveira é quase mítica, tema de peças de teatro e, mais recentemente, de um filme: *Nise: O coração da loucura*, lançado em 2016. Com direção de Roberto Berliner, o filme é estrelado por Glória Pires, que interpreta Nise da Silveira. Arthur Bispo do Rosario (conhecido simplesmente como "Bispo")[22], talvez o paciente-artista mais famoso do Brasil, também foi tema de outro filme, *O senhor do labirinto*, lançado em 2014. Além dessas interpretações de inspiração hollywoodiana, a figura do indivíduo excêntrico ou mentalmente instável que produz arte é comum nas novelas de televisão, incluindo o personagem Tonho da Lua, em *Mulheres de areia* (1993), também estrelada por Glória Pires, que interpreta gêmeas idênticas, e o personagem Domingos Salvador, em *Império* (2014-2015). Embora este livro não aborde essas representações populares, elas não deixam de apontar para a visibilidade do tema, assim como sua presença no imaginário popular.

* * *

O relato da historiadora de arte Rosalind Krauss sobre a importância da Coleção Prinzhorn para o contexto euro-americano ajuda a acentuar ainda mais como a recepção da obra de pacientes psiquiátricos acabou tendo diferentes significações na teoria e na prática da arte moderna no Brasil. Numa entrevista, Krauss afirmou que:

> O interesse de Dubuffet pelo material de Prinzhorn surgiu do fato de que ele o entendia como um *corpus* de possibilidades antiduchampianas. Fascinado, como tantos outros franceses, pela parábola de Robinson Crusoé, o conto do náufrago que sobrevive junto de alguns resquícios de sua cultura, [Hubert] Damisch examina a produção artística atual e pergunta: "Se tudo mais fosse por água abaixo, algum de nós, pressionado pelas mais extremas necessidades, gastaria um mínimo de energia que fosse em nome da arte? Quer dizer, essa parábola estabelece um modelo que é totalmente alheio à promiscuidade da definição corrente de arte: isso é arte porque está numa galeria, porque está num lugar que expõe arte; isso é arte porque eu, o artista, disse que é. Muito pelo contrário", continua Damisch, "na arte dos loucos, essas obras surgiram movidas pela necessidade. Sem plateia. Sem público, sem museu, sem exposição – só um impulso urgente de desenhar, de pintar. O que interessou Dubuffet foi um homenzinho num quartinho, rabiscando e esculpindo obsessivamente, movido pela necessidade. Isso é interessante porque Dubuffet também era (ou gostaria de ser) movido pela obsessão. Ele construiu sua própria *necessidade*. Ele tentou descobrir uma forma de arte que seria *necessária* mais uma vez. Por isso a palavra arte o preocupava tanto". Assim, o significado da conexão de Dubuffet com a arte psicótica vem de sua energia contrastante em uma situação em que a arte não tem razão de ser, uma vez que é produzida pela compulsão. A ideia de que ela estaria ali simplesmente por causa de algum tipo de definição institucional estaria errada. Ela está ali porque a pessoa que a fez não pôde não fazê-la.[23]

Na passagem-dentro-da-passagem de Damisch, ele reitera muitas projeções de Dubuffet quanto ao que significava trabalhar num manicômio: sem plateia, sem público, sem museu, sem exposição. Em resumo, sem intenção da parte do sujeito interno de fazer arte com *A* maiúsculo.

Tal projeção de isolamento, contudo, cria uma separação entre essa produção e a história dos tratamentos psiquiátricos e a coleção e a exposição ativa dessas obras. Como John MacGregor ilustra em *The Discovery of the Art of the Insane*, as histórias das instituições psiquiátricas e da arte manicomial revelam não só a presença de uma plateia (a psiquiátrica), mas também às vezes de um público (em geral outros pacientes, visitantes esporádicos ou até mesmo as vozes que muitos esquizofrênicos ouvem), uma coleção de museu hospitalar com exemplos de arte manicomial, assim como exposições[24]. Está documentado, por exemplo, o modo como Auguste Marie "encorajava seus pacientes a colecionar objetos que encontrassem na área do manicômio e a organizá-los para serem expostos" no

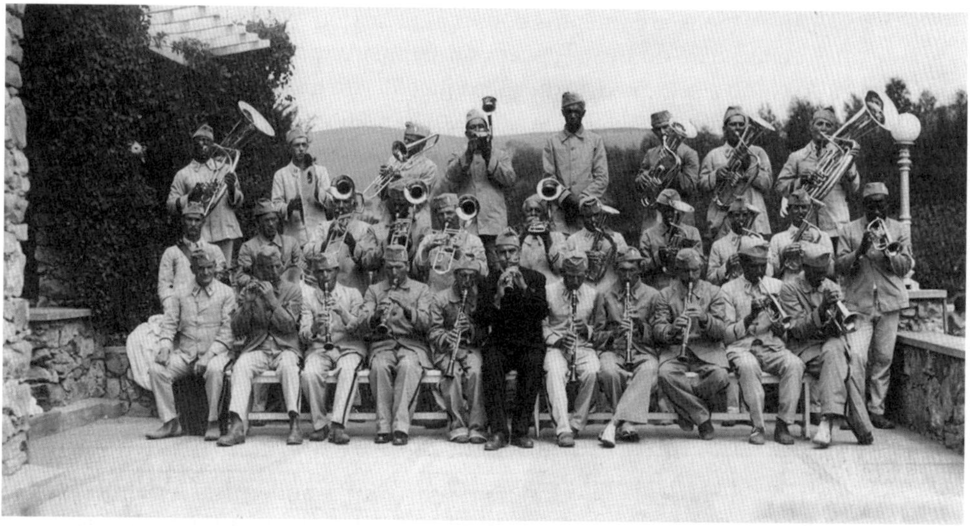

1. Banda de jazz, Hospital Psiquiátrico do Juquery, São Paulo, c. 1930–1940. Núcleo de Acervo, Memória e Cultura, Museu Osório Cesar, Hospital Psiquiátrico do Juquery.

Musée de la Folie, criado pelo psiquiatra no manicômio de Villejuif, nos subúrbios de Paris, constituindo uma das primeiras coleções já reunidas desse tipo. Allison Morehead aponta que, desse modo, os pacientes participavam não só da construção, mas da própria curadoria de suas obras[25]. Além disso, a arte de pacientes emergia com frequência em contextos em que oficinas de terapia ocupacional – com atividades de sapataria a costura – já prosperavam. O Juquery tinha até uma banda de jazz (fig. 1). Embora essas práticas dentro dos manicômios não apresentem uma perfeita analogia com os espaços e as práticas do mundo da arte fora deles, elas não deixam de mostrar que coleções e oficinas nesse contexto muitas vezes serviram de técnicas disciplinares eficientes a serviço do tratamento do paciente. Em suma, tal arte não era exclusivamente o resultado de apenas uma necessidade (a-historicizada).

O comentário de Krauss, que desenvolve os de Damisch, também é revelador no sentido de que, em última análise, ela posiciona "necessidade" contra o legado da "definição institucional" de arte. Para Krauss, o fato de entender as obras da Coleção Prinzhorn como movida pela necessidade (seja ela real ou imaginária) é o que a torna relevante, e explica como ela constitui uma "proteção às seduções do modelo institucional de Duchamp". Esse modelo havia levado a uma situação histórica em que essencialmente qualquer coisa podia ser denominada arte, sob a bandeira da "instalação"[26]. (Seus argumentos contra a instalação "pós-meio" e a favor de uma "reinvenção do meio" devem ser familiares para alguns leitores[27].) É curioso como a coleção Prinzhorn, na medida em que evidencia uma necessidade interna e psicológica, aparece como pretexto para apoiar a necessidade na produção da arte. Certamente, relatos modernistas no Ocidente (sejam de Clement Greenberg ou Michael Fried) já ofereciam esses modelos de necessidade por meio da atenção às convenções artísticas e à especificidade do meio. Para Krauss, Dubuffet viu a arte psicótica não só como algo que rompia com a lógica de que qualquer coisa podia ser declarada arte, mas também como um meio de romper com "a presunção da definição institucional"[28].

Para os artistas e os críticos abordados neste estudo, a definição institucional da arte nunca foi tão presunçosa. Na conferência "Arte, necessidade vital" (1947), ao comentar uma exposição de obras de pacientes psiquiátricos de Nise da Silveira, o crítico de arte modernista Mário Pedrosa afirmou que todas as obras, produzidas por crianças ou pacientes, possuem a mesma natureza de obras de grandes artistas, de "idêntico processo psíquico de elaboração criadora"[29]. Essa vitalidade comum a todos constitui um ponto de partida para se pensar o legado de um tipo de necessidade diferente, não tão estreitamente vinculado à especificidade do meio, e que permaneceu central tanto no pensamento estético de Pedrosa quanto em suas atividades profissionais. Trinta anos após "Arte, necessidade vital", voltando do exílio em 1977, Pedrosa voltou sua atenção para a política. No contexto da arte, no entanto, dedicou-se ao trabalho criativo de pacientes psiquiátricos. Em 1979, organizou uma exposição de Fernando Diniz na Galeria Sérgio Milliet e, no ano seguinte, uma exposição de Raphael Domingues no MAM-RJ[30]. Espero deixar claro ao longo deste estudo a maneira como, diferentemente da ausência específica de obras de pacientes psiquiátricos nos museus de arte moderna da Europa ocidental e da América do Norte no pós-guerra (pelo menos até meados da década de 1960), no caso do modernismo no Brasil, a arte desses pacientes foi interna e estrutural para a automodelagem do modernismo estético nos escritos dos principais críticos de arte, como Pedrosa, Sérgio Milliet e Theon Spanudis, e também para a institucionalização da arte moderna.

Assim como o MASP revisitou a história de sua própria coleção para lançar luz a uma doação esquecida, é válido mencionar como Mário Pedrosa imaginou o papel do museu de arte moderna de modo a evidenciar as características únicas da história da arte brasileira e a responder à precariedade das condições de conservação desse material no país. Na esteira do incêndio que quase destruiu toda a coleção do MAM-RJ em 1978, Pedrosa sugeriu que o museu fosse reorganizado de acordo com sua proposta para um Museu das Origens. Além de pedir financiamento estatal, o remodelamento do MAM-RJ incluiria cinco novos museus: Museu do Índio, Museu de Arte Virgem (do Inconsciente), Museu de Arte Moderna, Museu do Negro, Museu de Artes Populares. Na época, apenas os primeiros três existiam. Justificando tal associação de museus, o crítico destacava que toda arte moderna era inspirada por "povos periféricos" e, sendo assim, por que o MAM não poderia apresentar o "que nós temos em abundância ao lado de uma coleção de arte contemporânea brasileira e latino-americana"[31]? Deparamos assim com uma concepção de museu que enxerga essas outras artes como constitutivas da arte moderna (em vez de alheias a ela, ou apenas apropriadas por ela), na qual Pedrosa volta às origens de seu pensamento estético, afirmando o afeto que sustenta visões de mundo não racionalistas, um tema que será explorado no capítulo 3.

O Museu das Origens de Pedrosa constituiu uma ruptura com o modelo euro-americano de uma arte modernista baseada na própria autonomia. Aquilo que denomino o universalismo estratégico de Pedrosa também põe fim a uma identificação com o modelo de universalidade europeu, respondendo às especificidades históricas do Brasil, suas populações e os meios pelos quais o intercâmbio entre popular e moderno, são e louco, infantil e adulto, assim como o legado da colonização, são constitutivos não só de sua modernidade, mas também de uma diferente apreensão e prática do que é moderno nas artes e suas múltiplas origens (mesmo que hoje possamos questionar sua virada aparentemente teleológica para as origens, entendidas como situadas no passado). Assim, Pedrosa está mais alinhado (embora isso não pareça estar explicitado em lugar algum) com o pensamento de seu contemporâneo Pietro Maria Bardi, que buscava, no âmbito do MASP, romper com a hierarquia da produção cultural ao trabalhar na intercessão de distinções como o moderno e o popular em nome de uma produção de arte universal, uma quebra de hierarquia que sustenta o formato de exposição da arquiteta Lina Bo Bardi.

Em 1950, com a publicação da versão em livro de *Arte, necessidade vital*, de Pedrosa, Bardi escreve: "Na maneira de observar de Pedrosa sempre encontramos certa elegância de constatação."[32] É de fato bastante paradoxal que Bardi, saindo de um contexto de luta pela modernização da arquitetura sob o regime fascista italiano, nos anos 1930, apoie Pedrosa, um trotskista declarado recém-retornado de sua primeira vez no exílio. Na Itália, Bardi participou de debates no âmbito cultural a respeito da incorporação do passado e do popular a uma visão de *romanità*, defendendo uma arquitetura moderna e racionalista sustentada por formas rurais e vernaculares[33]. Em seu novo lar no Brasil, sua abordagem telescópica à forma cultural foi obscurecida por sua política inicial e história nacionalista. De todo modo, com a defesa de um campo da arte expandido, Bardi encontraria em Pedrosa ecos de suas próprias ambições estéticas, embora não de suas visões políticas. Com o Museu das Origens, Pedrosa imaginou um museu de arte moderna que responderia às múltiplas origens da arte moderna, mas também à contemporaneidade de distintas tradições artísticas. Bardi, por sua vez, pôs em prática o que, para ele, significava ser diretor de um museu moderno de arte (e não um museu de arte moderna) por quase cinquenta anos[34]. Esses desenvolvimentos iniciais seriam posteriormente estendidos à arte de pacientes psiquiátricos por outros personagens importantes, como Walter Zanini, primeiro diretor do MAC-USP, que incluiu a seção Arte Incomum na Bienal de São Paulo de 1981.

* * *

Na segunda parte de *Aprender com a loucura*, deixamos a era moderna para nos dedicarmos à exposição da arte de pacientes psiquiátricos dos anos 1980 ao presente[35]. Tendo aprendido, na pesquisa para este livro, a história da psiquiatria radical e a reforma psiquiátrica, ao confrontar a obra de Arthur Bispo do Rosario, buscamos abordar o que significa respeitar os direitos do louco na abordagem de sua obra pelo viés da arte contemporânea. Bispo, um artista *outsider* representou o Brasil na Bienal de Veneza de 1995, mas sua obra, diferentemente da dos outros pacientes considerados neste estudo, foi legitimada como arte após sua morte – como demonstra a recente publicação *Arthur Bispo do Rosario: Arte além da loucura*, do curador Frederico Morais, figura-chave na canonização de Bispo na arte contemporânea. Bispo, no entanto, jamais aludiu ao status artístico de suas obras, insistindo que era guiado por vozes. Quando perguntado certa vez em uma entrevista se ele iria se transformar em Jesus Cristo, Bispo respondeu: "Não vou me transformar em Jesus... você já está falando com ele."[36] O que as gravações de Bispo podem nos dizer sobre a contemporaneidade de suas obras, em vez de seu status imputado como arte contemporânea? Procuramos, assim, investigar se a insistência na visão da obra de Bispo como arte contemporânea não acaba por trocar um tipo de controle epistêmico (psiquiatria) por outro: um formalismo estético atemporal jamais reivindicado pelo paciente.

Finalmente, concluo com uma discussão sobre a exposição das obras de pacientes psiquiátricos no circuito da arte contemporânea global, uma história contemporânea da qual Bispo também faz parte. Ao examinar a inclusão dessas obras em exposições internacionais (a 11ª Bienal de Lyon em 2011, a 30ª Bienal de São Paulo em 2012 e a 55ª Bienal de Veneza em 2013, por exemplo), pergunto: Por que o artista *outsider* ressurge quando estão em jogo as definições de arte contemporânea global? Ao recorrerem à beleza, à estética, à poética e ao enciclopédico como temas unificadores, os curadores dessas exposições não estariam negligenciando as divergentes histórias da crítica e da clínica? Como contrapartida a esse modelo, volto para artistas contemporâneos que abordam a história da psiquiatria radical e o legado da expressão criativa, como Javier Téllez e Alejandra Riera.

Uma nota quanto à terminologia: em geral, optei pelo uso de *paciente-artista* e *produção do paciente* para identificar os sujeitos e as obras produzidas no contexto manicomial. Outras vezes, utilizo *arte manicomial, arte dos insanos, arte dos loucos, arte dos alienados, arte psicopatológica*[37], *arte outsider* e *art brut* ao rastrear como essas expressões artísticas foram historicamente categorizadas no contexto das práticas psiquiátricas e da história da arte. Deslizes entre os usos de arte e arte de pacientes para descrever essas obras também são imanentes ao contexto, definindo as tensões que também são mapeadas em cada capítulo. Essas tensões caracterizam a historicidade específica da relação entre loucura e arte moderna: entre a arte de pacientes utilizada para diagnósticos clínicos e como material demonstrativo de como ir além das convenções acadêmicas na arte (cap. 1); entre relatos da produção espontânea de obras em hospitais e seu incentivo em ateliês de atividades expressivas; entre o apoio para um entendimento comum da criatividade e a legitimação da obra de pacientes baseada no estilo (caps. 1 e 2); entre reivindicações de arte como uma necessidade vital de arte compartilhada por todos e um modelo universal de recepção estética que é sustentado por uma resposta subjetiva normativa (cap. 3); e, finalmente, entre reivindicações de que a obra dos pacientes é arte contemporânea e uma discussão da contemporaneidade da obra em relação à história psiquiátrica (caps. 4 e 5). Todas elas correspondem também a outra tensão, ainda maior, com a qual me confrontei durante a escrita deste livro: aquela entre uma história que inclui a arte dos loucos e a história que reconhece que, quando nomeio sua arte assim, continuo a enquadrá-la como outra.

* * *

Em 1907, foi publicado na França um livro que, pela primeira vez, abordava a expressão criativa de pacientes psiquiátricos de um ponto de vista artístico: *L'art chez les fous*. O autor, Marcel Réja, já havia publicado um artigo sobre esse assunto no popular periódico *La Revue universelle*, em 1901. Posteriormente, com a abertura do Musée de la folie, de Auguste Marie, em 1905, Réja decidiu expandir seu estudo em um livro. Em vez de resumir as correntes psiquiátricas da época, ele abordou a arte dos loucos numa tentativa de responder a perguntas suscitadas por toda obra de arte, uma abordagem mais alinhada, como afirma MacGregor, com a disciplina emergente da psicologia da arte[38].

Réja, letrado que era, faz análises formais aprofundadas da produção visual dos pacientes psiquiátricos, ressaltando semelhanças com formas arcaicas na arte, a repetição de formas geométricas, a falta de perspectiva, o uso de proporções discrepantes e o que ele descreve e entende como uma deformação das convenções. Mas essas deformações não foram apontadas para reforçar um discurso de degeneração cultural ou uma teoria da loucura do gênio, como a de Lombroso. Réja explica: "Não procuramos o ponto no qual um artista é suscetível de enlouquecer, mas até que ponto a loucura autêntica pode acompanhar manifestações artísticas."[39] As alegações de Réja teriam falado à elite cultural parisiense e a qualquer público interessado na natureza da criatividade artística. Consequentemente, raras vezes em seu livro são mencionadas as condições psiquiátricas de cada paciente, embora ele de fato confesse seu interesse na produção de pacientes sem educação artística prévia e naqueles para quem a expressão artística aparece somente com a loucura e no contexto do hospital – para Réja, esses são "certamente os casos mais puros e os mais interessantes"[40]. Réja também alinha tal pureza de expressão com uma arte "primitiva", assim como a arte *naïf* e a arte popular, apontando os cruzamentos artísticos e defendendo a necessidade de estabelecer distinções entre elas. Nesse contexto, pureza de visão e intensidade expressiva se tornam critérios estéticos, que serão ecoados tanto em estudos posteriores quanto na reação dos artistas modernos a essa arte, do expressionismo alemão à conceptualização de Dubuffet de *art brut*.

Curiosamente, apesar de seu pioneirismo ao conferir uma avaliação estética de obras de pacientes psiquiátricos, Réja, importante figura do meio literário e crítico de arte, não existia. Sua verdadeira identidade era Paul Meunier, médico que por um breve período esteve associado a Marie e que publicou estudos sobre sonhos de pacientes em círculos clínicos. Contrariamente ao posicionamento de Réja, Meunier por vezes revela um caráter de familiaridade e de contato direto com os pacientes: "As ideias de grandeza o levavam a acreditar que ele sabia e era capaz de tudo."[41] É interessante notar a maneira como ele tenta manter distância de um olhar médico ao escrever sobre essas obras e ao discutir suas diversas manifestações, do desenho à pintura, da poesia à dança. Percebo certa ironia na dupla identidade de Réja-Meunier, que poderia ser entendida como uma personalidade cindida, se considerada à luz dos psicóticos que seu trabalho envolvia. Ao manter o diagnóstico psiquiátrico a uma distância crítica de uma investigação a respeito da natureza dessas expressões artísticas, Réja-Meunier habita, de modo exemplar, um tipo de dupla consciência por meio da qual ele estrategicamente se desidentifica com sua própria linguagem, método e contexto (psiquiatria) para ter uma perspectiva da arte dos pacientes de um ponto de vista não patológico[42]. Ele sai de sua área, de sua disciplina, para relacionar-se com a obra em outros termos. Em vez de assimilar as obras para encaixá-las em categorias de diagnósticos *a priori*, Réja, em *L'art chez les fous*, inaugura um novo paradigma a esse respeito: de um discurso sobre a degeneração a um discurso sobre a natureza da atividade artística. Com essa mudança, ele temporariamente abandona os domínios da psicopatologia e da clínica (de certo modo, isso é verdade quanto a Prinzhorn, que também teve uma formação em história da arte, e Cesar, que também publicou críticas de arte).

Essa história de dupla identidade entendida como dupla consciência permitiu, na escrita desta história da arte, uma desidentificação estratégica com minha própria língua, meus métodos, de maneira a olhar para a história da arte moderna através da história dos tratamentos terapêuticos da psiquiatria moderna e o modo com que ela abordou a arte de pacientes psiquiátricos. Esse reconhecido afastamento parcial da história da arte é em parte motivado por minha preocupação com o fato de que a historicidade e a especificidade do trabalho desses pacientes hoje são dominadas pela história da arte e pelas práticas curatoriais contemporâneas, que frequentemente avaliam essa produção com base em qualidades formais e ignorando seu papel no discurso psiquiátrico e nas práticas institucionais. Além disso, em face dos efeitos por vezes homogeneizantes da história da arte contemporânea global e das práticas de exposição, pode-se facilmente esquecer que esses indivíduos não detinham historicamente os mesmos direitos de sujeitos modernos "normais", tendo sido muitas vezes expostos a terapias hoje obsoletas (trabalho forçado, lobotomia, convulsoterapia, eletrochoque). Em consequência disso, até mesmo o discurso da condição de autoria deve ser questionado, digamos, uma vez que ele é aplicado retrospectivamente.

Embora a dupla consciência aqui evocada se enquadre entre as disciplinas da história da arte e da história da psiquiatria, ela também se estende às diferenças historiográficas no contexto da disciplina da história da arte, entre as narrativas que podem ser construídas sobre a arte nos Estados Unidos e na Europa ocidental, assim como no Brasil, e o que uma história da arte poderia significar na prática. Com a emergência da contemporaneidade global e num momento em que a história da arte global está em voga na academia – de práticas de exposição a publicações acadêmicas, de galerias comerciais a cargos acadêmicos, incluindo o meu na Universidade da Flórida –, construções hegemônicas e relações de poder não desapareceram. Elas subsistem, mas com uma nova roupagem. Recentemente, argumentei que o efeito acumulativo de muitas exposições de arte global – que reúnem o legado da *pop art* ou do minimalismo (ou apresentam obras de artistas individuais, como Lygia Clark) – é continuar a avaliar a arte de todas as culturas com o mesmo kit de ferramentas do Ocidente. Isto é, "outras" histórias da arte são colocadas para funcionar como "arte global" em exposições que se garantem na habilidade que formas similares têm de serem lidas como uma história da arte global[43]. Assim, em vez de provincializar as narrativas americanas e europeias da arte moderna, a origem da dita arte global continua a ser enquadrada pela linguagem do Ocidente[44].

Sem negligenciar os claros cruzamentos e as trocas transatlânticas entre esses contextos, gostaria de insistir nas descontinuidades, e não nas continuidades, na desfamiliarização em vez da familiarização, para analisar as especificidades de cada contexto e história. Dessa maneira, considero a importância deste estudo amplamente historiográfica, compensando com o exame crítico dos limites das histórias da arte o menor foco em descrições formais e ecfrásticas. Ao longo da pesquisa para este estudo, também fui exposta a um material que testou minhas próprias acepções a respeito das primeiras décadas no Museum of Modern Art (MoMA) de Nova York. Eu havia restringido o papel do MoMA ao de guardião dos mitos modernistas de originalidade e autonomia estética, mitos amarrados a uma ideologia de liberdade cultural. Em uma conversa, a historiadora da arte Suzanne Hudson me falou sobre o Armed Service Program do MoMA, que organizou duas exposições relacionadas a terapia ocupacional em 1943[45]. As exposições, no centro da pesquisa atual de Hudson, buscavam afirmar a importância da produção criativa na reabilitação de membros das Forças Armadas. O conhecimento dessas exibições mudou meu entendimento da relação entre modernismo, o MoMA e as artes durante a guerra nos Estados Unidos (voltarei brevemente a esse assunto no capítulo 3). De modo mais amplo, quanto à história da arte como disciplina, também podemos lembrar como uma das origens da metodologia histórica da arte era também uma cena de terapia psiquiátrica: o historiador da arte Aby Warburg proferiu "A Lecture on Serpent Ritual" em abril de

1923, quando ainda era paciente no sanatório de Ludwig Binswanger, em Kreuzlingen[46]. A cena da palestra de Warburg é o ponto de partida de meu próximo livro, *Deviant Art Histories*.

Reafirmo que não busco descrever o que é a loucura. Quanto ao que busco chamar de dupla consciência do louco e do não louco, o louco existe nos arquivos clínicos que cito e está presente nas reproduções de suas obras, assim como no trabalho de artistas contemporâneos e em performances do teatro Ueinzz, que concluem este trabalho. Tal dupla consciência também traz consigo uma atenção aos efeitos de inscrever qualquer sujeito (ou assunto) dentro de sua própria linguagem e métodos. Em suma, o imperativo é, seguindo Foucault, uma ética do desconforto: "Nunca consentir em estar completamente confortável com seus próprios pressupostos. Nunca deixá-los adormecerem calmamente, mas também nunca imaginar que se pode mudá-los como axiomas arbitrários, lembrando que, para dar-lhes a mobilidade necessária, deve-se não só ter uma visão distante, mas também olhar para o que está perto e ao redor de si mesmo. Ser muito consciente de que tudo o que se percebe é evidente apenas contra um horizonte familiar e pouco conhecido, que toda certeza só é certa através do apoio de uma base que é sempre inexplorada."[47] Visando a esse desconforto e tendo como inspiração as falas de Foucault sobre poder psiquiátrico, também escolhi reproduzir algumas cenas psiquiátricas, que inseri entre os capítulos[48]. Com elas pretendo conscientemente desestabilizar minha narrativa, me afastar de qualquer posição de autoridade absoluta e colocar em primeiro plano outras vozes – loucas e não loucas – que se relacionam com o tema deste livro.

CENA

Na última visita que fiz ao hospital de Juquery em companhia de Osorio Cesar, ao entrar no amplo vestíbulo encontrei, encostado a uma coluna, um rapaz alto, bem afeiçoado, de olhar melancólico, que observava atentamente as pessoas que entravam. Como ficasse sozinho no vestíbulo, ele aproximou-se de mim timidamente:

– "O Snr. é doente? Vai ficar internado?"
– Não, respondi.
– "Me desculpe; aqui não se distingue o louco do homem são. E, entre os médicos, há mais loucos de que entre os loucos."

Falava pausadamente. E, de vez, seus olhos claros e tranquilos tomavam uma expressão de revolta. Era um demente precoce. Trabalhava obediente e ordeiro no serviço interno do Hospital.

CÂNDIDO MOTTA FILHO, "Prefácio", 12 dez. 1927: in Osório Cesar, *A expressão artística nos alienados: Contribuição para o estudo dos símbolos na arte.* São Paulo: Oficinas Gráficas do Hospital do Juqueri, 1929, p. xvii.

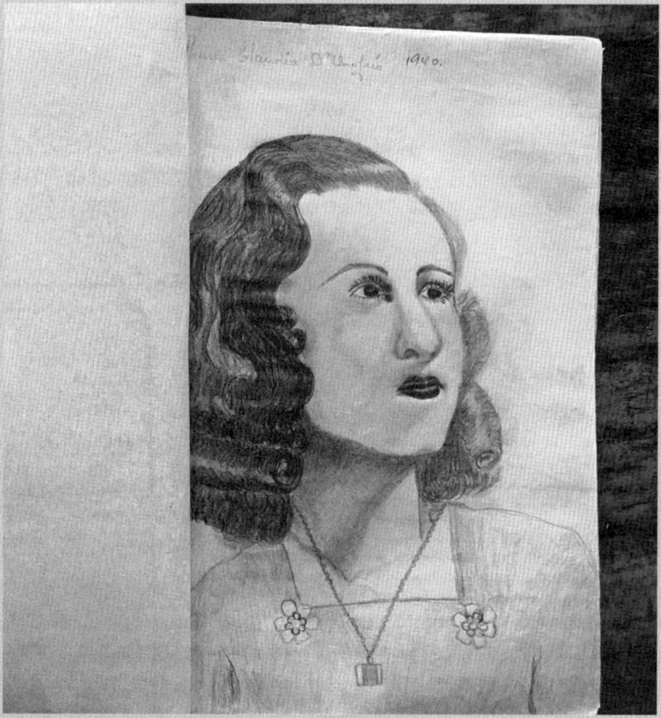

2. Claudina D'Onofrio, desenho arquivado no prontuário médico da paciente, Hospital Psiquiátrico do Juquery, São Paulo, 1940. Núcleo de Acervo, Memória e Cultura, Museu Osório Cesar, Hospital Psiquiátrico do Juquery.

1

TABLEAUX CLÍNICO-ARTÍSTICOS

Imagine que você está sentado a uma mesa no museu de um hospital psiquiátrico com o prontuário médico 19168 em mãos. O nome da paciente é Claudina D'Onofrio. Segundo o registro, ela tem 31 anos de idade, é branca, brasileira e solteira. Foi internada em 4 de abril de 1940 e examinada pelo médico Mário Yahn seis dias depois. A página seguinte mostra dez impressões digitais e fotografias de identificação, de frente e de perfil, tiradas na mesmíssima cadeira que está exposta à sua esquerda na sala do museu, com números de identificação. Página 3: em vez das informações de praxe sobre o quadro clínico, há um retrato desenhado. Voltando à página anterior, você repara que o retrato e a fotografia têm algumas características em comum: os cabelos ondulados na altura dos ombros e repartidos do lado esquerdo, as sobrancelhas levemente inclinadas, o nariz um tanto assimétrico. Esse autorretrato difere da fotografia não só pelo meio e pelo uso, mas também pelo modo como o retrato individualiza o sujeito: ela está usando um colar e detalhes florais adornam a gola da camisa (fig. 2). Mas, em vez de olhar para um espectador em potencial, ela levanta o olhar levemente de soslaio. Ao longo das páginas seguintes, você lê que D'Onofrio tinha "ideas delirantes de caracter persecutorio", sendo assim diagnosticada com esquizofrenia paranoide. O prontuário também registra seu estado fisiológico: há informações não apenas a respeito dos sistemas respiratório, digestório e circulatório da paciente, mas também de reflexos. Em uma página, você lê que Yahn recomendou tratamento com psicanálise, mas, em outra, ele propõe uma lobotomia (*leucotomia cerebral*), que dependia da autorização da família. Algumas páginas adiante, o médico Eugenio M. O. Netto recomenda terapia com eletrochoques. O prontuário apresenta alguns desses tratamentos em abril e maio de 1942, com uma tabela com datas, resistência, tempo, voltagem e resultado: *nada*, *ótimo*, *nada*, *ótimo*.

Você decide consultar outro prontuário, o de número 3461. O nome do paciente é Pedro dos Reis: 28 anos, branco, brasileiro e solteiro. Ele foi internado em 7 de setembro de 1946. A página seguinte mostra impressões digitais e uma única foto de identificação, frontal. Após um breve histórico familiar, você lê que o médico Nilo T. da Silva o diagnosticou com esquizofrenia, recomendando-lhe convulsoterapia. Um questionário fornece os detalhes de seu histórico familiar e da doença atual. Estão incluídas nas perguntas sobre a doença: Tem estado agitado? Tem estado deprimido? Tinha visões? Ouvia vozes que não existiam? Aninhados entre as páginas do questionário estão dois desenhos: um com uma paisagem com duas casas e outro com um barco no mar, ambos sobre papel da Diretoria de Assistência a Psicopatas. Se o desenho de D'Onofrio parecia almejar certa semelhança naturalista a fim de corresponder a sua imagem na vida (real), as linhas agitadas de Reis dobram e redobram os contornos dos vários objetos que ele retrata, e as linhas arredondadas da terra e do mar parecem tentar capturar-lhes não sua forma, mas sua força.

Esses prontuários são parte do enorme arquivo médico do Hospital Psiquiátrico do Juquery (antigo Hospital e Colônia de Juquery; doravante Juquery ou Hospital Juquery) em Franco da Rocha, na periferia de São Paulo, a cerca de uma hora de trem do centro da cidade (fig. 3). Tive acesso aos arquivos do Núcleo de Acervo, Memória e Cultura[1] do Museu Osório Cesar, situado neste momento (18 de agosto de 2015) em uma das antigas alas femininas do hospital. Os questionários, as tabelas e os relatórios médicos desses prontuários, manuscritos e datilografados, contêm registros das práticas médicas utilizadas para tratar doenças mentais, de lobotomia e eletrochoque a tratamentos menos fisicamente invasivos, como a psicanálise[2]. Os prontuários atestam não só a sobreposição de terapias e paradigmas distintos (de tratamentos baseados na fala a psicocirurgias invasivas). Os desenhos desses pacientes dão testemunho do surgimento de um interesse na arte produzida por pacientes do Juquery na década de 1920 que se estendeu até a década de 1950. As obras de D'Onofrio e Reis também fazem parte da coleção do MASP e foram incluídas na exposição *Histórias da loucura: Desenhos do Juquery*, de 2015.

Os traços dessas práticas de criação, que persistem nos prontuários desses pacientes, não são diferentes de outras estratégias utilizadas por eles para recuperar a própria singularidade em face da subjugação disciplinar: da personalização dos uniformes com plantas e flores a desenhos nas paredes dos hospitais. Neste capítulo, trataremos de como essa arte foi empregada em relação à arte moderna no Brasil: da associação dessas obras com o futurismo à sua exibição em um dos primeiros espaços dedicados à

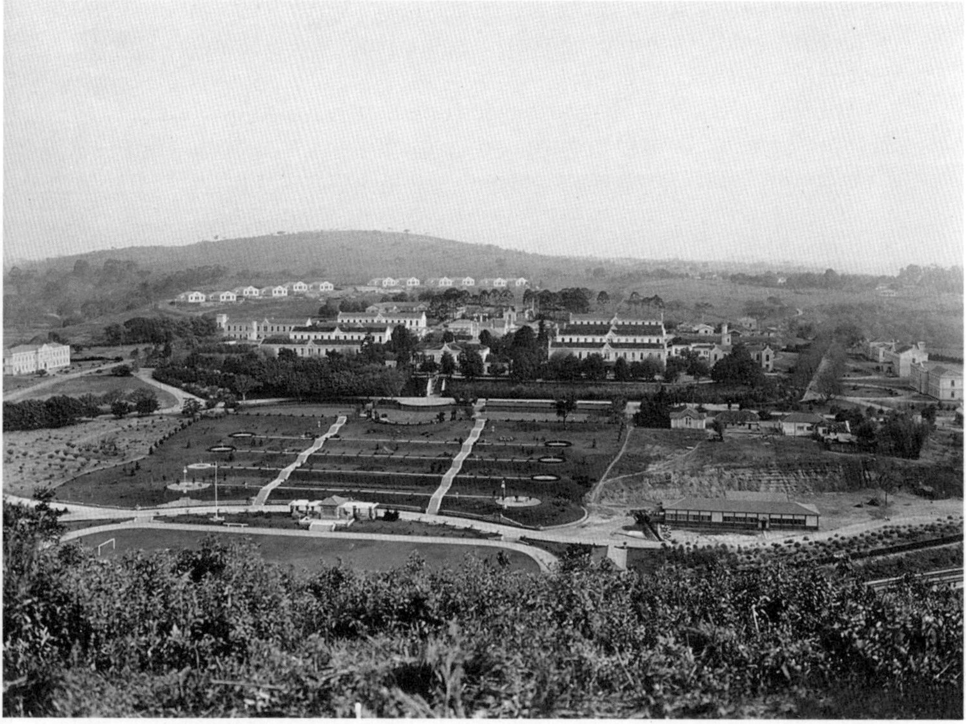

3. Hospital Psiquiátrico do Juquery, São Paulo, c. 1900. Núcleo de Acervo, Memória e Cultura, Museu Osório Cesar, Hospital Psiquiátrico do Juquery.

arte moderna em São Paulo. Para tanto, faz-se necessário apresentar o trabalho pioneiro do médico Osório Cesar, em cujo museu começou a pesquisa deste capítulo.

* * *

Além de médico, Cesar era violinista, escritor (com publicações sobre crítica de arte e de música), ativista político comunista e professor[3]. No Juquery, começou como estagiário no laboratório de ciência dos alimentos e análise química em 1923, e passou a trabalhar oficialmente como patologista anatômico em 1925[4]. Segundo seu próprio testemunho, quando chegou ao hospital, muitos pacientes já costumavam pintar e desenhar. Embora não houvesse um espaço dedicado exclusivamente a essas atividades, o hospital passou a colecionar essas obras para reuni-las num museu[5]. No contexto brasileiro, Cesar foi dos primeiros a estudar e a publicar sistematicamente análises sobre as obras de pacientes psiquiátricos, embora nunca tenha deixado de escrever artigos sobre patologia anatômica, que se tornaram referência na época.

Sobre uma paciente diagnosticada com demência precoce (identificada simplesmente como O nos arquivos, para proteger sua identidade), Cesar escreve: "Passava os dias no pateo do pavilhão a pintar natureza morta e paisagens das redondezas. E era principalmente a aquarella o genero de pintura preferido."[6] Outros pacientes também trabalhavam de forma parecida no jardim e em outros espaços do hospital, e Cesar por vezes fornecia papel, grafite e lápis de cor àqueles que desenhavam ou riscavam as paredes do hospital "espontaneamente". Outros pacientes criavam pequenas imagens de argila. Isso o levou a começar uma coleção para estudar os fatores psíquicos que motivavam essa produção artística, publicando seu primeiro artigo a esse respeito em 1924. Em "A arte primitiva nos alienados", Cesar discute tanto o caráter simbólico dessas obras quanto seu estilo, que compara com uma estética futurista, designação bastante utilizada como sinônimo de *modernista* no contexto brasileiro. Esse estudo é a primeira avaliação de obras de pacientes psiquiátricos a ser publicada no meio médico de São Paulo[7].

Embora alguns pacientes desenhassem, sua produção ainda não era vista como potencialmente terapêutica, e eles não tinham à disposição espaços dedicados a essas atividades, encontrados hoje nas práticas de atividades expressivas. Em vez disso, a abordagem terapêutica dominante no Juquery consistia em sessões de trabalho físico e relaxamento com ergoterapia – também chamada de laborterapia, prática que deu origem ao que hoje é a terapia ocupacional. No início da década de 1900, tal concepção de trabalho físico como terapia estava no cerne da organização do hospital, que assim construiu sua primeira Colônia Agrícola Masculina, uma colônia agrícola com 80 pacientes situada nos extensos e bucólicos terrenos do Juquery, que se estendiam por cerca de 1,6 quilômetro quadrado (fig. 3)[8]. Sob esse regime, os pacientes eram colocados para trabalhar e distribuídos de acordo com o tipo de trabalho: alguns viviam numa fazenda perto da área de cultivo, enquanto outros ordenhavam vacas; outros trabalhavam na manutenção: jardineiros, pintores, pedreiros e sapateiros (fig. 4). Embora Franco da Rocha, fundador e primeiro diretor do hospital, explique como, "Para eles [os pacientes] a aparencia de liberdade, associada ao trabalho moderado e proveitos, nas colonias agrícolas, é a benção da civilização"[9], ele também reconhecia que essa liberdade era relativa. Assim, em 1908, o hospital implementou um programa de assistência familiar mais progressista[10].

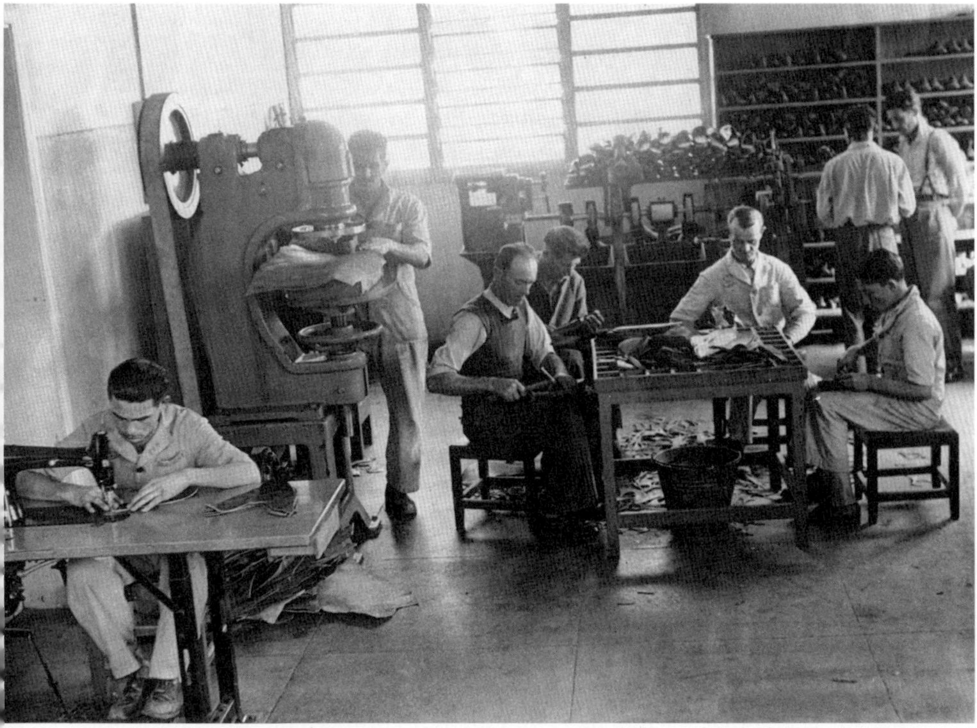

4. Sapataria, Hospital Psiquiátrico do Juquery, São Paulo, c. 1930–1940. Núcleo de Acervo, Memória e Cultura, Museu Osório Cesar, Hospital Psiquiátrico do Juquery.

No relatório de 1912 sobre o hospital e sua história, Rocha também lista os frutos do trabalho dos pacientes: 10 mil quilos de milho, 5 mil quilos de feijão, uma grande quantidade de frutas (laranjas, uvas, maçãs, bananas, abacaxis), legumes e verduras. Mas, em vez de focar exclusivamente nos números da colheita (que, segundo ele, mantinham o hospital funcionando), Rocha expressa esses resultados em termos morais:

> O insano que trabalha e vê o resultado de seu suor, sente-se mais digno; sai da condição ínfima de criatura inútil e eleva-se a seus próprios olhos; adapta-se a um *modus vivendi* que lhe suaviza grandemente a desgraça. A consciência do próprio valor pessoal revive no individuo, que, de outro modo, seria uma carga pesada e inútil para a parte sã da sociedade.[11]

Assim, a abordagem terapêutica dominante no Juquery era uma extensão do tratamento moral primeiramente codificado por Philippe Pinel.

Fundador da psiquiatria francesa, Pinel foi imortalizado em pinturas que o retratam removendo as correntes de seus pacientes: *Pinel fait enlever les fers aux aliénés de Bicêtre* (Pinel ordena a remoção das correntes dos loucos de Bicêtre, 1849), de Charles Müller, e *Pinel à la Salpêtrière* (1876-1878), de Tony Robert-Fleury. Segundo o psiquiatra, recomenda-se ao médico "consolar o paciente por meio da adoção de um tom benevolente... receitar uma dieta balanceada, longas caminhadas e sobretudo um trabalho contínuo no campo, todos os dias"[12]. Nesse paradigma, o trabalho físico ajudava a distrair o paciente de um foco exclusivo em seu delírio, além de permitir ao médico classificar a doença por meio da observação e da transcrição do comportamento. Os pacientes do Juquery eram, no entanto, obrigados a submeter-se a regulações e ordens que os conformavam à regularidade de certas ações e hábitos. Esse sistema de ordem é, como afirma Foucault, a "realidade sob a forma de disciplina". O ato de "liberação" de Pinel inaugurou uma nova articulação do poder psiquiátrico[13].

Na década de 1920, quando Cesar chegou ao Juquery, o hospital havia sido significativamente ampliado para incluir novas alas, com uma para crianças "anormais", e o primeiro laboratório histoquímico para o estudo de patologias cerebrais, inaugurando uma fase anatômico-patológica na direção e nas práticas do Juquery[14]. Em 1928, a instituição reunia cerca de 2 mil pacientes acomodados em suas instalações, desde o hospital principal até as colônias. Diante de tal aumento do número de pacientes (eram 900 em 1907 e 1 250 em 1912), o núcleo clínico, que contava com sete médicos (quatro psiquiatras, dois residentes e um cirurgião geral), era insuficiente. Com uma equipe de médicos reduzida e a expansão geográfica da instituição, guardas e enfermeiras constituíam o verdadeiro "motor" do hospital[15]. Como mostra Maria Clementina Pereira Cunha, o regime de ordem e disciplina do Juquery dependia do trabalho da rede de vigilância dos funcionários, que servia simbolicamente, e às vezes literalmente, como os olhos dos médicos. O estudo minucioso de Cunha também aponta que a realidade do Juquery estava em dissonância com a imagem idílica que os psiquiatras promoviam[16].

A produção artística dos pacientes era uma prática de menor importância dentro do hospital. Estudos estéticos iniciais, como o de Marcel Réja, destacavam como essas obras eram produzidas por "necessidade", assim influenciando teorias modernistas que também defenderiam certa necessidade psicológica de criação como algo central tanto para pacientes quanto para não pacientes[17]. Como sugerido na introdução, essa visão está em desacordo com o desenvolvimento de noções de especificidade do meio (como mais tarde desenvolvido por Clement Greenberg)[18]. Esse trabalho de criação, no entanto, também faz parte de uma genealogia da subversão, como quando os pacientes, sempre uniformizados, personalizaram seus uniformes, reforçando suas singularidades contra a padronização que lhes era imposta. Em termos foucaultianos, entendo esse fenômeno como instâncias de contrapoder, portanto também como respostas às microfísicas do poder relacionadas à história da instituição psiquiátrica. Essas práticas criativas abriram um espaço – próximo do que Gilles Deleuze e Félix Guattari denominaram "linhas de fuga", evocando tanto o ato de fugir quanto a possibilidade infinitesimal de uma fuga – que excedia a ordem disciplinar do hospital[19]. No entanto, logo que a arte ali produzida surgiu como objeto de estudo, a produção desses pacientes cruzou um limiar que os inseriu numa nova ordem epistêmica: os vários estudos psicológicos que pretendiam dar conta do significado dessa arte e sua relação com o modernismo estético. Essa relação era por vezes enquadrada sob um ângulo positivo; por outras, ela era forjada a serviço da crítica conservadora: basta lembrar como, no contexto brasileiro, Monteiro Lobato criticou a obra de Anita Malfatti e comparou a arte moderna com algo "anormal"[20].

* * *

Em 1929, quando já havia mais de 2 mil pacientes no Juquery, Osório Cesar publicou *A expressão artística nos alienados: Contribuição para o estudo dos símbolos na arte* (fig. 5), que incluía 84 ilustrações e prefácio de Cândido Motta Filho[21]. Assim como em seu artigo de 1924, Cesar faz uma interpretação psicanalítica de desenhos, pinturas, esculturas e poemas dos pacientes do Juquery. Naquela época, era escassa a literatura sobre a relação entre arte e loucura – Ulysses Pernambucano e Silvio Moura estavam entre os poucos que estudavam esse tema no contexto brasileiro[22]. Na introdução de seu livro, Cesar reconhece esse desafio: "No começo, encontrámos uma serie enorme de difficuldades: literatura escassa entre nós, falta de Museu artistico no Hospital e principalmente carencia de solido conhecimento da materia que iamos estudar."[23] Apesar disso, *A expressão artística nos alienados* revela a familiaridade do autor com as obras de Cesare Lombroso e Enrico Morselli e com a obra contemporânea de Walter Morgenthaler e Hans Prinzhorn, assim como com a de Jean Vinchon. O livro inclui até mesmo duas reproduções de obras da Coleção Prinzhorn (figs. 32 e 60 no livro de Cesar). Cesar estava ciente de que esse era um campo em emergência no qual as obras de pacientes psiquiátricos haviam se tornado objeto de análise científica e estética: em 1921, Morgenthaler publica *Ein Geisteskranker als Künstler*, a respeito da obra de Adolf Wölfli;

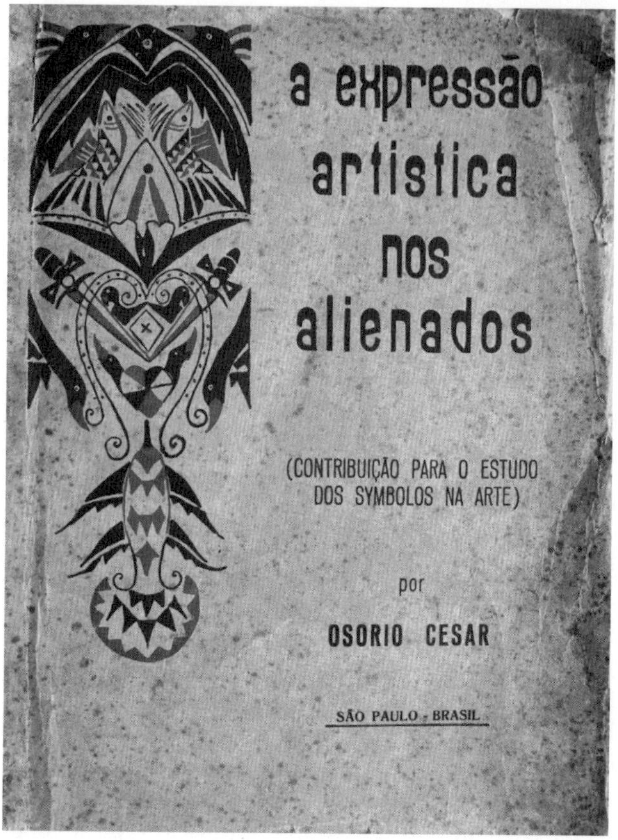

5. Osório Cesar, *A expressão artística nos alienados: Contribuição para o estudo dos símbolos na arte*. São Paulo: Oficinas Gráficas do Hospital do Juquery, 1929. Capa do livro.

em 1922, Prinzhorn publica *Bildnerei der Geisteskranken*; e, em 1924, é lançado *L'art et la folie*, de Vinchon. O próprio estudo de Cesar, publicado pouco depois dessas três obras, o lança como pioneiro nessa área, no contexto psiquiátrico tanto brasileiro quanto internacional.

Rocha, fundador do Juquery, escreve a respeito da publicação de Cesar:

> Seu estudo vem marcar, entre nós, o início de uma nova direção no exame e interpretação dos delírios que se observam nos insanos [...] Até agora, todo o mundo só via no insano completa desordem mental, absurdos incompreensíveis, disparates e nenhuma coesão nem motivação para a conduta desse doente [...] O inconsciente, que contém um mundo de ten-

dências, aspirações, ideias e complexos desconhecidos do próprio doente, é que fornecera a explicação de muita coisa que até agora era simples absurdo incompreensível. A poesia, a escultura, a pintura, a arte em geral, nas manifestações da loucura, trazem importante contingente para a psiquiatria das gerações que ora se iniciam nesse assunto.[24]

Na época da publicação do livro de Cesar, as teorias de Sigmund Freud já circulavam nos contextos médicos e culturais de São Paulo. Em 1920, Rocha publica *O pansexualismo e a doutrina de Freud* (posteriormente publicado como *A doutrina de Freud*, em 1930). Foi também em São Paulo que surgiu a primeira sociedade de psicanálise na América Latina, a Sociedade Brasileira de Psicanálise, fundada em 24 de novembro de 1927 por Rocha, que foi o primeiro presidente da associação, e pelo médico Durval Marcondes. Os membros da sociedade eram médicos e intelectuais, incluindo Cesar, A. de Almeida Júnior e Motta Filho[25]. Com a grande recepção de Freud no meio médico local, Cesar decidiu enviar parte de sua pesquisa para o próprio médico vienense, que respondeu com uma carta:

> Caro colega,
>
> Agradeço muito pelo envio de seu trabalho "Memórias do Hospital Juquery", acessível a mim pelo menos na tradução francesa.
>
> Se quiser enviar-nos uma tradução para o alemão de seu trabalho, posso garantir que ele será incluído em nossa revista *Imago*, onde prontamente encontrará recepção.
>
> Fico muito contente de saber do interesse que a nossa psicanálise despertou no Brasil.
>
> Cordialmente,
> Freud [assinado][26]

Os estudos de Freud também foram importantes para diversos nomes na cultura, do poeta Oswald de Andrade, com o "Manifesto Antropófago" de 1928, a artistas visuais como Tarsila do Amaral, Cícero Dias, Ismael Nery e Flávio de Carvalho, que produziram, todos, no período de 1929 a 1933, obras que ecoavam as teorias freudianas. No começo da década de 1930, Cesar viveu um curto relacionamento amoroso com Tarsila do Amaral, depois de ela ter se separado de Andrade[27].

Publicado no primeiro volume da *Revista da Antropofagia* (1928), o manifesto de Oswald de Andrade inclui um enorme leque de ideias e referências, entre elas o texto *Totem e tabu* de Freud (1913). Andrade rejeita a descrição psicanalítica de uma cultura civilizada, uma cultura de tabus em que a regra do pai foi internalizada, para endossar uma cultura canibal totêmica, concluindo seu texto: "Contra a realidade social, vestida e opressora, cadastrada por Freud – a realidade sem complexos, sem loucura, sem prostituições e sem penitenciárias do matriarcado de Pindorama."[28]

O manifesto foi tanto uma reação contra a cultura disciplinar ocidental moderna e suas instituições (o manicômio e a prisão, por exemplo) quanto a expressão do desejo de construir uma cultura e uma produção artística brasileira de uma nova forma, híbrida. Se a Europa projetava no Brasil a imagem de uma terra de selvagens, o chamado à antropofagia era uma radicalização das hipóteses modernistas, exacerbando suas projeções primitivistas ao invocar o ritual indígena em que se comia a carne dos inimigos como uma metáfora da agressiva apropriação da cultura euro-americana no Brasil. "Tupi or not Tupi, that is the question", a provocadora homofonia que evoca o solilóquio de Hamlet, justamente traz à cena uma das maiores populações indígenas do Brasil, os Tupi[29]. Apesar do tom agressivo do manifesto, a produção visual dessa geração é amplamente assimilacionista, combinando aspectos formais da pintura cubista e pós-cubista com um projeto nacional-cultural, como no *Abaporu* (1928) de Tarsila do Amaral, pintura à qual a literatura frequentemente atribui o início do breve movimento antropofagista.

A recepção da teoria freudiana também foi essencial para introduzir no modernismo estético brasileiro questionamentos igualmente fundamentais para este estudo: Qual é a relação histórica entre a arte moderna e a arte de pacientes psiquiátricos? Sob que perspectiva foram considerados esses pacientes psiquiátricos? Quais são as normas para entender o processo de criação de sãos e insanos? Como entender as exposições das obras de pacientes em espaços dedicados à arte moderna? O que constitui a arte, para quem ela se dirige e como deve ser entendido seu processo de criação? O que constitui um objeto de arte e quem determina tal condição? Consequentemente, assim como o "Manifesto Antropófago" de Andrade é crucial para o modernismo estético, articulando uma estratégia contracolonial de ingestão, ao longo da década de 1930 a recepção das obras de pacientes psiquiátricos articula as condições de um possível entendimento de como os processos de criação desses pacientes foi fundamental para o discurso de um modernismo estético e suas práticas institucionais. Em 1933, essas obras deixaram o espaço disciplinar do hospital e, pela primeira vez no Brasil, tiveram contato com a arte moderna e suas instituições.

* * *

Na primeira parte de *A expressão artística nos alienados*, Cesar classifica a produção de pacientes em quatro estilos ou grupos – que se alinham com a arte dos "primitivos", a arte primitiva (medieval e japonesa, por exemplo), a arte clássica e a arte vanguardista –, baseando seu método comparativo em diversos textos teóricos[30]. Muito apropriadamente, *A expressão artística nos alienados* se caracteriza não somente pelos estudos psicológicos contemporâneos, mas também pelo estudo do pensamento estético modernista da época. Em outras palavras, inclui um material comparativo que situa a arte produzida por pacientes psiquiátricos em relação à arte produzida por crianças e "primitivos". Além da importância que alcançou pela pesquisa no campo dos estudos psiquiátricos, Cesar estava familiarizado com a arte vanguardista, como demonstrado pela quarta categoria. Ao longo de seu estudo, ele associa as obras dos pacientes a movimentos modernistas, incluindo cubismo e futurismo, mas, ao fazer isso, afirma que seu objetivo é não desacreditar a arte moderna:

> A esthetica futurista apresenta vários pontos de contacto com a dos manicômios. Não desejamos com isto censurar essa nova manifestação de arte; longe disso. Achamo-la até muito interessante assim com a esthetica dos alienados. Ambas são manifestações de arte e por isto são sentidas por temperamentos diversos e reproduzidas com sinceridade.[31]

Na segunda metade do livro (início do cap. 3), Cesar identifica correspondências entre a doença mental e suas características e estilos artísticos. Ao tratar da produção de determinado paciente do Juquery, ele primeiro reproduz trechos de sua ficha médica e somente então analisa a obra. Assim, a respeito de uma paciente diagnosticada com demência precoce (identificada por ele como O), Cesar escreve: "brasileira, de cor branca, de 30 annos de idade; não é casada, nem solteira, nem viúva: há annos está separada judicialmente do marido, que deu justificação a isso pela sua embriaguez habitual e brutalidade contra a esposa"[32]. Quanto a sua condição mental, descobri que seu comportamento não era compatível com a classe social a que pertencia, que ela tinha sérios embates com os irmãos, vestia-se com exagero impróprio e estava apaixonada por um médico com quem gostaria de se mudar para a Europa. Quando o pai é inserido na conversa, no entanto, de modo a evidenciar a impropriedade de sua conduta, esta é a resposta de O, segundo consta no prontuário, dirigindo-se à própria família: "Vocês são umas pestes, fingidas; vocês não pensam desse modo; só têm em vista em contrariar, em desgostar por maldade pura, pela intenção maldosa de me perseguir."[33] O relatório segue descrevendo seus delírios de perseguição, assim como episódios violentos na chegada ao hospital, comportamento que a levou a um breve confinamento solitário.

Cesar usa esses registros, que datam de 1914, o ano da internação da paciente, como ponto de partida para discutir a prática pictórica que ela desenvolveu no hospital, um talento que, ao que parece, já preexistia à internação. Os desenhos de O se tornaram "cada vez mais [...] primitivos até o ponto em que está da figura 69 (um does últimos que recolhemos), cuja similhança com os desenhos de criança do 2º anno de grupo escolar é chocante"[34], Cesar escreve. Em seguida, ao destacar o uso das cores em duas paisagens, confere a elas, com base no simbolismo das cores, um simbolismo sexual: "a arvore –(membro viril) e a côr vermelha sanguínea – (órgão sexual feminino, –coito; –desvirginidade)"[35]. Esse caso é parte de sua quarta e última categoria – a arte de vanguarda –, para a qual as teorias de Freud foram essenciais, devido ao "obscuro e quase indecifravel symbolismo"[36].

Para Cesar, as análises de Freud auxiliam na interpretação de símbolos desenhados inconscientemente:

> Os symbolos que os doentes usam para as suas producções artisticas pertencem á symbologia que Freud observa na interpretação dos sonhos. Assim, os orgãos genitaes masculinos são, por exemplo, representados por bengalas, limas, serpentes, punhaes, revolvers [...] Os órgãos femininos têm sua representação em vasos, caixas, cofres, portas, fructos.[37]

Diferentemente do que Cesar viria a declarar na década de 1950 (ver cap. 2), a leitura de Freud pela via do simbolismo orienta sua interpretação da arte dos pacientes ao focar na significação fixa dos símbolos. Ele também descreve como essas obras evidenciam uma regressão atávica à pré-história (e portanto permanece alinhado com o posicionamento de Freud a respeito da regressão), ao reiterar como suas representações "correspondem exatamente aos symbolos [sexuais] freudianos"[38], e, não obstante, mantém tais tendências atávicas afastadas de um discurso de degeneração (ele também critica o trabalho de Lombroso). Em contraste com a tendência fascista de partes do Movimento de Higiene Mental das décadas de 1920 e 1930, Cesar afirma:

> Quem entrar um manicomio e procurar conversar attentamente com os doentes, ouvir com interesse as suas queixas, as suas curiosas historias, notará, certamente que entre uma grande parte d'elles, o raciocinio é logico, a linguagem é correcta e a imaginação, por vezes, é exuberante.[39]

Apesar do destaque que Cesar confere à razão do louco, o efeito acumulativo de suas várias interpretações e associações em *A expressão artística nos alienados* é a invenção de um sistema de relações que estabelece uma equivalência discursiva entre o prontuário médico, a arte do paciente e um entendimento simbólico das teorias de Freud. A produção dos pacientes era posta a serviço como prova visível de uma "verdade" inconsciente interna. Cesar aparentemente acredita que a forma artística evidencia e fundamenta a verdade de sua aplicação da teoria freudiana, ou seja, que a perspectiva do simbolismo freudiano possibilita uma representação pictórica que mantenha a integridade do caso clínico. Em nenhum momento Cesar utiliza a arte reproduzida nas páginas do livro para desqualificar ou desafiar o diagnóstico clínico.

Tal reajuste de fatos visíveis apenas para fundamentar uma "verdade" clínica não é algo novo na história da medicina. Em *Invenção da histeria*, Georges Didi-Huberman mostra com brilhantismo e habilidade como o médico Jean-Martin Charcot, professor-chefe de anatomia patológica no Hospital da Salpêtrière em Paris, isolou a histeria e utilizou-se da fotografia para situar os sintomas dos pacientes numa "arte de territórios superficiais", numa superfície corporal por meio da qual Charcot, estabelecendo uma cena de poses sintomáticas, buscava ligar ver e saber, visão e sofrimento[40]. Ao longo do estudo, Didi-Huberman revela que o "surto de imagens fotográficas" que se seguiu foi um "capítulo da história da arte". Essa afirmação se baseia não apenas no impulso iconográfico de Charcot – a saber, como o caso clínico se tornou um *tableau* corporal –, mas também na inclinação dele para a história da arte em *Les démoniaques dans l'art* (1887)[41]. Ilustrado com gravuras de Paul Richer (artista-chefe do laboratório), o texto examina uma seleção de obras de arte medievais e renascentistas que retratam possessões demoníacas. Embora admita que os cenários e os figurinos foram resultado de preferências artísticas, Charcot afirma que os sinais de histeria das pinturas são "tão precisos que a imaginação não poderia tê-los inventado"[42]. Dessa forma, o livro *Les démoniaques* "provou" que sintomas corporais de histeria existiam séculos antes das fotografias publicadas nas *Iconographies*[43]. Há no método de Charcot, no entanto, também um anacronismo: ele compara representações históricas na arte com uma coleção contemporânea de corpos, o "Museu de Patologia Viva", no hospital. Assim, o uso de Charcot da história da arte para basear classificações neurológicas difere da subsequente emergência da arte de pacientes como objeto de estudo psiquiátrico nas décadas de 1920 e 1930, quando a arte de pacientes, e não apenas seus corpos, se tornaria objeto da história da arte e da crítica.

Cesar poderia ser considerado o "Hans Prinzhorn brasileiro", uma vez que ambos os psiquiatras foram pioneiros ao tomar a arte dos pacientes psiquiátricos como um objeto de estudo sério. No entanto há entre os dois teóricos da arte dos loucos algumas diferenças fundamentais, especialmente a respeito da psicanálise freudiana. Em *Bildnerei der Geisteskranken*, Prinzhorn defende a ideia de uma força ou instinto "construtivo" ou "configurativo" que todos compartilhariam, um instinto que sobrevive nos doentes mentais apesar da personalidade desintegrada. Além disso, ele rebate interpretações psicanalíticas que focam no simbolismo produzido por um indivíduo em análise, interpretações que, para ele, não contemplam o processo de configuração artística (uma observação que Mário Pedrosa ecoaria no final da década de 1940)[44]. Prinzhorn também adverte contra o simplismo de igualar imagens e arte e usa *Bildnerei* (habilidade artística ou confecção de imagens) no título de seu volume, propondo seis impulsos, ou pulsões, para a configuração pictórica (o impulso principal permanece sendo o da expressão, do qual a confecção de imagens é fruto)[45]. Prinzhorn incorporou ao domínio da psiquiatria o que aprendeu com a psicologia da expressão (voltando-se para Karl Jaspers e Ludwig Klages), ao passo que Cesar aplicou teorias freudianas ao estudo simbólico da arte produzida por pacientes psiquiátricos. Ao vincular suas interpretações à teoria freudiana, em seus estudos comparativos com a arte moderna, em última análise, Cesar remeteu a transgressão artística consciente à regressão psíquica.

Apesar da diferença de foco – Prinzhorn no processo configurativo e Cesar no conteúdo simbólico, tanto manifesto quanto latente –, os dois de fato compartilham certa sobreposição em sua orientação. Ambos argumentavam que havia afinidades visuais entre a arte dos pacientes e a arte moderna (expressionismo no caso de Prinzhorn; cubismo e futurismo no caso de Cesar)[46] e usaram as obras dos pacientes para provar as teorias que propunham, embora Prinzhorn reivindicasse mais fortemente o valor da arte independentemente da biografia clínica[47]. Assim, eles pressupunham com frequência uma relação direta entre imagem e psique, fosse ela presente por meio de impulsos ou materializada como símbolos, além de insistirem na "espontaneidade" da produção dos pacientes, mesmo quando essa produção era incentivada por eles[48]. Essa projeção de espontaneidade artística, no entanto, pode ser historicamente explicada: a produção dos pacientes não era o resultado de terapia ocupacional ou o subsequente desenvolvimento da prática de atividades expressivas em contexto manicomial[49]. No centro dos estudos de ambos, Prinzhorn e Cesar, estava o produto artístico final, e não o processo de criação como terapia, embora psiquiatras como Cesar de fato tenham notado os efeitos apaziguadores dessas atividades: "Os doentes que se entregam a essas cogitações [idéas alucinatórias, de grandeza, etc.] ficam calmos, trabalham com prazer, estylizam as suas manifestações de arte com inteira satisfação de animo. Dir-se-hia que os seus pensamentos se perdem num enorme mundo de belezas."[50] Na prática, no entanto, essas observações estavam muito menos sintonizadas com os efeitos terapêuticos dos processos criativos do que com a maneira como esses pacientes, quando envolvidos em tais atividades, não perturbavam a ordem disciplinar do hospital.

Prinzhorn tinha formação em história da arte e estava a par das correntes contemporâneas da arte moderna, sobretudo o expressionismo. Cesar, por sua vez, começou a escrever críticas de arte na década de 1930, críticas sobre a arte de seu tempo, passando assim da comparação das obras de seus pacientes para a análise de pintores e escultores contemporâneos, de Livio Abramo e Candido Portinari a Anita Malfatti e Maria Martins[51]. Mas ele não apenas escrevia críticas de arte, sua atuação na arte moderna e na política ultrapassou os limites do hospital e das colunas de arte dos jornais. Ao voltar de uma viagem à União Soviética com sua então esposa, a também comunista Tarsila do Amaral, o casal emprestou uma grande quantidade de cartazes que ambos haviam reunido na viagem para uma exposição no Clube dos Artistas Modernos (CAM), em julho de 1933[52]. Alguns meses depois, Cesar trabalhou com Flávio de Carvalho, que era secretário do CAM, na organização de uma exposição das obras dos pacientes. A exposição, um importante capítulo da arte moderna em São Paulo, reunia ciência, arte e pedagogia.

* * *

Foi também na década de 1930 que o artista modernista Flávio de Carvalho passou a visitar o Juquery e a estudar as obras dos pacientes. Assim como Cesar, ele comparava os desenhos e as esculturas ao que era feito no Grupo Escolar do hospital pelas crianças entre sete e dez anos de idade. Desses estudos, Carvalho concluiu que os loucos retornam a um estado de infância, portanto compartilhando a teoria da regressão que subentendia o estudo de Cesar e que era comum ao meio freudiano intelectual[53]. No CAM, ele conduziu, sob a orientação de Cesar, o que J. Toledo, seu biógrafo, descreve como uma "pesquisa minuciosa" relacionada ao estudo de Prinzhorn[54]. Tal qual André Breton e outros surrealistas europeus, como Paul Éluard, Carvalho colecionava as obras dos pacientes, sobretudo as cerâmicas, que poderiam ser identificadas entre os muitos objetos que viriam a decorar sua futura casa, a Fazenda Capuava.

Além de dedicar-se à pesquisa e ao colecionismo, Carvalho estava à frente do CAM, uma organização artística que, em seu curto mas intenso período de atividades, nos anos seguintes à Revolução de 1930 e à ascensão de Getúlio Vargas ao poder, tornou-se um local de suma importância para um programa de arte moderna relacionado à política marxista[55]. De vocação educacional, o CAM iniciou uma série de programas públicos que eram novos para o meio cultural de São Paulo. A fundação da organização também se deu em oposição à Sociedade Pró-Arte Moderna (SPAM), então percebida como muito mais elitista, sob a direção de Lasar Segall. A imprensa da época apontava com frequência os "valiosos serviços aos meios culturais de S. Paulo" do CAM, descrito como um "grande reservatório de energia" pela *Base: Revista de arte, técnica e pensamento*, com sede no Rio de Janeiro[56]. Quando mencionado na imprensa, o CAM era muitas vezes apontado como um laboratório experimental pelos jornalistas[57]. Entre as principais atividades culturais do clube estão a fala de Amaral sobre a arte do proletariado e a de Pedrosa sobre Käthe Kollwitz, por ocasião de uma exposição da artista naquele espaço[58]. O CAM se posicionava publicamente contra a ascensão do fascismo, e seus membros apoiaram a Revolução de 1932 em São Paulo[59]. Naquele ano, Amaral e Pedrosa foram presos por seu ativismo político. Como aponta o historiador da cultura Daryle Williams em seu excelente estudo da Era Vargas, a revolução, embora reprimida pelas forças militares de Vargas, foi uma "guerra civil repleta de tanques, trincheiras e heróis de guerra mortos"[60]. O ano de 1932 também marca a fundação do primeiro movimento fascista brasileiro, o Integralismo.

Além da exposição de Kollwitz, de explícita orientação marxista, o *Mês das Crianças e dos Loucos* é ainda um dos programas do CAM mais frequentemente citados. Organizado por Carvalho e Cesar, o *Mês* foi aberto em 28 de agosto de 1933. A exposição incluía desenhos, pinturas e esculturas de pacientes do Juquery (selecionados por Cesar de sua coleção) e obras de crianças de várias escolas públicas de São Paulo. O CAM organizou ainda uma considerável série de palestras, com convidados e tópicos que iam da análise psicanalítica de desenhos, de Marcondes, à discussão de Pedro de Alcântara sobre o valor pedagógico dos desenhos de crianças[61]. Cesar, por sua vez, apresentou um estudo comparativo entre a arte vanguardista e a arte dos alienados intitulado *A expressão artística nos alienados*, no qual evoca similaridades artísticas entre a arte dos pacientes e movimentos modernos como o cubismo e o futurismo. Nesse contexto, sua comparação entre a arte dos loucos e o artista vanguardista se aperfeiçoou em relação a seus trabalhos anteriores, na medida em que ultrapassou suas interpretações freudianas do conteúdo simbólico inconsciente para trabalhar com as reflexões de Freud sobre artistas de fato. Cesar evoca o estudo de Freud "Uma recordação de infância de Leonardo da Vinci" e cita sua discussão sobre como o artista foge da realidade pela fantasia, mas no fim volta a ela "graças a seu especial talento, com o qual ele moldura sua phantasia como novas classes de valores, que são admittidos por todos como valiosas similhanças da realidade"[62]. Para Cesar, na esteira de Freud, a mudança do inconsciente para uma verdade visível pintada, é a mesma tanto em artistas pacientes quanto em não pacientes. No entanto, embora cite diversos artistas, como Filippo Tommaso Marinetti, Georges Braque e Marcel Duchamp, Cesar não fornece nenhuma análise formal da arte moderna. Em vez disso, suas interpretações focam em casos clínicos. Em um deles, afirma que as esculturas de um paciente revelam as características do cubismo, o que proveria as condições visuais para um estudo comparativo[63]. Em nenhum momento, no entanto, Cesar reconhece que Freud nunca se debruçou sobre as artes visuais de sua época nem tinha um interesse particular na produção visual de pacientes psiquiátricos. Freud buscava sinais de distúrbios psicológicos em grandes mestres da história da arte: Leonardo da Vinci e Michelangelo.

Registros visuais de *Mês* são escassos, e pouco se sabe sobre o que de fato foi incluído na exposição. Algumas fotografias publicadas na imprensa mostram detalhes da instalação de obras tridimensionais, mas não indicam como ou onde as obras bidimensionais foram exibidas. Pode-se especular que os desenhos foram expostos nas paredes de modo a deixar o espaço central aberto para o público sentado durante as palestras, como mostram fotografias na imprensa. As obras do Juquery teriam sido expostas junto a grandes painéis pintados pelos fundadores do CAM – Carvalho, Emiliano di Cavalcanti, Antonio Gomide e Carlos Prado – e a outros dois pintados por Anita Malfatti e John Graz. As obras dos pacientes foram, portanto, literal e simbolicamente exibidas no centro desse espaço modernista.

Das imagens existentes, uma fotografia publicada na imprensa se destaca. Publicada no *Diário da Noite* em 31 de agosto, ela fornece uma visão mais ampla da configuração do espaço, dando a ver obras tridimensionais de cerâmica, madeira e tecidos expostas em duas mesas de madeira (fig. 6). Considerando a organização improvisada e única do CAM, assim como as práticas contemporâneas de coleções psiquiátricas, não é surpreendente que nem esse nem nenhum outro jornal forneça informações sobre as obras, como autor, anos de produção ou até mesmo dimensões. Essas informações também não constavam na própria configuração da exibição (até onde se pode saber). Em vez disso, as obras eram identificadas nas

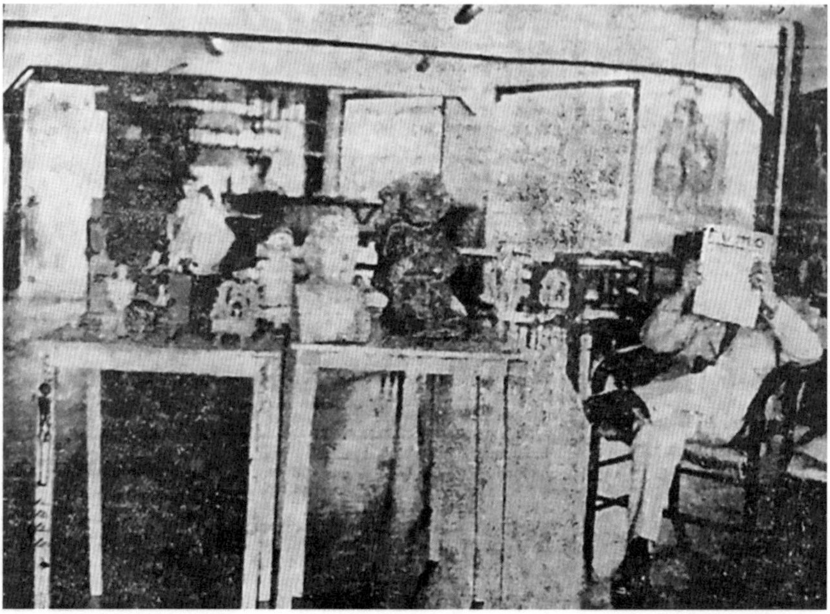

6. Vista da exibição das obras tridimensionais de pacientes psiquiátricos do Hospital Juquery. *Mês das Crianças e dos Loucos*, Clube dos Artistas Modernos, 1933. Publicada no *Diário da Noite*, 31 ago. 1933.

manchetes e nas legendas de diversas publicações como "Trabalhos pelos alienados do Hospital do Juquery" e "Algumas produções artísticas dos alienados"[64]. Algumas obras expostas teriam sido contextualizadas para o público por meio de palestras, apresentações de slides e publicações[65]. Na imagem do *Diário da Noite*, o leitor observa um curioso caso de uma notícia dentro da notícia: à direita, uma pessoa (que, pelas roupas e pela estatura, parece ser o próprio Carvalho) lê um volume da revista *Rumo*, que havia anteriormente publicado sobre o CAM com a seguinte manchete: "Clube dos Artistas Modernos: Um laboratório de experiências para a arte moderna"[66].

Ao ler as críticas da época, fica evidente a ênfase dada pelos críticos à educação do público, que não dispunha dos recursos necessários para a instrução, fosse ela estética ou não. Por exemplo, nas páginas da *Base*, lê-se:

> este programa da c.a.m. revela-nos as ótimas condições de espirito dos seus sócios artistas em relação ao publico, com quem deseja estar em permanente contáto, facilitando-lhe o direito de crítica imediata, mantendo

> acesa a atenção dos ouvintes, que é a melhor forma de instruí-los facilitando-lhes o cultivo da dialética.
> se esse público não se compuzer exclusivamente de diletantes *blasés*, sem duvida a c.a.m. terá atingido um elevado sucesso pedagógico na esfera de suas desposições, levantando o nível cultural do povo, a quem sempre faltaram todos os recursos de instrução.[67]

Segundo outro jornalista da *Folha da Noite*, que já havia coberto algumas atividades do CAM, o evento era importante "porque ajuda o publico a compreender as ligações existentes entre a arte dos alienados, a arte dos vanguardistas e a arte das crianças"[68]. Também o *Correio de São Paulo* explica como "As conferencias tem sido muito animadas, sempre a assistencia tomando parte em calorosas discussões"[69].

No contexto do começo da década de 1930, justamente quando se clamava o convite à antropofagia, tão importante para aquela geração de artistas e intelectuais, a exposição se tornou um modo de ir além das convenções acadêmicas na arte. Aqui, as declarações de Carvalho são um ponto-chave. Em entrevista ao *Correio de São Paulo*, Carvalho insiste na inventividade das obras dos pacientes, propondo que elas evidenciam uma originalidade além do alcance de um dito grande artista que "já está embrutecido pela pedagogia da civilização"[70]. Carvalho usa a exposição como uma plataforma para uma crítica da educação artística acadêmica (as escolas de belas-artes), cuja função era abafar todo ímpeto de criatividade[71]. Nesse sentido, vale lembrar a breve passagem do arquiteto modernista Lucio Costa como diretor da Escola Nacional de Belas-Artes (ENBA) no Rio de Janeiro, de 1930 a 1931. A reação antimodernista dos membros da ENBA e seus aliados o levaram à renúncia do cargo[72].

Além de sua crítica ao academicismo na educação artística, Carvalho sugere que "A exposição de desenhos de alienados e crianças no Clube dos Artistas Modernos é mais importante do que parece á primeira vista porque traz aos olhos do publico uma serie de problemas que elle não está acostumado a encarar"[73]. Quanto ao trabalho dos pacientes psiquiátricos e à questão da constituição da normalidade, Carvalho (cujo nome não é citado, mas é identificado como um "homem inteligente") especifica, nas páginas da revista *Rumo*:

> ha uma arte interessantissima, curiosissima, uma arte capaz de produzir fundas impressões a quem a admire, uma arte desvairada, mas por isso mesmo atraente, uma arte que nos prega surprezas a cada momento. Essa arte os senhores a desconhecem por completo. É a arte dos loucos. É preci-

> so que os senhores travem relações com ella, quando mais não seja para perder a convicção errada de que a loucura é uma grande noite sem estrellas. Venham vêr quanta belleza se desprende das mãos dos pensionistas dos juquerys e se espalha sobre o papel branco. Venham abandonar essa presumpção inabalavel de homens normaes e procurem convencer-se de que a normalidade commum – porque a absoluta não existe – é o que se chama, em bom latim, de "áurea mediocritas".[74]

Com essa declaração, Carvalho vai além das reportagens que focavam nas "ligações existentes" entre arte moderna, arte dos loucos e arte das crianças, desafiando o conceito de uma subjetividade normativa, um posicionamento que não necessariamente era tomado na imprensa da época. Essencial à recusa de Carvalho da existência de uma normalidade absoluta é sua leitura de Freud. O fato de ele ter ido além da psicologia individual do sujeito para investigar uma psicologia de grupo talvez esteja mais evidente em *Experiência n. 2* (1931), uma ação que posteriormente resultou na narrativa publicada sob o mesmo nome. Carvalho explica:

> Contemplei por algum tempo este movimento estranho de fé colorida [uma procissão de Corpus Christi], quando me ocorreu a idéia de fazer uma experiência, desvendar a alma dos crentes por meio de um reagente qualquer que permitisse estudar a reação nas fisionomias, nos gestos, no passo, no olhar, sentir enfim o pulso do ambiente, palpar psiquicamente a emoção tempestuosa da alma coletiva, registrar o escoamento dessa emoção, provocar a revolta para ver alguma coisa do inconsciente.[75]

O experimento era: com um chapéu na cabeça, ele andava na direção contrária à da procissão: "Minha atitude atraia e em parte monopolizava a atenção. Já começavam a discutir e raciocinar sobre o meu gesto, padres e freiras. Já me olhavam de um modo esquisito."[76] Em dado momento, Carvalho encontra um conhecido, que lhe diz: "Flavio você precisa tirar o chapéu." Um pouco depois, alguém grita: "Tira o chapéu!" Ele descreve como as pessoas ficavam cada vez mais agitadas, conforme mais pessoas começavam a dizer: "Tira o chapéu!" Em dado momento, alguém lhe arranca o chapéu, depois devolvido por um menino. Ele descreve suas percepções com a experiência, o tumulto de braços e rostos vermelhos de raiva, uma cena de ódio extremo, sem saber o que fazer em resposta à sua ação. Com o aumento da sensação de violência, alguém grita: "Lincha!", e depois: "Lincha, mata!", primeiro timidamente, depois a plenos pulmões. Ele tenta escapar da multidão e, em retrospectiva, reflete: "visualizando a minha aventura, me parece visualizar a parte de um mundo estranho a mim, me sinto metade como um arqueólogo e metade como um cínico cético"[77].

Carvalho caminhou propositalmente na direção contrária a uma procissão de Corpus Christi, integrando uma análise da multidão com sua própria resposta subjetiva[78]. Assim, a psicanálise era crucial não apenas para o modo como Carvalho pensava a arte dos pacientes, mas também para sua própria prática artística – ele recorreu à leitura de *Totem e tabu* e *Psicologia das massas e a análise do eu* (1921) de Freud a fim de analisar a resposta a suas ações artísticas no mundo[79]. A pesquisa e a recepção de Carvalho das obras dos pacientes, assim como sua recepção de Freud, mais performativa que passiva, o distanciam criticamente do surrealismo pictórico identificado no trabalho de seus colegas Amaral, Ismael Nery e Cícero Dias[80]. Sua pesquisa no Juquery o levou a testar as convenções daquela outra "realidade", o lado de fora do manicômio, e, numa série de ações contraperformativas, ele mostrou que a irracionalidade não é uma qualidade apenas dos doentes mentais – e isso num momento em que o gerenciamento da mente e do corpo se tornaram parte das políticas oficiais do Estado brasileiro sob o plano de Vargas de *sanear e educar o Brasil*[81]. No parágrafo de abertura de sua análise de *Experiência n. 2*, Carvalho afirma que "uma procissão em movimento parece um desfile nacionalista. Ambos têm um líder invisível, Cristo ou a Pátria-Mãe"[82].

* * *

O *Mês* não foi a primeira vez que as obras dos pacientes foram expostas fora do contexto do manicômio. Na Alemanha da década de 1920, Prinzhorn organizou exposições da Coleção Heidelberg (atualmente conhecida como Coleção Prinzhorn), muitas vezes acompanhadas de palestras. A coleção foi levada a espaços tanto artísticos quanto científicos, incluindo o Zinglers Kabinett em Frankfurt (1921), o Naturforscher-Kongress em Leipzig (1923) e o Kunsthalle em Mannheim, naquele mesmo ano. No período de 1930 a 1933, quando Prinzhorn não era mais diretor, Wilhelm Mayer-Gross e Hans Gruhle, ambos professores em Heidelberg, organizaram a exposição *Die Kunst der Geisteskranken* (A arte dos doentes mentais), que passou por nove cidades alemãs. Como explica Bettina Brand-Claussen, Gruhle investiu na exposição como um modo de "demolir o preconceito que coloca tais indivíduos fora de qualquer sistema de valores sociais e [...] os impede de serem reconhecidos por qualquer coisa que façam"[83]. Assim como no caso do CAM, essas exposições foram em geral bem recebidas pela imprensa.

Duas exposições também aconteceram na França, em galerias de arte parisienses no final da década de 1920, alguns anos depois de o livro de Prinzhorn ter sido introduzido no círculo dos surrealistas[84]. A primeira exposição foi *Les imageries des fous* (A imagética dos loucos), em dezembro de 1927-janeiro de 1928, na Galeria Vavin, espaço modernista cujo programa incluía Paul Klee e André Masson. *Les imageries des fous* exibia a produção de pacientes psiquiátricos reunida por Auguste Marie, médico fundador do Musée de la Folie, no manicômio de Villejuif, nos subúrbios de Paris, e que trabalhava nessa época no Hôpital Sainte-Anne[85]. O sucesso da primeira exposição levou Marie a organizar outra no ano seguinte, *Exposition des artistes malades* (Exposição dos artistas doentes), 31 de maio-16 de junho de 1929, na galeria de Max Bine[86]. Diferentemente da primeira exposição, exclusiva de sua coleção, a segunda incluía obras de outras coleções psiquiátricas, como a de Vinchon e a de Bagenoff, obras do Bethlem Royal Hospital de Londres e 36 obras da Coleção Prinzhorn. Essa foi a primeira vez que originais da Coleção Prinzhorn foram vistos em Paris. A minuciosa pesquisa de Ingrid von Beyme demonstra que a *Exposition des artistes malades* começava com uma "seção psiquiátrica histórica", na qual diagnósticos quase médicos funcionavam como critérios decisivos para a disposição dos objetos[87]. Assim como nas exposições no CAM e na Alemanha, as obras expostas eram produzidas por "casos", e não por artistas, assim como o dono da obra era o psiquiatra ou o hospital de onde ela vinha. Foi dessa exposição que Breton adquiriu obras de um paciente psiquiátrico para sua coleção: as duas caixas de madeira identificadas hoje como *Objet d'aliéné* (objeto de alienado, c. 1878)[88].

As exposições da Galerie Vavin e de Max Bine são os únicos registros conhecidos de exposições dedicadas exclusivamente a obras de pacientes psiquiátricos no contexto artístico nessa década em Paris. No entanto, as obras dos pacientes psiquiátricos, em momento posterior, chegaram a entrar para as exposições dos surrealistas, sobretudo no MoMA, em Nova York, em 1936[89]. Com cerca de 50 mil visitantes, a exposição *Fantastic Art, Dada, and Surrealism* foi muito bem recebida pelo público[90]. Embora centrada no século XX, ela também incluía obras que datavam do século XV à Revolução Francesa, como parte da retrospectiva histórica de seus 700 objetos. *Fantastic Art* foi a segunda de uma série de exposições do MoMA que visavam apresentar movimentos importantes da arte moderna ao público americano. A primeira, naquele mesmo ano, foi *Cubism and Abstract Art*, na qual Alfred Barr apresentou o famigerado organograma que traçava o desenvolvimento da arte moderna. Embora esse esquema tenha contribuído para a assimilação de uma narrativa de progresso da arte moderna na direção da abstração e do compromisso do MoMA com essa história específica do desenvolvimento artístico, a exposição *Fantastic Art* sugeria uma história mais diversa e complexa ao exibir obras "psicóticas" que formavam parte de uma amostragem mais ampla de materiais comparativos, o que abrangia obras de crianças, arte *folk*, "objetos diversos e pinturas de caráter surrealista", além de objetos científicos. Barr incluiu obras emprestadas das coleções de obras de pacientes psiquiátricos de Breton e Eluard, assim como da coleção do marchand húngaro Ladislas Szecsi[91]. No programa da exposição, Barr escreve:

> Por que a arte de crianças e de insanos deveria ser exposta ao lado de obras de artistas experientes e normais? De fato, nada poderia ser mais apropriado como material comparativo em uma exposição de arte fantástica, pois muitas crianças e doentes mentais existem, por pelo menos parte do tempo, num mundo próprio e inalcançável para o resto de nós exceto na arte ou em sonhos nos quais a imaginação vive uma vida irrestrita. Artistas surrealistas tentam atingir uma liberdade comparável de imaginação criativa, mas têm uma diferença fundamental em relação a crianças e insanos: eles são perfeitamente conscientes da diferença entre o mundo da fantasia e o mundo da realidade, ao passo que crianças e insanos frequentemente não são capazes de fazer essa distinção.[92]

Embora essa arte "fantástica" fosse enquadrada como material comparativo no catálogo, a recepção das obras pela imprensa demonstra a confusão que pode acontecer quando essa arte é exposta. Emily Genauer, em sua crítica para o *New York World Telegram*, intitulada "Real Value of Dada and Surrealist Show Rests on Few Good Pictures: Drawings by Lunatic Asylum Inmates as Good as Most of the 700 Items in Museum's Fantastic Exhibit" (Valor real de mostra surrealista e dadaísta se deve a poucos bons trabalhos: desenhos de lunáticos internados em asilos são tão bons quanto a maior parte dos 700 itens em exposição fantástica de museu), embora inicialmente aponte a relação com a arte manicomial, declara que o valor da exposição "está nas boas imagens que ali estão. E provavelmente elas são apenas algumas dezenas dentre os 700 itens na exposição toda"[93]. O tema da qualidade estética também levanta a questão de uma possível perplexidade a respeito do status do sujeito artístico: ele ou ela é artista ou paciente manicomial? Como diferenciar um do outro se, como ela diz, as obras produzidas pelos loucos são "tão boas quanto a maior parte" das outras?

Katherine Dreier, colecionadora e presidente da Société Anonyme, preocupada com a recepção da arte moderna nos Estados Unidos, opôs-se veementemente à exposição das obras dos pacientes psiquiátricos (e também das crianças), cuja inclusão era, para ela, resultado de uma "confusão mental"[94]. "É um imenso retrocesso!"[95], escreve, e, numa carta a Barr:

> O fato de você reivindicar do ponto de vista surrealista a sanidade de uma pessoa só deixa tudo mais interessante – mostra o quão confusos eles são quanto ao que a arte *é*. Abordei essa questão com Prinzhorn, cujo livro sobre as pinturas dos insanos você deve conhecer, e juntos vimos centenas delas. Isso foi em 1920. [...] Eu pessoalmente achei muito perigoso para o nosso público americano, que não tem uma consciência artística, presenciar tal coisa.[96]

Para Dreier, o MoMA havia caído nas mãos de conservadores no campo da arte que consideravam a arte moderna louca ou degenerada, o que a levou a retirar seus empréstimos da exposição e a expor publicamente suas reservas no programa de rádio *Let's Talk it Over* e no *New York Times*[97]. Até onde sabemos, *Fantastic Art* foi a única vez em que o MoMA incluiu a obra de pacientes psiquiátricos internados em suas exposições. Subsequentemente, ao longo das décadas de 1940 e 1950, o MoMA afinou seu programa de exposições para alinhá-lo com a definição institucional de arte, embora continuasse a expor artistas modernos que sofriam de doenças mentais, como Vincent van Gogh, Antonin Artaud e Armando Reverón. Outros pacientes-artistas – ou seja, aqueles que produzem arte a uma distância física e psíquica da instituição de arte – seriam deixados para trás pelos herdeiros do diagrama de Barr sobre arte moderna, ao passo que subsequentes viradas em que a terapia é usada como matéria de arte se tornariam sub-representadas na expografia, quando comparada à disposição formal das obras pictóricas ou esculturais de artistas, como foi o caso de *Lygia Clark: The Abandonment of Art*, apresentada no MoMA em 2014. Em 1961, a produção de pacientes-artistas se tornaria o domínio do antigo vizinho do MoMA, o American Folk Art Museum, cuja missão era mostrar artistas autodidatas, alguns dos quais diagnosticados com doenças mentais. O departamento educacional do MoMA, por sua vez, manteve o compromisso da instituição com sujeitos e públicos com deficiências[98].

* * *

Enquanto Barr usou a arte dos pacientes como material comparativo na década de 1930, os surrealistas incorporaram essas obras em suas exposições numa década em que a definição do objeto surrealista estava em jogo, sobretudo para Breton[99]. A exposição de objetos de arte produzidos por pacientes psiquiátricos representa uma mudança em relação à década de 1920, quando a "loucura" inspirou diversas produções literárias e visuais surrealistas – da *Nadja* de Breton (1928) às técnicas de colagem de Max Ernst, com frequência inspiradas em obras de Prinzhorn, e suas críticas explícitas à psiquiatria nas páginas de *La Révolution surrealiste*[100]. Embora o livro de Prinzhorn tenha sido referenciado como a "Bíblia pictórica" dos surrealistas, meu foco é a maneira como eles de fato utilizam as obras dos pacientes psiquiátricos.

A *Exposition Internationale du surréalisme* de 1938[101] foi aberta na Galerie des Beaux-Arts, em Paris, com uma expografia de Duchamp, que criou um ambiente no qual pinturas eram penduradas em portas de madeira e sacos de carvão pendiam do teto. Na entrada, num espaço chamado Rua Surrealista, os visitantes eram recebidos por 16 manequins, cada um vestido e decorado por um artista diferente (fig. 7), enquanto uma risada "his-

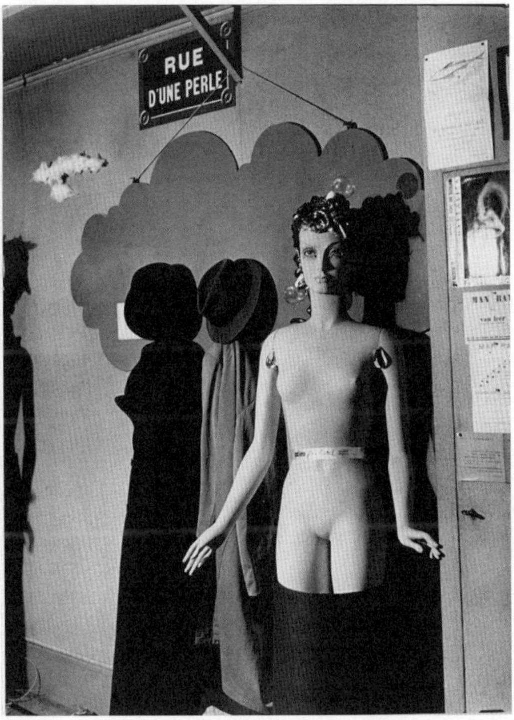

7. Manequim de Man Ray na *Exposition Internationale du surréalisme*, Galerie des Beaux-Arts, Paris, 1938. Fotografia publicada na edição limitada de Man Ray, *Résurrection des mannequins*, 1966. Departamento de Livros Raros e Coleções Especiais da Universidade de Princeton. Foto: Man Ray.

térica" tocava no fundo. Cartazes e propagandas de exposições anteriores, assim como placas de rua, pendiam de paredes próximas. Podiam ser vistos diferentes objetos da coleção de Gaston Ferdière – o psiquiatra aponta a presença, "em um canto, (de) bonequinhas dos meus pacientes"[102]. A exposição borrava os limites convencionais entre meios, de forma que os visitantes deveriam entregar-se a uma "perda de si diante do espetáculo em exibição".[103] A *Exposition Internationale du surréalisme* devia causar estranhamento tanto pelos visitantes quanto pelos objetos e pelo espaço. Nessa exposição, a produção artística dos pacientes se dobrou ao desafio curatorial que os surrealistas lançavam ao caráter, à composição e à função de uma mostra. Em vez do caráter comparativo de *Fantastic Art*, na *Exposition Internationale du surréalisme*, os *objets des aliénés* tornaram-se literalmente *objets surréalistes*[104].

Nos anos 1930, tanto os surrealistas quanto o CAM desafiaram normas estéticas, assim como a ordem social dominante. Essa dupla crítica, no entanto, deu-se de maneiras diferentes quanto à perspectiva de cada grupo em relação à obra dos pacientes psiquiátricos. Por um lado, os surrealistas defendiam a suposta libertação da racionalidade representada pelos doentes mentais, e usaram seus objetos numa estratégia curatorial para desfamiliarizar as convenções burguesas de observação e contemplação. Breton apropriou-se das criações dos pacientes a serviço do maravilhoso, e com isso esses objetos perderam sua identidade em favor de uma estética calculada para "perturbar a sensibilidade ao (re)direcionar todos os hábitos racionais"[105]. No CAM, por outro lado, as obras dos pacientes eram expostas como objetos de estudo estético e científico, e por isso estavam inseridas num programa pedagógico mais amplo da organização, uma orientação pública de pesquisa que também desafiava a resistência acadêmica à arte moderna. Embora tanto a abordagem dos surrealistas quanto a do CAM em relação à arte dos pacientes evidenciem estratégias de apropriação aliadas a um objetivo de transgressão artística com fins críticos, há ainda uma diferença essencial. No surrealismo, Breton utilizou os objetos dos pacientes para ilustrar suas teorias e ideias do maravilhoso como uma referência visual entre muitas outras, que incluíam objetos ultrapassados, naturais e tribais. No CAM, essa produção manteve sua identidade e sua procedência, sendo assim exposta e discutida como uma contribuição valiosa para seu programa estético modernista.

Com base no fato de que cada exemplo das obras dos pacientes é uma manifestação de uma patologia desse paciente – e, portanto, não normal, convencional ou racional –, os surrealistas e o CAM mantiveram sem querer a integridade do caso clínico. Da mesma maneira, ambos estavam em dissonância com o estudo de Prinzhorn, que, num sentido mais amplo, compreendia essa arte não como uma manifestação da patologia, mas como evidência de um impulso configurativo comum a todos. Além disso, como aponta o crítico Peter Bürger em relação ao surrealismo, "eles falam das bordas de uma razão bastante segura de si mesma", ecoando Barr, que, em 1936, afirma que os surrealistas tinham consciência da "diferença entre o mundo da fantasia e o mundo da realidade"[106]. Posicionamentos parecidos poderiam ser estendidos ao CAM e a Carvalho, que em suas declarações públicas confundia igualmente sua crítica às convenções acadêmicas com a "liberação" da convenção que ele projetava na experiência dos doentes mentais. Com variadas reivindicações de liberdade artística, tanto Breton quanto Carvalho se distanciaram do sofrimento de fato dos pacientes, um posicionamento ainda mais evidente na entrevista de Carvalho com Breton, em 1939[107]. Mas, se Breton – nas páginas de *Nadja* ou em suas estratégias curatoriais – fala de "uma razão bastante segura de si mesma" para introduzir o inconsciente e o maravilhoso na realidade do cotidiano, Carvalho, com uma confiança intelectual parecida, volta-se para a realidade do cotidiano para expor a irracionalidade ali contida, implicando sua própria subjetividade em oposição aos devotos "normais" que participavam da procissão de Corpus Christi.

* * *

Os anos 1930 – década em que ocorreram as exposições pioneiras do *Mês das crianças e dos loucos, Fantastic Art, Dada, and Surrealism* e a *Exposition Internationale du surréalisme* – testemunharam a ascensão do fascismo tanto na Europa quanto no Brasil. Artistas em ambos os contextos geográficos se viram confrontados com reivindicações crescentes de uma identidade nacional unitária, normas estéticas clássicas e acadêmicas e uma ordem social a serviço de uma nação saudável. No Brasil, Getúlio Vargas centralizou o governo e tornou mais rígido o controle da mídia ao longo de seu mandato como chefe do Governo Provisório (1930-1934), depois como presidente do Governo Constitucional (1934-1937) e finalmente como ditador-presidente do Estado Novo (1937-1945). Como uma organização artística e política de esquerda, o CAM fechou suas portas no fim de 1933. Naquele ano, a polícia fechou o Teatro da Experiência, de Carvalho, localizado no segundo andar do CAM, por ocasião da exibição da polêmica peça de teatro *O bailado do Deus morto*. Nesses anos, Cesar e a psiquiatra Nise da Silveira foram presos devido a suas filiações marxistas. O desgaste do regime constitucional, a ascensão do extremismo político e a paranoia anticomunista na esteira da Intentona Comunista, em 1935, culminaram no golpe de novembro de 1937, evento inaugural do Estado Novo de Vargas, que buscava controlar o futuro da *brasilidade*. Mas, diferentemente da propaganda oficial dos Estados totalitários europeus, a política cultural oficial do Estado Novo manteve-se paradoxal, baseando-se com frequência em expressões modernistas e no conselho de artistas e arquitetos modernistas (às vezes até comunistas) paralelamente a seu apoio ao academicismo e ao tradicionalismo[108].

Nesse contexto político, pode-se enquadrar a mudança de discurso de Carvalho em relação a seus primeiros posicionamentos e declarações performativos. Em vez de utilizar a arte dos pacientes para testar as convenções acadêmicas e desafiar concepções normativas de subjetividade, numa inversão dialética em 1936, Carvalho reivindica que a única arte é a arte anormal. No artigo "A única arte que presta é a arte anormal", ele afirma:

> a unica arte que contem valores artisticos profundos: a ARTE ANORMAL, ou bem a arte sub-normal, as unicas que prestam porque contém o que o homem possui de demoniaco, morbido e sublime, contém o que ha de raro, burlesco, chistoso e philosophico no pensamento, alguma cousa da essencia da vida.[109]

Assim como havia acontecido com os surrealistas anteriormente, o chamado à irracionalidade tornou-se um modo de criticar não só a estética conservadora, mas também a agenda nacionalista "saudável", ao listar ameaças a concepções unificadas do eu e da nação.

Um ano após a exposição *Fantastic Art* em Nova York, os receios de Dreier parecem ter se concretizado do outro lado do Atlântico, quando os nazistas organizaram a exposição de arte moderna *Entartete Kunst*, em 1937. Inaugurada em Munique, a mostra abordava a arte moderna por meio de slogans didáticos como "a loucura se torna o método" e "a natureza vista por mentes doentes", reivindicando assim as origens supostamente doentes e a ameaça de declínio cultural imposta por essa arte[110]. Adolf Ziegler, que além de Chefe da Câmara de Arte era artista, organizou a exposição e, em seu discurso de inauguração, declarou como "essa mostra produz em todos nós sentimentos de choque e nojo"[111]. No ano seguinte, cerca de seis semanas após a *Exposition Internationale du surréalisme*, *Entartete Kunst* expandiu o número de obras expostas para incluir um material comparativo da Coleção Prinzhorn em suas montagens em Berlim (26 de fevereiro-8 de maio) e em Leipzig (13 de maio-6 de junho)[112]. Quatro páginas do guia da exposição em Berlim reproduzem obras de

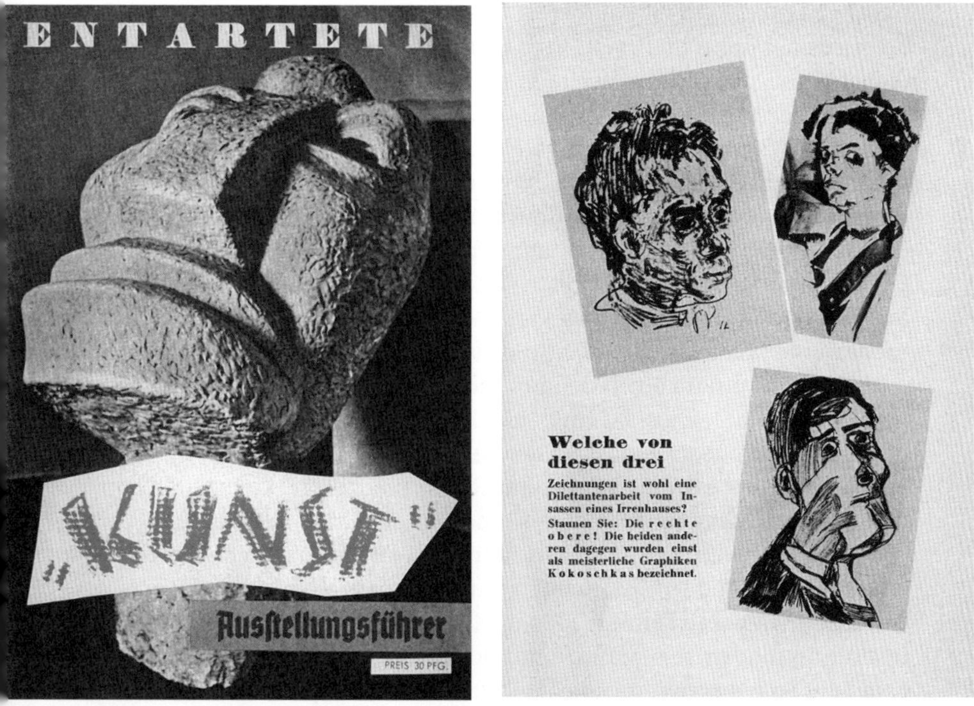

8. Catálogo da exposição *Entartete Kunst*, 1938. Capa e página que justapõem o retrato do paciente Georg Birnbacher sobre dois retratos de Oskar Kokoschka.

pacientes-artistas ao lado de artistas modernos: juntos estão a cabeça esculpida por Karl Genzel e *Mädchen mit blauem Haar* (Menina de cabelo azul), de Eugen Hoffmann; o rosto de um gato esculpido por um paciente e *Fabeltier* (Animal fabuloso), de Richard Haizmann; a imagem de uma mãe e uma criança, de Oskar Herzberg, e *Die Heilige vom innern Licht* (A santa da luz interior, 1921), de Klee; o retrato de Georg Birnbacher e dois retratos de Oskar Kokoschka (fig. 8). Como observa Hal Foster, as obras mais vituperadas não eram necessariamente as mais abstratas, mas as que desfiguravam o corpo e, por extensão, o rosto humano[113]. Os nazistas ligavam essas figurações fisionômicas heterogêneas de identidade – de olhos côncavos e rostos geométricos a linhas agitadas que apagam contornos "próprios" e tornam desproporcionais os traços faciais – a um caráter "degenerado", aplicando esse termo a tudo o que consideravam alheio – e portanto uma ameaça – a seu conceito de pureza racial alemã: por exemplo, judeus, comunistas e homossexuais, mas também crianças, os "primitivos" e os loucos. Nesse contexto, os casos clínicos considerados *tableaux* artísticos nas obras de Prinzhorn e Cesar tornaram-se, sob a doutrina nacional-socialista, indissociavelmente ligados à arte moderna tida como a expressão de sujeitos patológicos.

Após a Segunda Guerra Mundial, artistas modernos e instituições, tanto estéticas quanto científicas, voltaram a assumir a instigante tarefa de investigar a relação entre arte e loucura de modos que iam explicitamente contra a crença racializada na ameaça da degeneração cultural nazista. Com o ressurgimento do interesse na obra dos pacientes psiquiátricos nos anos seguintes à guerra, essas instituições também voltaram aos vários modelos de recepção científica e artística discutidos neste capítulo: da configuração comum ao conteúdo simbólico, do programa pedagógico ao surrealismo maravilhoso. Com o início da Segunda República no Brasil, o que estava em jogo na exposição do CAM e na obra de Cesar foi elaborado criticamente de acordo com o contexto do pós-guerra. O uso das obras dos pacientes psiquiátricos como modo de justificar uma ruptura com convenções acadêmicas na arte tornou-se algo ligado a uma crítica da psiquiatria que surgiu paralelamente aos primeiros ateliês para pacientes no contexto manicomial em meados da década de 1940. Já a crítica de uma instituição moderna (o manicômio) por meio da produção dos pacientes coincidiu com a inauguração e a eventual consolidação de outra instituição: o primeiro museu de arte moderna da América do Sul.

CENA

MÉDICA: Como você se chama?
PACIENTE: Antônio.
MÉDICA: Quantos anos você tem?
PACIENTE: 26 anos.
MÉDICA: Sabe onde você está?
PACIENTE: Sim, num hospital.
MÉDICA: Mas onde?
PACIENTE: No Bairro de Engenho de Dentro.
MÉDICA: Sabe o nome do hospital?
PACIENTE: Hospital Psiquiátrico Pedro II.
MÉDICA: Sabe o nome da rua?
PACIENTE: Não.
(SILÊNCIO)
PACIENTE: Doutora, necessito lhe dizer uma coisa...
MÉDICA: Você sabe que dia é hoje?
PACIENTE: Doutora, preciso dizer-lhe uma coisa.
MÉDICA: Sabe que dia é hoje?
PACIENTE: Quarta-feira.
(SILÊNCIO)
PACIENTE: Doutora, preciso lhe dizer uma coisa...
MÉDICA: Você sabe o dia do mês?
PACIENTE: Não sei se é 22 ou 23... não sei...
(SILÊNCIO)
PACIENTE: Doutora, necessito dizer uma coisa... doutora...

A médica nesse momento levantou o olhar para o seu rosto e disse: O quê?
E ele respondeu: Me sinto muito só.
Em silêncio ela retirou seu receituário da gaveta e prescreveu 10 eletrochoques. *E nada mais foi dito.*

RELATADO POR GINA FERREIRA, in Gina Ferreira e Ana Maria Jacó-Vilela (org.), *Cinema na praça: Intervenção na cultura/ Transformando o imaginário social da loucura: Relatos de experiências em saúde mental.* São Paulo: All Print, 2012, p. 55.

2

CRIATIVIDADES COMUNS

No outono de 1949, o artista francês Jean Dubuffet escreveu o texto "L'art brut préféré aux arts culturels" para uma exposição na Galerie René Drouin, em Paris. A mostra não foi uma exposição convencional de arte de vanguarda, mas de *art brut*, termo cunhado por Dubuffet em 1945 para designar "desenhos, pinturas, todas as obras de arte oriundas de personalidades obscuras, maníacos, provindas de impulsos espontâneos, animados pela fantasia, até mesmo pelo delírio, e estranhos aos caminhos batidos dos catálogos de arte"[1]. Crucial para Dubuffet era o fato de que a *art brut* não faz parte de nenhuma tradição, seja ela arte primitiva, arte popular, arte *naïf* ou arte infantil, da mesma forma que qualquer artista com uma educação formal também seria excluído de sua definição de arte fora da cultura oficial e suas instituições. *Art brut*, como ele explica ao longo do texto do catálogo, pouco tem a ver com a produção de "intelectuais de carreira". Em vez disso, é uma arte "incólume da cultura artística", derivada das "próprias profundezas" dos artistas, e não das convenções[2].

Finalmente, Dubuffet dedica algumas palavras à dita arte dos loucos, e confessa: "Muitos objetos em exposição (cerca de metade) são obras de pacientes confinados em hospitais psiquiátricos."[3] Ele então desloca a oposição entre sujeitos normais e anormais para indagar-se se o ato artístico poderia "alguma vez ser considerado normal". Mas, em vez de simplesmente ressuscitar a associação romântica entre loucura e gênio, a questão para Dubuffet nesse momento era defender uma compreensão de criatividade pura comum tanto a sãos como a loucos, afirmando que "a função artística é idêntica em todos os casos, e não há arte dos insanos mais que uma arte dos dispépticos ou dos que têm problemas de joelho"[4].

Essa avaliação ecoa o influente trabalho do historiador da arte e psiquiatra Hans Prinzhorn, referência essencial para Dubuffet e para os surrealistas. Em seu estudo das obras de pacientes psiquiátricos, *Bildnerei der Geisteskranken* (1922), Prinzhorn escreve sobre uma obra específica de um paciente seu, Franz Pohl: "O que há de esquizofrênico nessa imagem? Não temos certeza... Em vez disso, temos que decidir, de uma vez por todas, contar com um *componente criativo separado* e buscar o valor de uma obra apenas dentro dela mesma."[5] Dubuffet compartilha assim com Prinzhorn uma insistência numa capacidade de criação comum a artistas e pacientes.

A literatura crítica estabeleceu que as origens da *art brut* podem ser em parte rastreadas no conhecimento de Dubuffet sobre vários estudos e coleções de arte de pacientes psiquiátricos na Europa, incluindo a Coleção Prinzhorn, a respeito da qual ele escreve: "As imagens no livro de Prinzhorn me impactaram muito fortemente quando eu era mais novo. Elas foram uma revelação, uma experiência libertadora. Percebi que tudo era permitido, que tudo era possível. Milhões de possibilidades de expressão existiam fora do que eram os caminhos culturalmente aceitos."[6] Em 1945, Dubuffet visitou por três semanas hospitais psiquiátricos na Suíça, uma experiência que o levou a iniciar sua coleção de *art brut*. Em novembro de 1947, ele abriu o Foyer de l'art brut no subsolo da Galerie René Drouin e, no ano seguinte, fundou a Compagnie de l'art brut com André Breton, Jean Paulhan, Charles Ratton, Henri-Pierre Roché e Michel Tapié. O objetivo da Compagnie, cuja sede se situava num pavilhão nos jardins do edifício da editora Gallimard, era colecionar e promover essa arte[7]. Como demonstram as poucas fotografias reminiscentes do Foyer de l'art brut, algumas obras provinham da coleção do psiquiatra suíço Charles Ladam e eram produzidas por pacientes psiquiátricos, embora Dubuffet se esforçasse bastante para distinguir a *art brut* da teorização contemporânea de Breton de *les arts des fous*, a arte dos loucos[8].

Entre as obras reproduzidas nas páginas do catálogo da René Drouin está uma de um dito artista de *art brut* que também é listado entre os 63 criadores cujas obras foram incluídas na exposição. No final do pequeno volume, um verbete indica cinco objetos de um "INCONNU DE SAO PAULO" (desconhecido de São Paulo), com uma ilustração de sua obra (fig. 9). Dubuffet imprimiu essa imagem em preto e branco na página, depois de uma obra de Adolf Wölfli. A ilustração mostra uma mulher que segura algo como uma urna ou um vaso aberto. Ela está de pé sobre um homem que está deitado, com os braços abertos. Embora ambos tenham a cabeça inclinada e características faciais parecidas – olhos grandes, sobrancelhas grossas, nariz largo –, a falta de pelos faciais e púbicos assim como os seios exagerados (vistos numa perspectiva quase cubista) identificam a figura de

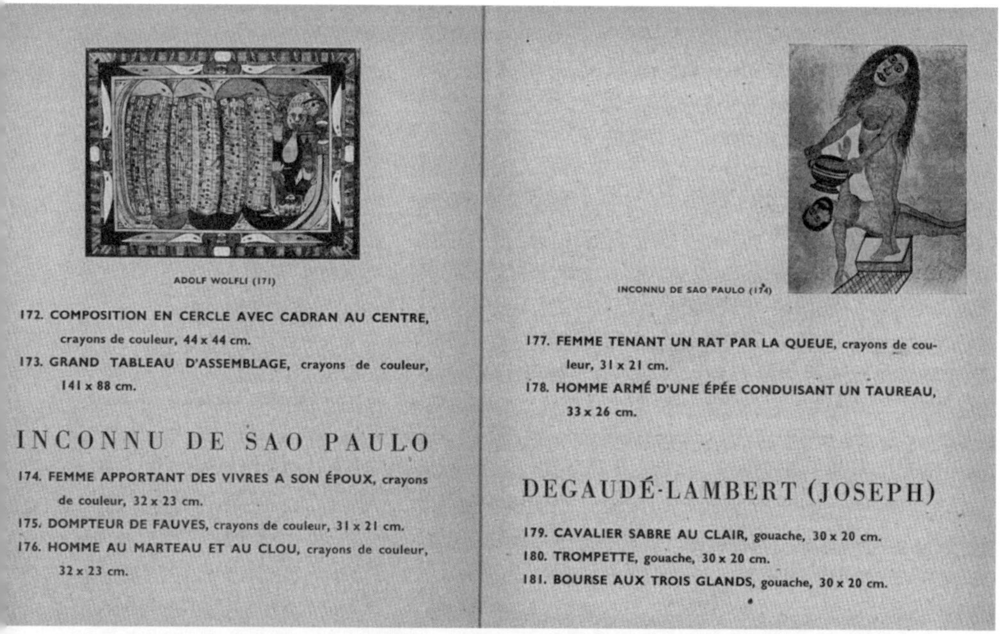

ADOLF WOLFLI (171)

172. COMPOSITION EN CERCLE AVEC CADRAN AU CENTRE, crayons de couleur, 44 x 44 cm.

173. GRAND TABLEAU D'ASSEMBLAGE, crayons de couleur, 141 x 88 cm.

INCONNU DE SAO PAULO

174. FEMME APPORTANT DES VIVRES A SON ÉPOUX, crayons de couleur, 32 x 23 cm.

175. DOMPTEUR DE FAUVES, crayons de couleur, 31 x 21 cm.

176. HOMME AU MARTEAU ET AU CLOU, crayons de couleur, 32 x 23 cm.

INCONNU DE SAO PAULO (174)

177. FEMME TENANT UN RAT PAR LA QUEUE, crayons de couleur, 31 x 21 cm.

178. HOMME ARMÉ D'UNE ÉPÉE CONDUISANT UN TAUREAU, 33 x 26 cm.

DEGAUDÉ-LAMBERT (JOSEPH)

179. CAVALIER SABRE AU CLAIR, gouache, 30 x 20 cm.

180. TROMPETTE, gouache, 30 x 20 cm.

181. BOURSE AUX TROIS GLANDS, gouache, 30 x 20 cm.

9. Lista de obras e reprodução (à direita) por "Inconnu de Sao Paulo" (Albino Braz) no catálogo *L'Art brut préféré aux arts culturels*, publicado por ocasião de uma exposição de *art brut* na Galerie René Drouin, Paris, 1949. Arquivos da Collection de l'art brut, Lausanne.

pé como uma mulher. Juntos, eles ocupam uma espécie de pódio, o que, com a urna, sugere um ritual.

Além do desenho e das cinco entradas que listam título, material e dimensões, Dubuffet não fornece nenhuma informação sobre o autor brasileiro dessa obra em particular (fig. 10). No caso de autores clinicamente diagnosticados com algum tipo de distúrbio mental, o catálogo também não apenas mantém uma anonimidade parcial, com o uso de abreviações nos nomes dos pacientes, como abstém-se de detalhar diagnósticos médicos. No caso específico do "desconhecido de São Paulo", não há nenhuma pista, nem mesmo uma abreviação que possa indicar se ele ou ela é são ou louco, institucionalizado ou não. Tampouco é revelado como essa obra cruzou o Atlântico e chegou até as mãos de Dubuffet, para então ser incluída numa exposição de *art brut*. Podemos apenas supor que a obra tenha sido produzida, segundo a definição de Dubuffet de *art brut*, por uma pessoa "incólume da cultura artística"[9].

* * *

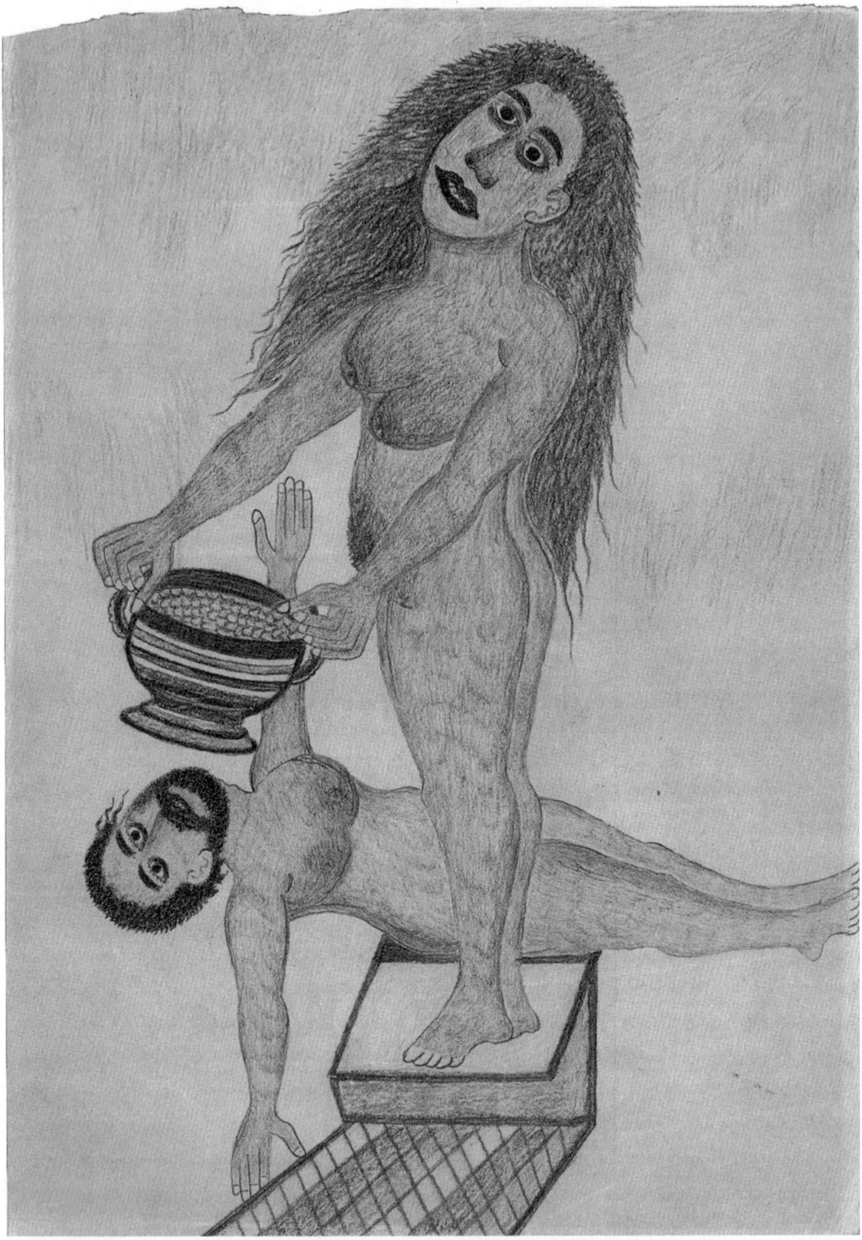

10. Albino Braz, sem título, entre 1934 e 1949. Grafite e lápis de cor sobre papel, 32 × 23 cm. Arquivos da Collection de l'art brut, Lausanne.

Nesses anos, o Centre Psychiatrique Sainte-Anne em Paris era outro local onde havia exposições de arte produzidas por indivíduos apartados física e psiquicamente do mundo da cultura artística oficial francesa. Em 1946, o hospital sediou a *Exposition d'œuvres de malades mentaux* (Exposição de obras de doentes mentais), concebida como resposta à exposição *Entartete Kunst*, organizada pelos nazistas em 1937, como forma de ataque à arte moderna e às obras produzidas por pacientes psiquiátricos, sempre vinculadas a supostas origens patológicas. No Sainte-Anne, os principais organizadores eram o diretor do hospital, Benjamin Graulle, e o psiquiatra-chefe, R. Bessière, além do médico Gaston Ferdière e do pintor Abraham Schwarz-Abryls, ex-paciente no hospital. O discurso inaugural foi proferido por Ferdière, que então trabalhava em Rodez e era conhecido não só por sua relação com os surrealistas, mas, talvez mais infamemente, por ser o psiquiatra de Antonin Artaud[10]. (Por volta dessa mesma época, Artaud também entrou para o debate sobre a relação entre loucura e arte com a publicação, em 1947, de *Van Gogh le suicidé de la Société* (Van Gogh o suicidado pela sociedade), crítica ácida da prática psiquiátrica que fornece ao mesmo tempo algumas das mais precisas leituras formais e materialistas das obras de Van Gogh.)

Na repercussão da exposição na imprensa da época, jornalistas destacaram a descoberta pelo público dessas obras, assim como sua qualidade estética. Um crítico escreveu para o *Libération*: "As pinturas expostas não têm nada patológico. Ou seja, nada especificamente patológico. Elas variam de um estilo infantil e *naïf* ao trabalho supermoderno acessível apenas aos 'estetas'."[11] Outro crítico, para o *La Presse*, afirma que alguns visitantes pensavam em "Picassismos ou outros surrealismos"[12], enquanto no *Figaro* um autor escreve que há "diversas pinturas de considerável interesse artístico que poderiam ser assinadas pelos mestres da pintura moderna"[13]. Os críticos destacaram os estilos das obras e o fato de que elas poderiam ter sido criadas por muitos artistas contemporâneos. Finalmente, em consonância com as intenções dos organizadores, outro jornalista escreve que a exposição "mostra que a loucura parece afetar pouco o sentido plástico (*sens plastique*) e os dons criativos do paciente"[14].

Embora em 1949 Dubuffet pouco soubesse do "desconhecido de São Paulo", no ano seguinte, uma obra parecida surgiria na *Exposition internationale d'art psychopathologique* (Exposição internacional de arte psicopatológica), organizada paralelamente ao 1er Congrès mondial de psychiatrie, no Centre Psychiatrique Sainte-Anne. No entanto essa segunda exposição, que esteve em cartaz de 21 de setembro a 14 de outubro de 1950, tinha um escopo muito mais amplo e internacional, com cerca de 2 mil

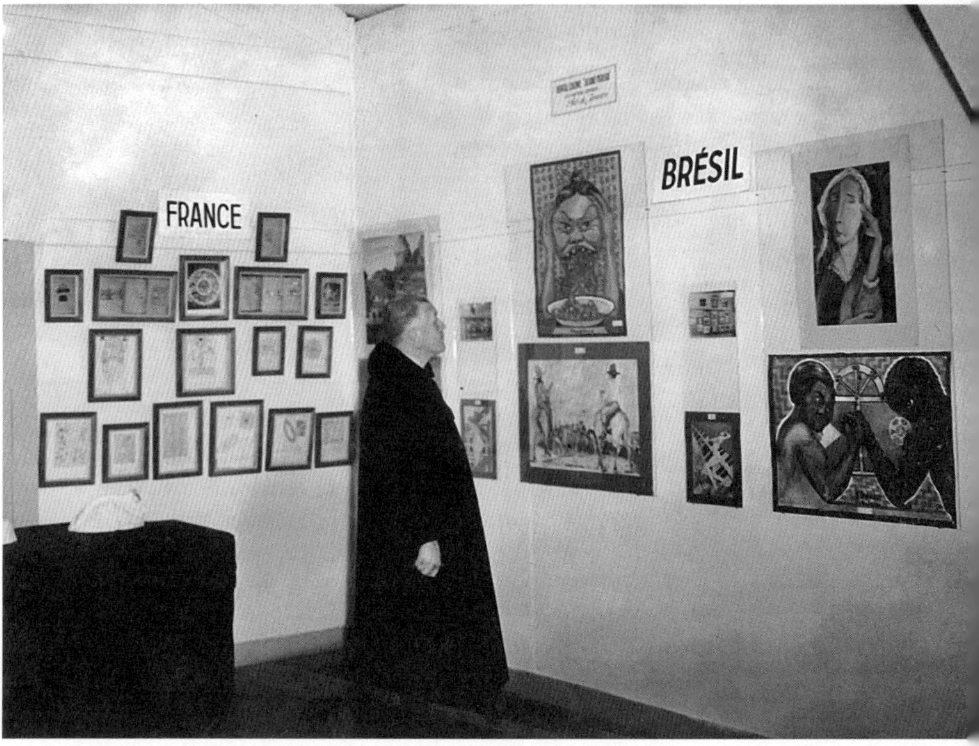

11. *Exposition internationale d'art psychopathologique*, Centre Psychiatrique Sainte-Anne, Paris, 1950. Vista da exposição. Acervo do Instituto Municipal Juliano Moreira.

obras criadas por mais de 350 pacientes psiquiátricos, e 45 coleções psiquiátricas de 17 países foram apresentadas[15]. Para a mostra, Graulle transformou um dos prédios da instituição num espaço de exposição com seis galerias. A galeria superior era dedicada às obras de pacientes oriundas de coleções psiquiátricas francesas e brasileiras (fig. 11). As obras expostas foram documentadas com cerca de 900 fotografias em preto e branco e 200 coloridas, muitas das quais podem ser vistas no filme *Images de la folie*, de 1950, de E. Duvivier[16].

Em *L'art psychopathologique*, de 1956, o médico Robert Volmat, especialista em expressão psicopatológica, reúne uma documentação extensa da exposição. Volmat, que havia trabalhado como assistente do psiquiatra Jean Delay durante a preparação para o 1er Congrès mondial de psychiatrie, explica como a exposição tinha um duplo objetivo: reunir obras de interesse científico significativo, mas também fornecer ao público uma oportunidade de entrar em contato com o valor estético e humano da expressão dos pacientes (no original, *aliénés*), assim ecoando algo da recepção na imprensa da primeira exposição. De estrutura parecida com a da exposição, o livro de Volmat inclui um breve comentário sobre cada país e cada coleção. Sob essa perspectiva, Volmat também fornece entradas individuais para cada "caso", o que inclui nome, data de nascimento ou idade, data de internação, profissão, breve histórico familiar, diagnósticos (esquizofrenia, alcoolismo crônico, histeria, por exemplo), formação artística (se aplicável) e comentários descritivos sobre a obra, vinculados a um diagnóstico específico. Assim, a respeito do caso 318, figura 91, ele escreve: "A pintura a óleo exibida representa uma paisagem, e é tipicamente esquizofrênica com a ridigez das formas e sua geometria."[17] Consequentemente, ao longo do estudo, Volmat afirma como essas pinturas são expressões diretas da personalidade do doente mental: "Se o doente mental se expressa totalmente em sua obra, a obra expressa sua doença."[18] Na contramão de Prinzhorn e seus ecos em Dubuffet, que teorizaram a existência de um impulso criativo independente da doença mental, na década de 1950 o objetivo diagnóstico do contexto científico insistia na visibilidade da patologia no signo pintado nas obras expostas em Sainte-Anne. Embora a *art brut* fosse tida como exemplo de uma expressão puramente pessoal, no contexto dos estudos psicopatológicos a arte era posta para trabalhar como objeto do olhar clínico dentro de uma episteme científica.

A seção brasileira incluía 58 obras de dez pacientes de Osório Cesar. Outras coleções brasileiras incluíam as de Mário Yahn, Heitor Péres e Nise da Silveira[19]. O primeiro caso listado da coleção de Cesar é o de um paciente chamado Albino Braz, cuja entrada começa da seguinte maneira: "Esquizofrenia, subexcitação, associação ideacional através de concordância e semelhança. Ideias de grandeza, humores e ações excitados, boa orientação espaço-temporal (17 desenhos de estilo neoprimitivo com harmoniosa composição de temas e cores, rico simbolismo)."[20] Volmat relata ainda as observações de Cesar a respeito de como, sob uma perspectiva freudiana, a obra pode ser classificada de acordo com quatro períodos. O que nos interessa aqui, no entanto, são as últimas duas linhas do texto. Citando o catálogo da Galerie René Drouin, Volmat explica que a obra de Braz havia sido exposta anteriormente pela Compagnie de l'art brut, que a havia atribuído ao "desconhecido de São Paulo". Na figura 6 do livro há uma obra de Albino Braz (aqui, fig. 12), com uma notável similaridade estilística e figurativa com a obra exposta na Galerie René Drouin[21]. Aqui, no entanto, em vez de duas figuras, há uma mulher com características similares segurando dois passarinhos, com uma flor na boca. Ela parece flutuar num espaço

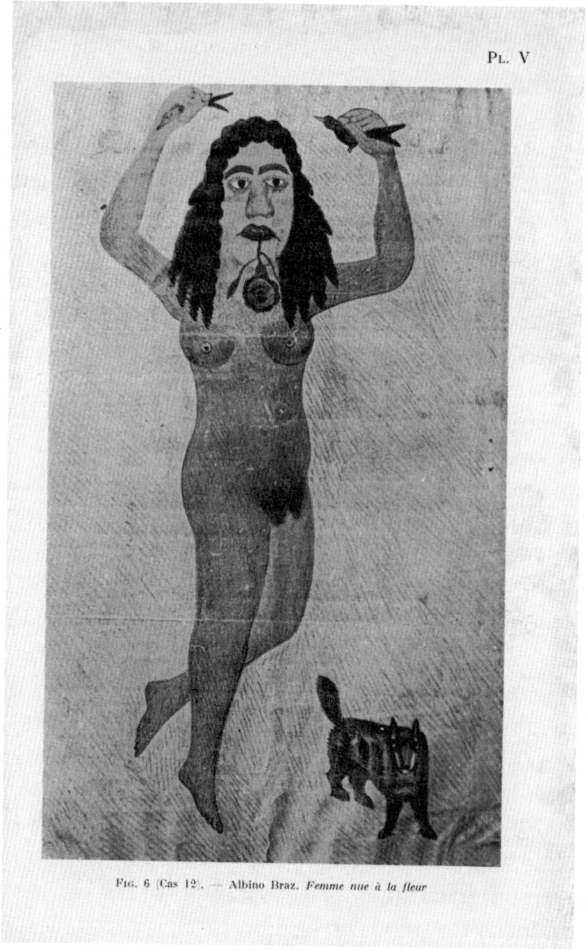
PL. V
FIG. 6 (Cas 12). — Albino Braz. *Femme nue à la fleur*

12. Desenho de Albino Braz, reproduzido em Robert Volmat, *L'art psychopathologique*. Paris: Presses Universitaires de France, 1956.

indiferenciado, preenchido apenas com as curtas marcas diagonais do paciente, com um gato no espaço inferior direito indicando um chão de fato (no livro de Volmat, a obra está deitada em relação ao eixo vertical).

No contexto francês, a obra de Braz é, portanto, ao mesmo tempo exemplar da psicopatologia da arte e da *art brut*. No contexto da psicopatologia da arte, a obra de um paciente é validada essencialmente por seu valor em termos diagnósticos e pela maneira como ela pode colaborar para o entendimento científico das doenças mentais. Para que a obra funcione como *art brut*, ela pode ter sido feita por um paciente psiquiátrico como Braz, mas isso é algo secundário em relação às suas qualidades estéticas de fato. Arquivos revelam o contato direto que Cesar estabeleceu com Dubuffet, que lhe havia escrito para pedir amostras de obras para sua coleção. Em carta a Dubuffet, Cesar descreve as obras de seus pacientes como "originais e variadas", o que o artista francês ecoa ao declará-las "livres de toda influência exterior"[22]. Assim, Dubuffet compreende a obra em sua perspectiva vanguardista, numa busca pela criatividade pura e, mais importante, subvertendo a cultura artística oficial. Esse entendimento da subversão da *art brut*, assim como seu status cultural não oficial, é repetidamente ecoado nos escritos de Dubuffet e também nas obras de seus discípulos, como Michel Thévoz, que dirigiu a Collection de l'art brut de Lausanne desde sua fundação, em 1976, até 2001. Em seu livro sobre *art brut* de 1976, Thévoz extrai três "características essenciais" do artista *art brut*: ele ou ela é um *outsider* social ou mental, a obra é produzida (e circula) fora da instituição da arte e as obras provêm de uma "invenção pessoal", e não da tradição[23].

Para Dubuffet, sua coleção de *art brut* e as exposições em Paris no fim da década de 1940 permaneceram quase como eventos clandestinos, conscientemente fora do âmbito dos programas culturais institucionais. Por outro lado, cerca de 10 mil visitantes foram à *Exposition internationale d'art psychopathologique*. No entanto o que a *art brut* compartilha com a psicopatologia da arte é uma ruptura com as convenções e os espaços da cultura artística oficial, sobretudo o museu de arte. A exclusão dessas obras das instituições culturais oficiais da época também é evidenciada pelo fato de que, no contexto europeu, o trabalho de Braz terminou em duas coleções diferentes: a Collection de l'art brut e a Collection Sainte-Anne. Mas, e se essas obras, mais especificamente as obras de pacientes psiquiátricos, fossem apresentadas não como "fora" da cultura artística oficial, mas como parte da própria produção cultural? Para melhor compreender os diferentes entendimentos e perspectivas dessas obras no contexto brasileiro de meados do século XX, voltarei a Cesar e à terapia ocupacional de Nise da Silveira, no Rio de Janeiro, e também à maneira como a produção de seus pacientes foi discutida e aos espaços em que foi exibida e eventualmente legitimada como arte.

* * *

Considerando seu desejo crescente de que as obras dos pacientes fossem entendidas como arte, Cesar organizou a *Primeira exposição de arte do Hospital do Juquery* no MASP. Apoiada pelo Departamento de Cultura da Associação Paulista de Medicina, a exposição esteve em cartaz no primeiro local onde o museu foi instalado, num prédio na rua Sete de Abril, de 19 de outubro a 19 de dezembro de 1948. O arquivo do MASP contém correspondências entre o museu e a associação a respeito do curso Ciências Médicas e Arte, programado para ocorrer paralelamente à exposição, e alguns recortes do jornal *Diário de São Paulo* que cobrem as várias palestras do curso, cujos tópicos variavam da relação entre psicologia e arte à relação entre arquitetura e medicina[24]. Considerando a exposição da mesma época das obras dos pacientes em Paris como um evento vanguardista clandestino ou uma espetacular exposição de arte patológica, é impressionante que essas obras tenham sido expostas num museu então recém-inaugurado (e não como material comparativo, tal qual na *Fantastic Art* do MoMA, ou como propaganda, tal qual em *Entartete Kunst*). Além disso, a exposição das criações dos pacientes psiquiátricos num contexto artístico tem um precedente histórico no Brasil (ver cap. 1)[25]. Com a exposição e o extenso programa educacional, o evento remonta ao *Mês das crianças e dos loucos*, que havia sido organizado por Cesar e Flávio de Carvalho no Clube dos Artistas Modernos (CAM) em 1933[26]. A diferença em 1948 era o fato de que as obras eram apresentadas num museu de arte, provavelmente instaladas no espaço dedicado a exposições temporárias do MASP, com as palestras programadas para ocorrer no pequeno auditório adjacente (ambos os espaços foram projetados por Lina Bo Bardi)[27]. Até onde sabemos, não há nenhum registro visual da exposição no MASP. Uma documentação mais aprofundada pode já ter existido, mas um incêndio em 2005 destruiu grande parte da livraria e do arquivo de Cesar. Portanto, dada a documentação mais extensa, volto para os desdobramentos semelhantes no Rio de Janeiro e para o que a produção dos pacientes psiquiátricos significou especificamente no desenvolvimento da arte moderna e suas instituições no Brasil.

Nise da Silveira, colega de Cesar, compartilhava de seu posicionamento progressista. Uma cópia assinada do livro *A expressão artística nos alienados: Contribuição para o estudo dos símbolos na arte*, na biblioteca pessoal de Silveira, confirma que eles se encontraram pelo menos em 1932, o que indica que desde cedo Silveira teve contato tanto com a produção de pacientes psiquiátricos quanto com escritos a esse respeito. Em 1944 Silveira começou a trabalhar como psiquiatra no Centro Psiquiátrico Nacional Pedro II, no bairro do Engenho de Dentro, no Rio de Janeiro[28]. Mas, em vez de Freud, foi a Antonin Artaud que ela de início recorreu como fonte de inspiração, posteriormente detendo-se nas teorias de Carl Jung[29].

Ao longo de sua carreira, ela foi referida muitas vezes como uma "psiquiatra rebelde", que criticava com veemência a instituição psiquiátrica e suas práticas agressivas, como lobotomia e terapia de eletrochoques[30]. Silveira desenvolveu modelos terapêuticos alternativos para seus pacientes e lutou continuamente por melhores condições nos hospitais[31].

Em 1946, em colaboração com o pintor Almir Mavignier, Silveira abriu um ateliê de pintura para seus clientes no hospital, um ateliê até hoje em funcionamento[32]. Trabalhando como monitor no estúdio de 1946 a 1951, Mavignier ajudou a organizar exposições das obras dos clientes e incentivou grandes nomes do mundo da arte – como o crítico Mário Pedrosa e o crítico belga Léon Degand, assim como os pintores Ivan Serpa e Abraham Palatnik – a visitar o local. A primeira exposição de seus clientes ocorreu no hospital, apenas três meses depois da abertura do ateliê. Uma exposição parecida esteve em cartaz no começo de 1947 no Ministério da Educação e Saúde, da qual uma seleção foi posteriormente incluída na Associação Brasileira de Imprensa, onde Pedrosa teve contato pela primeira vez com essas obras e proferiu a palestra "Arte, necessidade vital", no dia do encerramento da exposição (ver cap. 3, sobre a recepção de Pedrosa das obras dos clientes).

Um ano e meio após essas primeiras exposições no Rio, as obras dos clientes de Silveira foram incluídas na exposição *9 artistas de Engenho de Dentro do Rio de Janeiro*, inaugurada em 12 de outubro de 1949 no MAM-SP, na época ainda na rua Sete de Abril e, portanto, vizinho do MASP. Como o título sugere, a exposição exibia a obra de nove clientes – Adelina Gomes, Carlos Pertuis, Emygdio de Barros, José Goulart, Kleber Leal Pessoa, Lúcio Noeman, Raphael Domingues, Vicente e Wilson Nascimento – através de 179 itens em vários suportes. (Obras de quatro desses pacientes-artistas, Raphael, Carlos, Lúcio e Adelina, seriam expostas no ano seguinte em Paris, na *Exposition internationale d'art psychopathologique*.) Embora Degand tivesse iniciado a organização da exposição com Mavignier, a organização de fato ocorreu sob o comando do segundo diretor do museu, Lourival Gomes Machado. Numa carta a Mavignier de 9 de setembro de 1949, Gomes Machado detalha os critérios de seleção de obras para a exposição:

> São *peças de arte* que nos interessam e, portanto, deverão ser relegados todos os trabalhos predominados por interesse clínico (p. ex. as pinturas simplesmente "catarticas") ou educacional (as longas repetições de uma mesma série de desenhos). A partir daí, creio, você poderá praticar um corte impiedoso para que os trabalhos caibam no nosso pequenino Museu.[33]

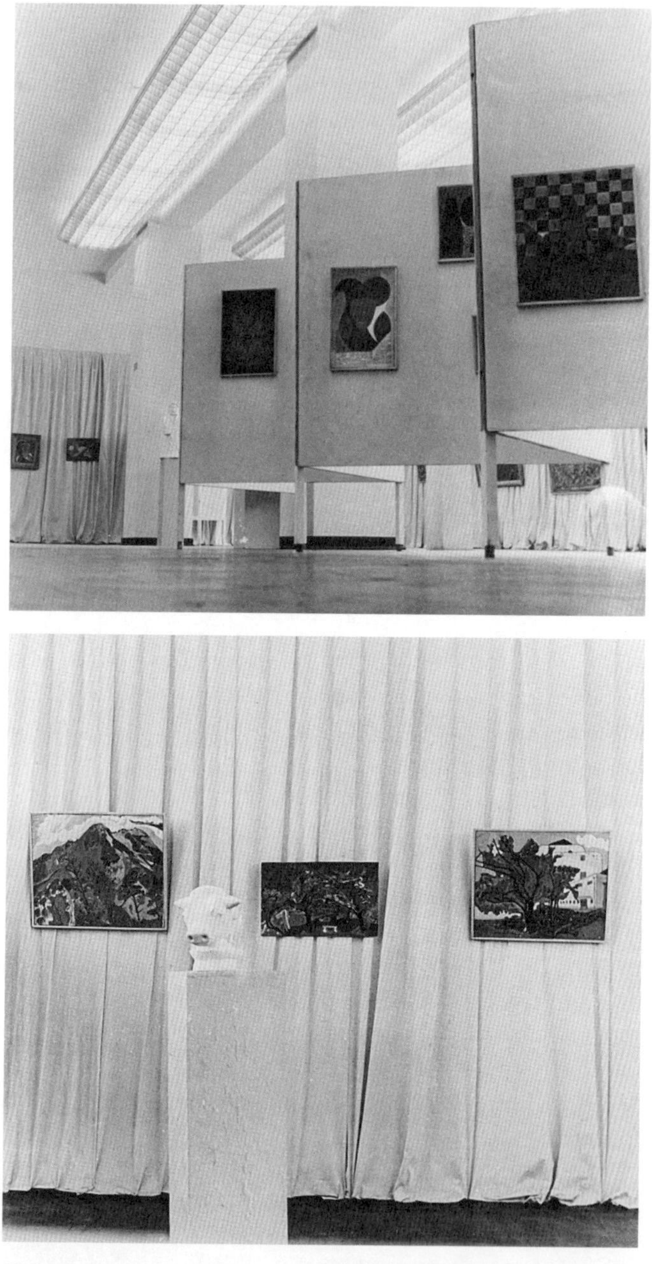

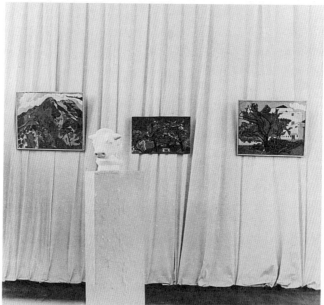

13. *9 artistas de Engenho de Dentro do Rio de Janeiro*, Museu de Arte Moderna de São Paulo, 1949. Vistas da exposição. Cortesia: Museu de Imagens do Inconsciente.

Esses critérios, ele também sugere, foram acordados com Silveira. Na carta, Gomes Machado propõe ainda as condições para a expografia das obras, que ele planejava alocar na galeria maior, cujas paredes poderiam ser estendidas com painéis portáteis. Assim, ele explica, a galeria menor poderia ser usada como um espaço de comparação com outros artistas. Mavignier, no entanto, responde com cautela: "pois não se havia pensado numa comparação mais direta dos nossos artistas com os de fora de Engenho de Dentro nesta primeira Exposição, como julguei entender em sua carta, contudo o novo ângulo precisa ser estudado para não sugerir comparações precipitadas e até malévolas, que possam alterar com preconceitos [...]"[34].

Embora a ideia de uma galeria comparativa tenha sido deixada para trás, a perspectiva anticlínica e puramente estética de Gomes Machado em relação às obras foi predominante. Na introdução do catálogo da exposição lê-se que, "interessado exclusivamente pelo valor artístico das peças vindas de Engenho de Dentro, o Museu de Arte Moderna abriu-lhes suas portas"[35]. Quanto à política do museu, esse trecho deixa bastante clara a assimilação das obras a um conceito específico de modernismo estético baseado na autonomia e na qualidade estética. Dentro do museu, expõe-se a estética de uma arte moderna autônoma, deixando do lado de fora as condições psíquicas e o contexto institucional dos quais ela surgiu. O museu acolheu a diferença psíquica, mas ao mesmo tempo enquadrou sua expressão como algo exclusivamente estético, de modo a situar a identidade do museu e a instituição da arte moderna contra tais expressões de subjetividade não normativa[36].

Nas obras de artistas modernos europeus, dos surrealistas a Dubuffet, a "arte dos loucos" foi considerada radicalmente outra e marcada pela externalidade, muitas vezes utilizada para atualizar e expandir o vocabulário formal da arte modernista. Assim, essas formas de expressão psíquica foram amplamente empregadas como dispositivos formais e como um modo de perturbar os espaços oficiais da cultura – donde a oposição sustentada por Dubuffet no pós-guerra entre *culturel* e *art brut*[37]. No caso do MAM-SP, a abertura do catálogo deixou de fora a leitura clínica das obras a fim de declará-las um triunfo da arte moderna e abstrata e suas instituições. Distanciando-se do conceito de *art brut* e dos estudos psicopatológicos, no Brasil as obras dos pacientes psiquiátricos não só foram essenciais para o discurso da abstração modernista e sua institucionalização no primeiro museu de arte moderna da América do Sul (o MAM-SP), mas também foram, nesses anos, frequentemente expostas nesse mesmo espaço do museu modernista.

* * *

Dois anos após o sucesso de *9 artistas de Engenho de Dentro do Rio de Janeiro*, o MAM-SP, talvez sem surpresa, organizou a *Exposição de artistas alienados* (1951), com obras de pacientes da Seção de Artes Plásticas do Juquery. Quando Cesar começou a trabalhar no Juquery, não havia um espaço específico dedicado às atividades artísticas dos pacientes (ver cap. 1). No entanto o hospital tinha, de fato, um extenso programa de laborterapia, que, consonante com suas práticas na época, oferecia aos pacientes trabalhos em diversas oficinas que também serviam ao hospital. Assim, como mostra um cartaz dos serviços de laborterapia do Juquery, em 1946 o trabalho era organizado em torno da agricultura e da pecuária, além de oficinas industriais e trabalho doméstico, incluindo trabalhos de cozinha e lavanderia (fig. 14). Um trecho do cartaz também lista diversas atividades (*ocupações*), como uma banda de jazz e esportes. Nos vários ofícios listados, encontram-se "pintores", mas o mais provável é que estes se refiram à atividade de pintar as paredes da instituição, e não ao que seria conhecido como arteterapia ao longo da década de 1950.

Em resposta à organização de exposições locais e internacionais – como a do MASP e a *Exposition internationale d'art psychopathologique* –, a administração do Juquery finalmente apoiou a formalização de uma seção de arte para os pacientes no começo de 1949: a Seção de Artes Plásticas, de início dirigida por Yahn, colega de Cesar. Na seção recém-estabelecida, foi contratado um artista profissional, decisão certamente influenciada por desdobramentos similares no Rio de Janeiro e pelo sucesso do trabalho de Mavignier como monitor. Em sua crítica de *9 artistas de Engenho de Dentro*, Cesar comenta esse desenvolvimento: "Há tambem nesse Serviço de Engenho de Dentro uma seção de artes plasticas orientada tecnicamente pelo pintor Almir Mavigner. Pela mostra apresentada vemos como foi admiravelmente conseguido, não só do ponto de vista tecnico como da expressão e das cores, orientar um grupo de doentes, respeitando as suas ideias, os seus impulsos criadores."[38] Sobre a contratação de um artista profissional na Seção de Artes Plásticas do Juquery, em seu relato da criação do espaço, Yahn escreve:

> falando pouco, criando condições de trabalho mais favoráveis, sugerindo idéias para que houvesse, na própria seção uma exposição permanente dos trabalhos de tal forma que os mais novos fossem substituindo os mais antigos, pondo-se em contato direto com alienados nem sempre de bom humor, sem demonstrar qualquer receio ou escrúpulo, criou em torno de si a atmosfera ideal para o sucesso da nova seção.[39]

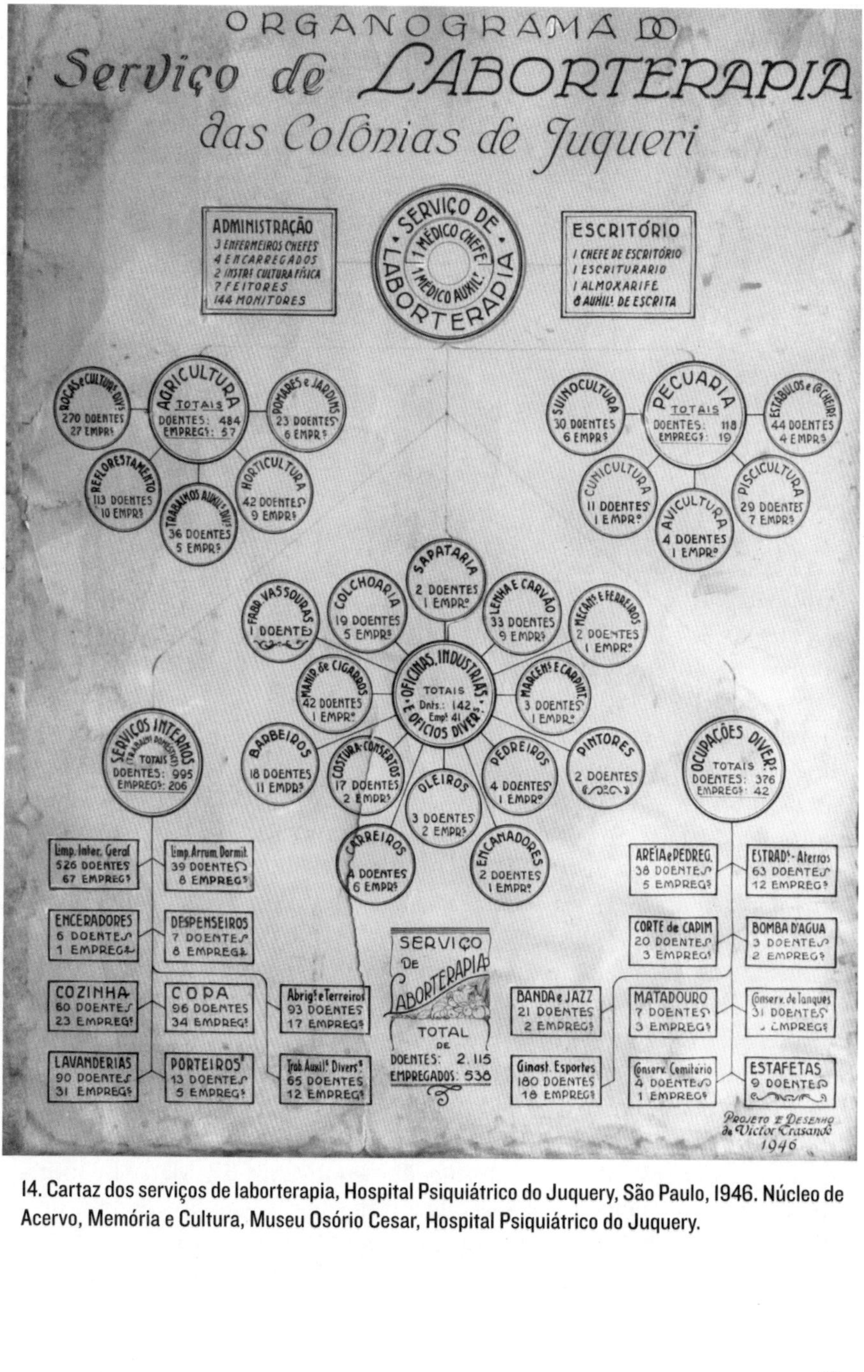

14. Cartaz dos serviços de laborterapia, Hospital Psiquiátrico do Juquery, São Paulo, 1946. Núcleo de Acervo, Memória e Cultura, Museu Osório Cesar, Hospital Psiquiátrico do Juquery.

Para Yahn, essa atmosfera ideal não significava ensinar arte, mas incentivar os pacientes com sua produção espontânea num ambiente de trabalho propício e organizado. Um ano depois, nas páginas da revista de arte e cultura *Habitat*, dirigida por Pietro Maria e Lina Bo Bardi, Yahn afirma, em relação ao paciente José Thephilio: "Seu trabalho é espontâneo e feito de pura imaginação."[40] Embora Yahn sustente o mito da manifestação de uma criatividade artística espontânea, o que de fato sobressai de suas afirmações é um deslocamento discursivo que se distancia da espontaneidade em direção à "orientação", no âmbito de uma nova seção com espaço próprio: uma antiga sala de hidroterapia com banheiras e equipada com mesas nas quais os pacientes poderiam trabalhar[41]. Com esse novo espaço dedicado à produção dos pacientes, uma mudança ocorreu na abordagem do hospital em relação ao trabalho dos pacientes: do trabalho físico ao trabalho criativo. Assim, o relato de Yahn também se refere a um deslocamento da coleção psiquiátrica para o ateliê dos pacientes, que serve ao mesmo tempo como um local de exposição permanente e recepção de suas obras pelos pacientes e pela equipe do hospital: o "público" dentro do Juquery.

Maria Leontina Franco da Costa, a monitora a que Yahn se refere em seu relato, foi a primeira artista profissional contratada para ajudar na orientação das atividades criativas dos pacientes (o cargo seria ocupado posteriormente por Clélia Rocha, de 1953 a 1955, e Moacyr de Vicentis Rocha, de 1955 a 1957). Yahn aponta explicitamente o protagonismo da monitora na formação do espaço em carta a Volmat, que lhe havia escrito uma série de perguntas após a exposição de Paris[42]. Ela ia ao hospital uma vez a cada uma ou duas semanas ao longo de dois anos. Na época, era uma pintora conhecida. Sua primeira exposição individual ocorreu em 1950 na Galeria Domus, que distribuiu um pequeno programa da exposição com uma apresentação de sua obra assinada pelo crítico Sérgio Milliet[43]. As críticas na imprensa, que incluíam uma de Cesar, foram positivas[44]. Naquele mesmo ano, Maria Leontina foi parte da delegação brasileira na Bienal de Veneza. Quanto ao seu trabalho no Juquery, ela relembra: "Fui indicada pelo Osório Cesar, crítico de arte; foi uma experiência importantíssima como professora."[45] Também naquela época, ela participou da 1ª Bienal de São Paulo, ganhou o prêmio Moinho Santista e expôs em museus de arte moderna do país.

Para a *Exposição de artistas alienados* no MAM-SP, Maria Leontina provavelmente escolheu as obras que foram exibidas (fig. 15). Seu próprio trabalho, numa interseção de abstração e figuração – e, logo, seus critérios estéticos –, certamente influenciou suas escolhas. O modesto panfleto do evento explica:

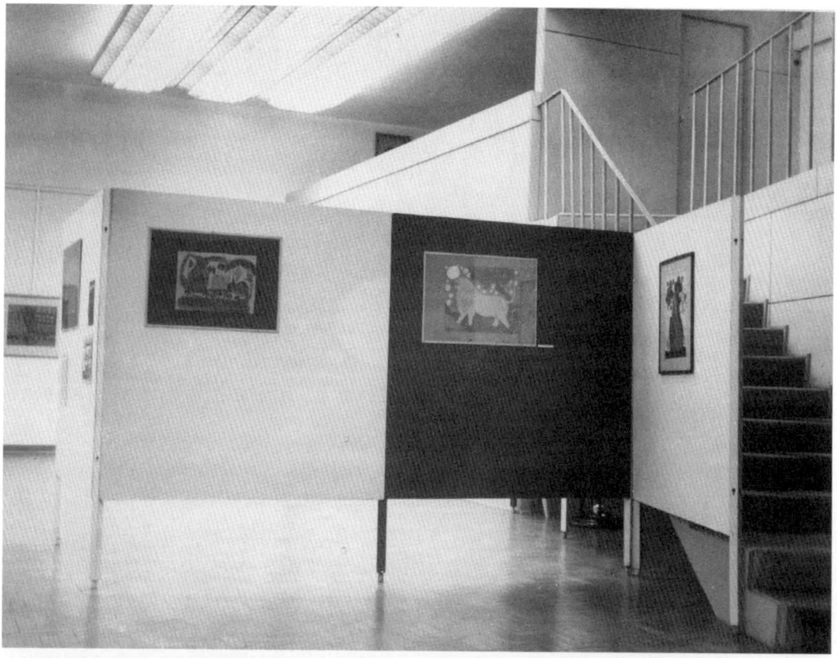

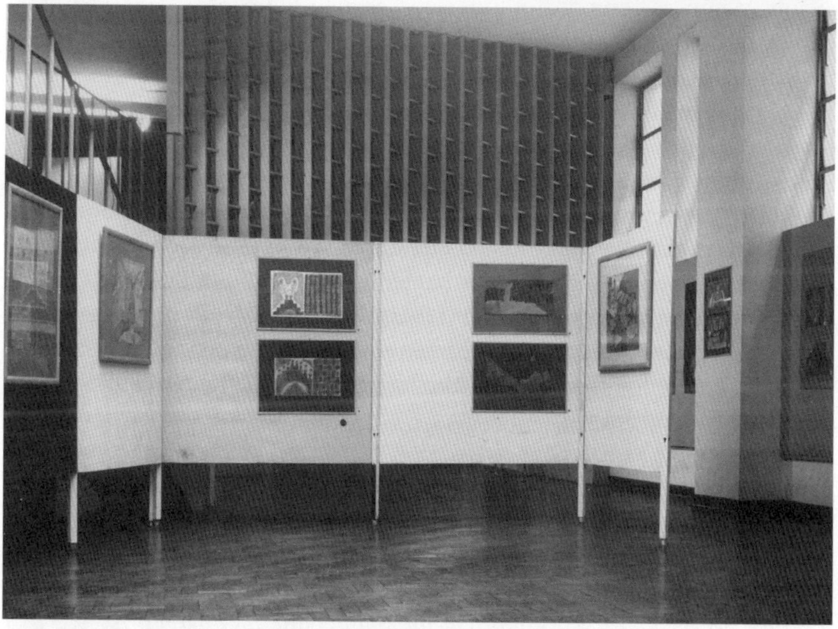

15. *Exposição de artistas alienados*, Museu de Arte Moderna de São Paulo, 1951. Vistas da exposição. Arquivo Histórico Wanda Svevo/Fundação Bienal de São Paulo.

> O Museu de Arte Moderna pretende pois fazer ressaltar, nesta mostra, apenas a expressão artística dos alienados, a sua sensibilidade estética. Essa revela-se sempre extremamente curiosa e fácil de ser percebida pelo simples confronto entre as diferentes concepções e simbolismos, as variedades de estilo e de técnica, a procura da forma e da cor, o equilíbrio, a harmonia, as sutilezas de tratamento plástico.
>
> Os trabalhos aqui exibidos são os que se distinguem dentre a enorme produção dos internados que freqüentam a Seção de Pintura do Hospital de Juqueri. Constituem eles realização de autênticos artistas, e não simples exemplos de manifestação artística dos doentes mentais. Sua arte é apenas, pelas circunstancias, mais transitória do que a dos normais porém, está rigidamente dentro das leis da estética.[46]

Assim como na introdução do catálogo de *9 artistas de Engenho de Dentro*, o discurso do museu mais uma vez enfatiza, como perspectiva institucional, a apreciação exclusivamente estética das obras dos pacientes. Neste caso, no entanto, os artistas-pacientes são declarados autênticos artistas, de forma a negar qualquer entendimento psicopatológico, um posicionamento certamente influenciado pelos argumentos cada vez mais convictos de Cesar contra essa designação, após o congresso e a exposição no Sainte-Anne.

No ano seguinte, em sua fala na Société Médico-Psychologique de Paris, "L'art chez les aliénés dans l'hôpital de Juquery" (A arte dos alienados no Hospital de Juquery, 1952), Cesar caracterizou a recém-inaugurada seção de arte como um "laboratoire de recherches plastiques" (laboratório de pesquisas plásticas) e destacou que uma pintora profissional orientou a seção e distribuiu o material aos pacientes sem, no entanto, exercer nenhuma influência sobre eles, que tinham "total liberdade para fazer o que quisessem"[47]. Cesar identifica os pacientes, em sua maioria, como esquizofrênicos, e fala do "rico simbolismo" de suas obras. "Que resultado nós obtivemos?", pergunta.

> Diante dessa riqueza, pensamos que os psiquiatras, os psicólogos e os críticos de arte deveriam hesitar em empregar em seu vocabulário a denominação humilhante de arte *patológica* para designar essa expressão artística nos alienados. Não há nada de fato patológico, trata-se apenas de uma expressão do sentimento *de um mundo interior diferente do nosso*. O mesmo ocorre com a arte negra, a arte árabe primitiva e a arte gótica, que

> são a consequência de diversas culturas e são totalmente distantes de nossa cultura artística atual, ainda influenciada pela cultura do Renascimento italiano.[48]

É interessante notar que, diferentemente do contexto da psiquiatria francesa da época, com ênfase na psicopatologia, Cesar desloca sua orientação teórica: embora analise as obras dos pacientes por seu simbolismo (e, logo, com o objetivo de entender o inconsciente), ele abandona tanto o discurso evolucionário quanto as discussões a respeito da regressão atávica que caracterizavam *A expressão artística nos alienados*, de 1929, reivindicando assim um sentido de si que é diferente mas não "regressivo", mesmo quando ele permanece "outro" em relação a nós. Após seu retorno de Paris, Cesar assumiria a direção da seção.

* * *

Além da afirmação do MAM-SP de que as obras eram uma expressão de artistas autênticos e do distanciamento do discurso da psicopatologia tão presente em Paris na época, eu gostaria de destacar como o museu anunciou as "variedades de estilo e de técnica" das obras em exibição. Nos arquivos do MAM-SP, há cerca de 20 fotografias de Alice Brill (todas datadas de junho de 1951) que documentam a exposição: quatro delas registram a expografia, enquanto as 16 restantes mostram o trabalho individual dos pacientes-artistas Yosky, Farid, Ana, Haydée, Alcina, Baraquiel, Aurora e Sebastião Faria. No mesmo arquivo estão fotografias de Brill de obras de Braz e Rubens. Uma simples análise desse material mostra que, à exceção do interior "surreal" de Baraquiel – com sua perspectiva distorcida, a mulher com um braço desproporcional que vai buscar uma flor, o vaso de flores personificado, com um rosto choroso à direita –, todas as obras incluídas na exposição compartilham algo de um estilo que poderia ser dito mais *naïf* e abstrato. Assim, por exemplo, a perspectiva chapada e o uso plano de cores no *Toureiro* de Alcina (c. 1950); a divisão esquemática entre primeiro e segundo plano na paisagem de Farid, assim como suas variadas pinceladas; e, finalmente, o expressionismo figurativo das pinturas de Aurora, uma das quais foi, inclusive, selecionada para ilustrar a capa do programa da exposição[49]. Em um dos registros da exposição, é possível ver os leões característicos de Haydée, pintados com amplas pinceladas e pouquíssima atenção a detalhes realistas (ver fig. 15). O arquivo relacionado à exposição demonstra que os critérios estéticos empregados na seleção das obras são limitados, não variados. Assim, a estética específica das obras exibidas reflete um apoio comum na época às tendências abstratas na arte e à École de Paris, como pode ser visto nas obras de artistas europeus, de Fernand Léger a Pierre Soulages, na exposição *Do figurativismo ao abstracionismo* (1949) no MASP, com curadoria de Degand. O objetivo de expor ao público brasileiro a arte abstrata, além da figuração que representou gerações anteriores de pintores brasileiros, como Candido Portinari, continuou sob a direção de Gomes Machado e caracteriza o apoio inicial à arte dos pacientes de ambos os diretores[50].

Conclui-se que a escolha das obras reforça a legitimação do MASP-SP das qualidades estéticas e abstratas das obras, e não necessariamente uma preocupação do museu com seu lugar de produção (o hospício) ou com o grupo demográfico específico dos internados em hospitais: pobres, imigrantes e negros, no contexto urbano, além de mulheres que desafiavam as normas "femininas"[51]. Assim, não surpreende o fato de que os detalhados desenhos em nanquim de Rubens fossem deixados de fora da exposição. Os cinco desenhos de Rubens documentados no arquivo incluem dois retratos e, também, desenhos da padaria, da seção de arte e do pátio do hospital (ver figs. 16-17). No verso de cada fotografia das obras individuais, consta escrito a lápis: "não exposto". O programa da exposição indica, no entanto, que uma obra sua foi apresentada, *Senhoras ao remendo*, que mostra um grupo de mulheres sentadas consertando roupas. Essas mulheres provavelmente representam a oficina de costura do hospital, mas, sem as outras imagens, o contexto psiquiátrico não é identificável como tal. Os outros desenhos de Rubens foram excluídos por dois motivos: não só esteticamente eles são realistas, ao representar a vida cotidiana, como a "vida" que ele representa se passa dentro do Juquery.

Das obras não expostas de Rubens, destacam-se a que ele representa a Seção de Artes Plásticas e a do pátio do hospital. No primeiro desenho, Rubens retrata a seção repleta de pacientes, a maioria à mesa de trabalho, alguns outros diante de cavaletes. Yahn é retratado ao fundo, à direita, supervisionando a pintura de um paciente, enquanto Leontina, a monitora artística, está do outro lado desse paciente, encostada à janela, lendo um livro. No canto inferior direito, Rubens desenhou Aurora, que, nos anos 1950, tornou-se uma das pintoras da seção mais conhecidas fora do Juquery. Outra série de fotografias de Brill atesta a veracidade e a qualidade quase documental do desenho de Rubens. Essas fotografias são também um raro registro visual de como era o espaço na época. Uma fotografia mostra Rubens trabalhando em seu desenho da padaria; outra mostra dois pacientes sentados ao lado da grande banheira de hidroterapia agora utili-

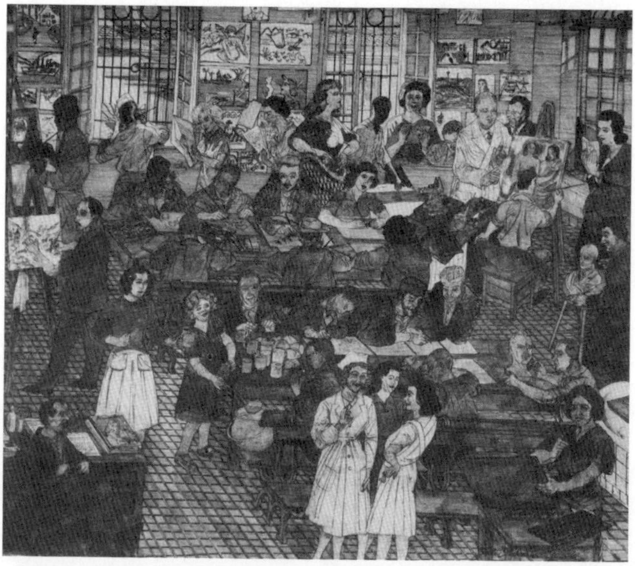

16. Rubens, Seção de Artes Plásticas, c. 1950. Desenho. Arquivo Histórico Wanda Svevo/Fundação Bienal de São Paulo.

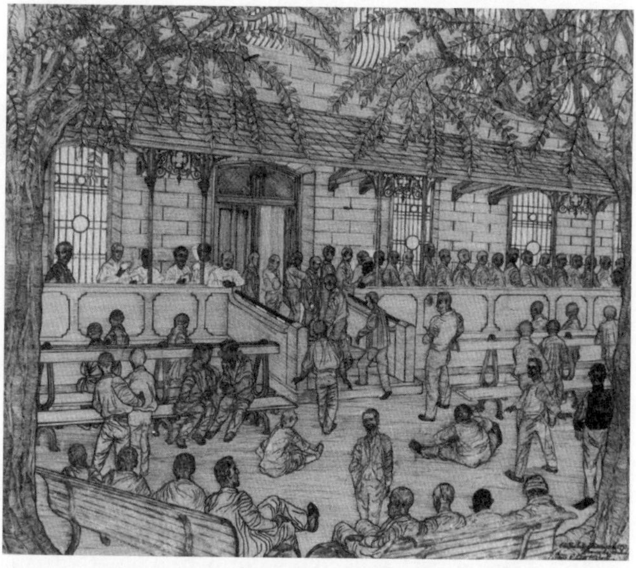

17. Rubens, Pátio do hospital, c. 1950. Desenho. Arquivo Histórico Wanda Svevo/Fundação Bienal de São Paulo.

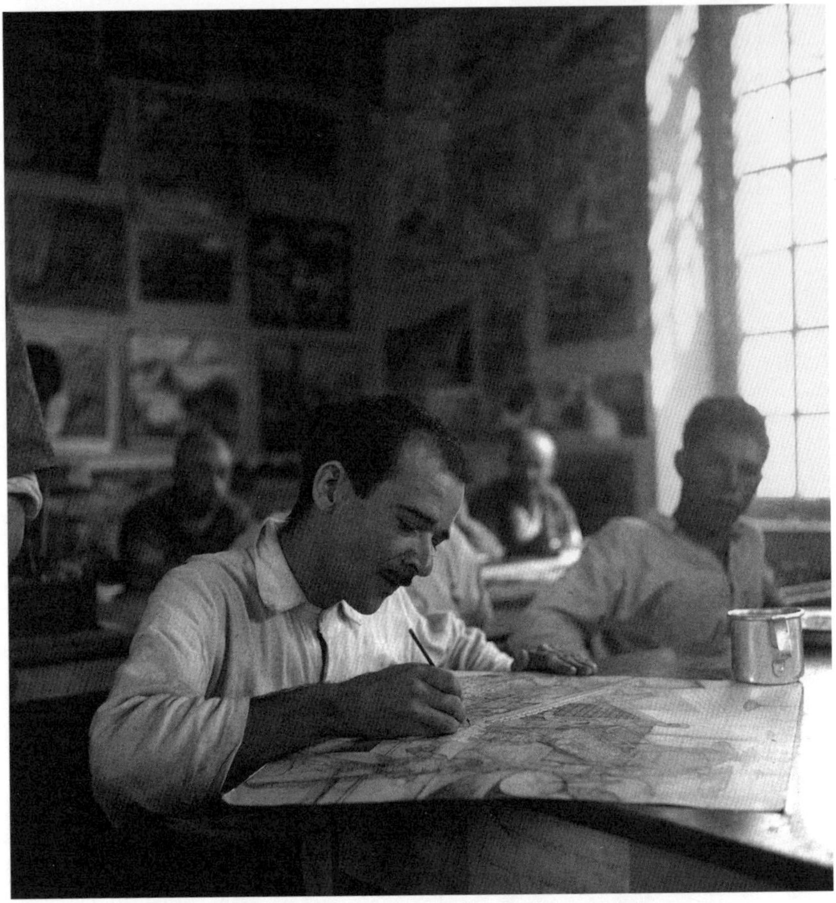

18. Paciente-artista Rubens trabalhando na Seção de Artes Plásticas, Hospital Psiquiátrico do Juquery, São Paulo, 1950. Alice Brill/Acervo Instituto Moreira Salles. Foto: Alice Brill.

zada na oficina de cerâmica (figs. 18-19). Numa terceira fotografia, o chuveiro e os canos são estranhas presenças entre as obras bidimensionais e tridimensionais à mostra (fig. 20)[52]. Também é possível ver, assim como no desenho de Rubens da seção, que Leontina preenchia totalmente o espaço com obras de pacientes. O espaço – como atesta o relato de Yahn, as fotografias de Brill e os desenhos de Rubens – era também um local de exposição, funcionando ao mesmo tempo como espaço de produção, exposição e recepção. Para Rubens, esse espaço era também o objeto de sua arte. As fotografias de Brill dentro e fora do Juquery revelam ainda como as expografias mudam de acordo com os lugares registrados: da montagem do

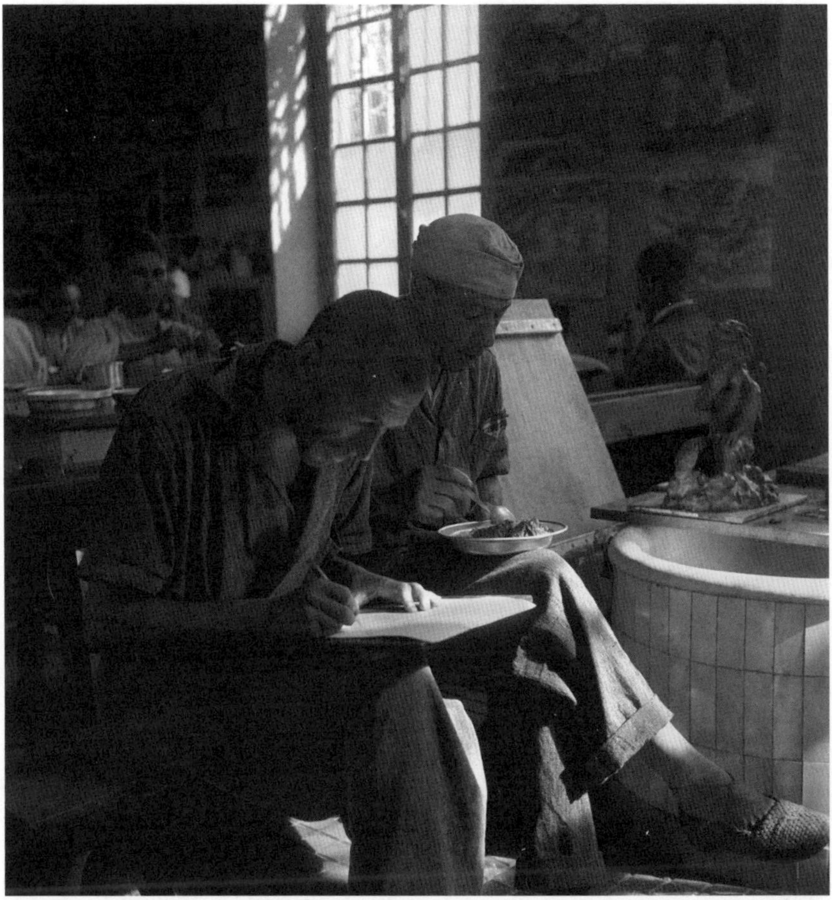

19. Seção de Artes Plásticas, Hospital Psiquiátrico do Juquery, São Paulo, 1950. Alice Brill/Acervo Instituto Moreira Salles. Foto: Alice Brill.

tipo salão, no hospital, que reúne o maior número de obras (dentre as quais os desenhos de Rubens; ver fig. 20), à apresentação de obras tanto individuais quanto em pares, emolduradas e expostas nas elegantes divisórias do MASP. Finalmente, o arquivo do MAM-SP sugere que Braz também não foi incluído na exposição. As qualidades que confirmaram seu status de *art brut* – a expressão pessoal inovadora e curiosas composições figurativas – não tiveram a mesma recepção modernista no Brasil de meados do século XX.

Enquanto o desenho de Rubens da Seção de Artes Plásticas mostra o surgimento da prática que viria a ser identificada como arteterapia e o tipo

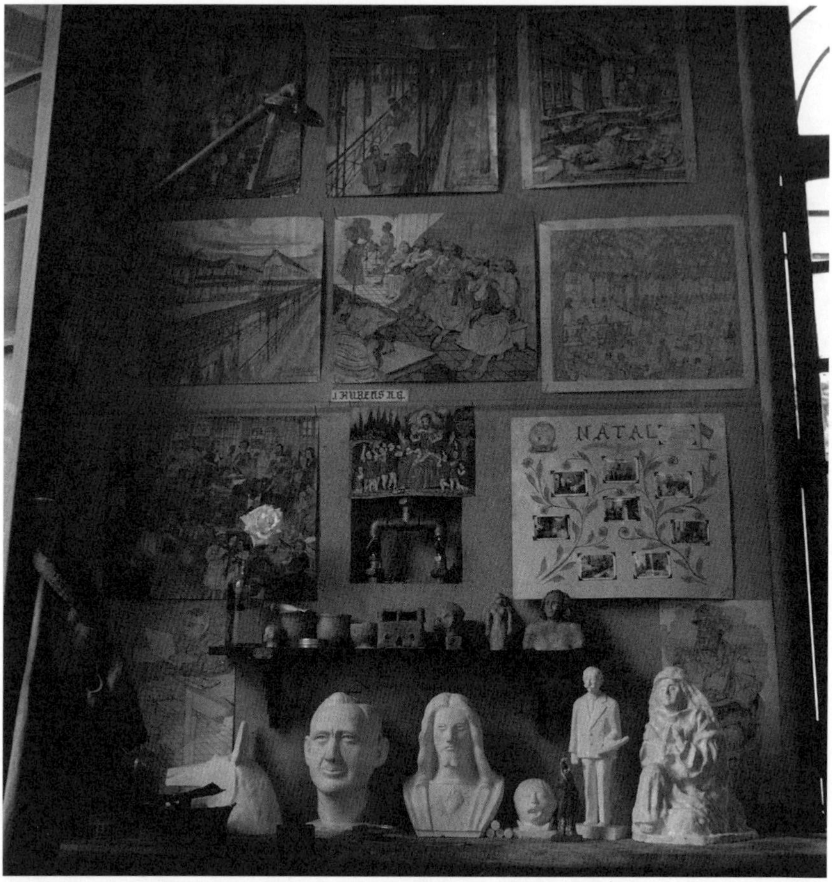

20. Obras de pacientes expostas na Seção de Artes Plásticas, Hospital Psiquiátrico do Juquery, São Paulo, 1950. Alice Brill/Acervo Instituto Moreira Salles. Foto: Alice Brill.

de trabalho ali produzido, seu desenho do pátio do hospital provavelmente documenta o espaço exterior de um dos pavilhões masculinos do Juquery (ver fig. 17). Nessa imagem, como no espaco que ela retrata, pacientes estão sentados em bancos e outros esperam de pé, numa fila. Diferentemente de seus retratos, que revelam a individualidade e a atividade de pacientes sozinhos, aqui Rubens nos mostra a uniformidade das roupas e a superlotação do local por meio da distribuição e do número de corpos representados no espaço. Ao longo da década de 1950, a superlotação era um motivo de preocupação. No intervalo entre 1953 e 1955, cerca de 60 pacientes participaram da Seção de Artes Plásticas, mas havia quase 15 mil indivíduos (homens, mulheres e crianças) internados no hospital[53]. Assim, a seção acomodou 0,4% da população total do hospital – de fato uma história menor.

* * *

No contexto dos museus de arte recém-inaugurados, como o MASP e o MAM-SP, as obras dos pacientes foram expostas como arte (embora às vezes na categoria de "alienada") e reivindicadas como parte da história do modernismo estético no MAM-SP. Tanto na França quanto no Brasil, no entanto, as obras dos pacientes, vistas como *art brut* ou como arte moderna, encontraram amplo apoio por sua qualidade estética (e não diagnóstica). Uma diferença crucial surge, no entanto, no estilo das obras selecionadas para exposição (figurativo *versus* abstrato) e, mais importante ainda, nos espaços em que as obras foram expostas nos anos do pós-guerra. No contexto francês, o deslocamento do hospício e das galerias de *art brut* para o museu de arte levou cerca de 20 anos, de 1946, com a primeira exposição no Sainte-Anne, a 1967, quando Dubuffet finalmente permitiu que sua coleção fosse exposta num museu: o Musée des arts décoratifs, que aliás não era modernista[54]. No restante da Europa, coleções similares de arte de pacientes, como a Coleção Prinzhorn, também não voltariam a ser expostas em museus até meados da década de 1960.

Num contraste ainda maior em relação ao contexto europeu, já em 1954 Cesar utilizava as exposições de arte de museus como plataforma de financiamento para patrocinar as atividades criativas dos pacientes por meio da venda de obras, que, diante das dificuldades econômicas crescentes ao longo daquela década, se tornaram quase o único meio de garantir recursos financeiros. Quando a Seção de Artes Plásticas finalmente se tornou conhecida como Escola Livre de Artes Plásticas, em 1956, a própria orientação de Cesar também deslocou-se do estudo exclusivo do simbolismo freudiano na arte dos pacientes para um entendimento de que os ateliês de atividades expressivas e a reintegração social eram dois fins distintos mas inter-relacionados para seus pacientes[55]. Sob os auspícios da Instituição de Assistência Social ao Psicopata (IASP), uma organização independente sem recursos públicos, a Seção de Artes Plásticas contava com doações e a venda de obras de pacientes, entre outras atividades, para funcionar. Quanto à exposição de 1957, Cesar faz uma súplica: "Gostaria de fazer um apelo para que adquirissem os trabalhos expostos. Assim estariam prestando um grande auxílio, pois estamos tendo dificuldades devido ao aumento de todos os materiais que usamos."[56] (A estratégia de Cesar difere da de Silveira, que insistia em manter as obras dos pacientes para serem estudadas, como parte da coleção do MII, fundado por ela em 1952.)

Apesar de a produção dos pacientes psiquiátricos ser aceita como arte e de sua exposição nas principais instituições do país, houve também depreciadores no final da década de 1940 e nos anos 1950. As polêmicas em torno das obras dos pacientes de Silveira começaram com as primeiras exposições no Rio de Janeiro em 1947, com críticos que tanto apoiavam como criticavam o entendimento dessas expressões criativas como arte. Mas o debate entre Quirino Campofiorito, crítico de arte, pintor e professor da Escola Nacional de Belas-Artes, e Pedrosa se intensificou por ocasião da exposição *9 artistas de Engenho de Dentro* no MAM-SP – ou seja, por conta da apresentação dessas obras num museu de arte moderna[57]. Entre a abertura da exposição em São Paulo, em outubro, e o encerramento de sua segunda montagem, na Câmara Distrital do Rio de Janeiro, cerca de 20 artigos foram publicados na imprensa. Pedrosa, cujo apoio às obras era então bem estabelecido, toca em temas que ele já havia abordado dois anos antes na palestra "Arte, necessidade vital". Nas páginas do *Correio da Manhã*, Pedrosa descreve como as obras "são marcadas por forte poder expressivo", mas também contesta um "preconceito reacionário" que impõe normalidade[58]. Assim, ele defende as obras dos pacientes dentro de um conceito universal (o termo que utiliza é "global") de *criação pura* e recepção estética.

Campofiorito, por outro lado, foca repetidamente na dimensão científica das obras e na racionalidade, que, segundo ele, diferenciaria a subjetividade artística, uma vez que o artista teria a obrigação de ser um "profissional digno", engajado com seu *métier*[59]. Ele ainda sugere que, como exposição, *9 artistas* foi um mero pretexto para endossar a arte abstrata. Como também afirma a socióloga Glaucia Villas Bôas, ele situa a recepção das obras em um campo maior, que é o da luta entre figuração e abstração que estruturou a crítica de arte e a produção da época[60]. Com o artigo "Esquizofrenia e arte", publicado em *O Jornal*, em 14 de dezembro de 1949, Campofiorito finalmente aborda a questão da qualidade estética das obras. Segundo ele, essas obras estariam sendo utilizadas como justificativa para a arte moderna abstrata: "Se alguns artistas sãos produzem coisas que a esses trabalhos [dos pacientes] se assemelham, é preciso considerar que nesse fato reside a debilidade dessas obras."[61] Campofiorito se distancia de uma consideração das origens clínicas das obras e, portanto, das condições discursivas e diferenças entre os fins da psiquiatria e os fins da arte. Assim, com uma virada dialética ele também relega a abstração modernista aos domínios da "debilidade". Esse termo sugere, aqui, não só fraqueza mas também deficiência mental (ou o que era conhecido como "retardo mental"). Para Campofiorito, estava em questão tanto o fato de as obras dos pacientes serem arte ou não como o de a abstração modernista, de Wassily Kandinsky a Paul Klee, ser produto de demonstrações artísticas "medíocres" do que ele chamava "revestimento esquizofrênico"[62].

Embora Campofiorito sempre elogiasse o trabalho terapêutico de psiquiatras como Silveira, uma perturbadora reversibilidade permeia seu discurso: se a arte dos pacientes tem uma aparência modernista, então a arte dos modernistas pode ser considerada patológica em sua origem[63]. Essa perspectiva vai ao encontro não apenas das críticas conservadoras da arte moderna – como a de Monteiro Lobato a respeito da pintura de Anita Malfatti –, mas também das visões do fascismo alemão, como demonstrado publicamente 12 anos antes, na exposição nazista *Entartete Kunst*, de 1937[64], que incluía trabalhos de Lasar Segall. Talvez em resposta aos ecos fascistas dos comentários de Campofiorito no contexto da Segunda República, Flávio de Aquino levanta quatro dias depois um questionamento desafiador e pertinente: "Em nome de quem poderíamos negar sumariamente o valor das obras dos artistas de Engenho de Dentro?", e reconhece que tais obras não são um demérito à arte moderna, mas prova de sua "legitimidade"[65].

Da mesma forma, o MAM-SP foi criticado por declarar os pacientes do Juquery artistas autênticos. O arquiteto João Vilanova Artigas ridicularizou o enquadramento das obras como arte:

> a tentativa de erigir a arte dos loucos em manifestação artística à parte, com valor em si, como se fôsse uma escola nova de criação, tem um passado já longo, muito palmilhado por teóricos, psiquiatras e críticos de arte, que, de mãos dadas, chafurdam nas misérias humanas que a burguesia incapaz de extinguir, mantém, e das quais no final, se aproveita para levantar o edifício de suas teses.[66]

Para o marxista Artigas, a tentativa de enquadrar a arte dos pacientes como uma expressão artística autêntica acaba por não compreender a loucura como o produto das relações sociais capitalistas. Diferentemente dos acadêmicos conservadores, que se detinham em questões a respeito do irracional e da estética, Artigas, numa contrapartida dialética, aponta para a irracionalidade de uma burguesia incapaz de reparar ("extinguir") esse sofrimento humano[67].

As obras dos pacientes psiquiátricos, no entanto, foram predominantemente bem-recebidas no Brasil e desfrutaram de um robusto legado nos anos do pós-guerra. Pedrosa desenvolveu seu conceito de *arte virgem* no final da década de 1940 graças a essa produção; Emygdio de Barros foi apresentado na 2ª Bienal de São Paulo, em 1953; Walter Zanini incluiu uma seção de Arte Incomum na Bienal de São Paulo de 1981; Heloisa Ferraz organizou uma exposição em conjunto com o MAC-USP e o Museu Osório Cesar em 1987; além da organização de exposições de maior escala, como *Mostra do Redescobrimento*, por ocasião dos 500 anos do descobrimento do Brasil em 2000, que incluía a seção "Imagens do inconsciente" e incluía em seu comitê de organização Luiz Carlos Mello, Lula Wanderley e Lygia Pape. Essas são apenas algumas das muitas exposições, palestras e eventos que ocorreram.

Além disso, essas obras finalmente entraram para coleções de importantes museus brasileiros. Em 1974, Cesar doou 102 obras de seus pacientes para o MASP. Nove desses artistas foram incluídos na *Exposition internationale d'art psychopathologique*: Braz (caso 12 no livro de Volmat), H. Novais (caso 13), A. Donato de Souza (caso 14), Pedro Cornas (caso 15), Armando Natale (caso 16), Geraldo Simão (caso 18), Sebastião Faria (caso 19), J. Q. (caso 20) e Pedro dos Reis (caso 21). Uma das obras de Braz mantém ainda a etiqueta original, de 1950, que, seguindo as práticas de exposições do hospital da época, inclui seu diagnóstico em francês: *psychose maniaque-dépressive* (psicose maníaco-depressiva). Etiquetas parecidas podem ser encontradas também no arquivo do Sainte-Anne[68]. Em resposta à doação de Cesar, o então diretor do MASP, Pietro Maria Bardi, escreve: "A sua doação ao Museu é preciosíssima tanto do ponto de vista da arte quanto pela experiência desenvolvida no tratamento das doenças mentais, campo no qual você foi um pioneiro."[69] O fato de ter doado essas obras para o MASP é mais uma confirmação do entendimento de Cesar dessas obras como arte, rejeitando não somente qualquer visão psicopatologizante, mas também práticas de exposição ou colecionismo que as confinariam ao hospital. A doação reafirma ainda um apontamento de sua palestra em Paris, em 1952, segundo o qual eram "obras que poderiam ser incluídas em qualquer museu do mundo"[70].

Em 17 de março de 1988, mais de uma década após a doação de Cesar, Michel Thévoz, diretor da Collection de l'art brut, escreveu para o diretor do MASP a respeito da possibilidade de adquirir mais obras de Braz para sua coleção:

> Nosso amigo em comum Dr. Pierre Landolt-Sandoz me informou de seus projetos, e também de sua coleção de um hospital psiquiátrico. Vi sobretudo as fotografias dos desenhos de Albino Braz em sua posse e que me pareceram extremamente interessantes. Eu mesmo dediquei um pequeno artigo a Albino Braz numa publicação de nosso museu, que envio separadamente.[71]

Thévoz refere-se aqui ao décimo volume de *Art brut fascicles*, publicação fundada por Dubuffet em 1964 que incluía estudos monográficos sobre *art brut*. *L'art brut 10* inclui reproduções de obras de Braz além do pequeno ensaio a seu respeito assinado por Thévoz[72]. Diferentemente da publicação de Dubuffet de 1949, por ocasião da exposição na Galerie René Drouin, na qual o leitor e o visitante da exposição encontravam apenas alguns preciosos detalhes sobre o "inconnu de São Paulo", aqui Thévoz fornece inúmeras informações sobre a vida e a obra de Braz, muitas delas já incluídas no livro de Volmat de 1956.

Em sua correspondência com Bardi, Thévoz também explica a razão por trás da Collection de l'art brut: "Este é um museu aberto a criações de alta tensão (*à haute tension*), e relativamente alheio à cultura estabelecida, tais como as de Albino Braz, especificamente."[73] Em seguida, ele oferece 8 mil francos suíços (cerca de 11 680 dólares) pela coleção de Bardi, e explica que esse valor representa menos uma transação comercial que o fato de que "nós oferecemos, acima de tudo, [...] um acolhimento no *museu mais apropriado* para a obra de Albino Braz; além da afeição, do interesse que temos por esses desenhos"[74]. Em 7 de abril de 1988, Bardi, em resposta a esse pedido aparentemente estranho, explica que sim, seu amigo Landolt-Sandoz de fato havia fotografado várias obras para mostrá-las a Thévoz, mas que "a ideia de vende-las nunca nos ocorreu. Nosso museu, estatutoriamente, não pode vender nenhuma peça de sua coleção"[75].

De uma perspectiva contemporânea, as 102 obras doadas por Cesar refletem um momento complexo na história da recepção da produção criativa dos pacientes psiquiátricos, no qual suas obras foram simultaneamente categorizadas como *art brut* e psicopatológicas, enquadradas no museu de arte como arte e como evidência da natureza resiliente da criatividade humana. Mas a inserção estratégica dessas obras no contexto artístico, assim como sua exposição em museus de arte, é específica do cenário brasileiro, da mesma forma que os psiquiatras do país foram pioneiros no campo da arteterapia e na utilização das exposições em museus como plataforma para a conscientização e o angariamento de apoio à sua causa. Essas exposições naturalmente levavam espectadores e instituições de arte a questionar a autoevidência com que a sociedade moderna aceitava definições do que é são ou louco, desafiando assim definições normativas de subjetividade e conferindo uma capacidade comum para a produção criativa. O efeito do trabalho de Cesar e Silveira foi mostrar como criações artísticas podem surgir em contextos clínicos e culturais, mesmo quando os dois locais de produção (o hospital e o ateliê do artista, por exemplo) representam dois conjuntos de práticas distintos, embora por vezes inter-

-relacionados. Considerando essas relações, outras doações ocorreram: por exemplo, a historiadora da arte Aracy Amaral doou nove obras do Juquery para o MASP em novembro de 2000[76].

* * *

A exposição *9 artistas de Engenho de Dentro do Rio de Janeiro* e outras exposições de obras de pacientes no Brasil podem nos levar a questionar se as obras expostas são exemplos de *art brut* ou arte moderna. Talvez ambos? Ou nenhum dos dois? Se seguirmos Dubuffet, e o posterior porta-voz da *art brut*, Thévoz, as obras criadas pelos pacientes de Cesar e de Silveira deveriam ser excluídas do conceito de *art brut*. Por um lado, as obras dos pacientes brasileiros circularam *dentro* do museu de arte moderna e foram legitimadas e reconhecidas como arte dentro dos espaços oficiais da cultura artística brasileira; por outro, algumas obras foram produzidas em ateliês de arte que com frequência tinham fins terapêuticos.

Arquivos revelam que, buscando especificamente esclarecer se as obras eram produzidas no contexto de um ateliê de arteterapia em grupo, Dubuffet escreveu a Silveira em 24 de março de 1949 para pedir fotografias das obras de pacientes, de modo a incluir esse material em seu arquivo no Foyer de l'art brut. Ele explica que P. E. (Paulo Emílio) Sales Gomes, intelectual de esquerda e crítico de cinema que então vivia em Paris, recomendou-lhe escrever a Silveira pedindo ajuda em sua pesquisa: "Ocupo-me pessoalmente de pesquisas desse tipo há muitos anos; por causa delas, fiz muitas viagens e conheci diversos médicos psiquiatras na França e em vários países no exterior." Dubuffet descreve como, em 1948, criou a associação Compagnie de l'art brut e o Foyer de l'art brut, que abriga a pequena instituição, organiza exposições e mantém seus arquivos, documentos e coleções. Ao descrever sua coleção de fotografias dessas obras e seu programa de publicações, conclui: "Ficaríamos muito agradecidos caso puderem nos fornecer os originais ou fotografias do material que vocês talvez tenham reunido nessa área, que é a das nossas pesquisas".[77] Silveira enviou-lhe 71 fotografias em preto e branco de obras de 14 pacientes. Em sua resposta de junho de 1949, ela confessa: "Espero ansiosamente sua opinião a respeito de seu valor" e explica que todos os pacientes foram diagnosticados com esquizofrenia e produziam obras "livres de convenções", baseadas apenas em "modelos interiores". "Eles trabalham com total liberdade", escreve Silveira, cuja carta termina com a promessa de enviar-lhe "alguns originais" para sua organização[78].

No mês seguinte, Dubuffet agradece as fotografias recebidas e afirma que as obras dos pacientes parecem ter sido todas "executadas sob a liderança de um iniciador comum" e que essa pessoa deve ser alguém de "gos-

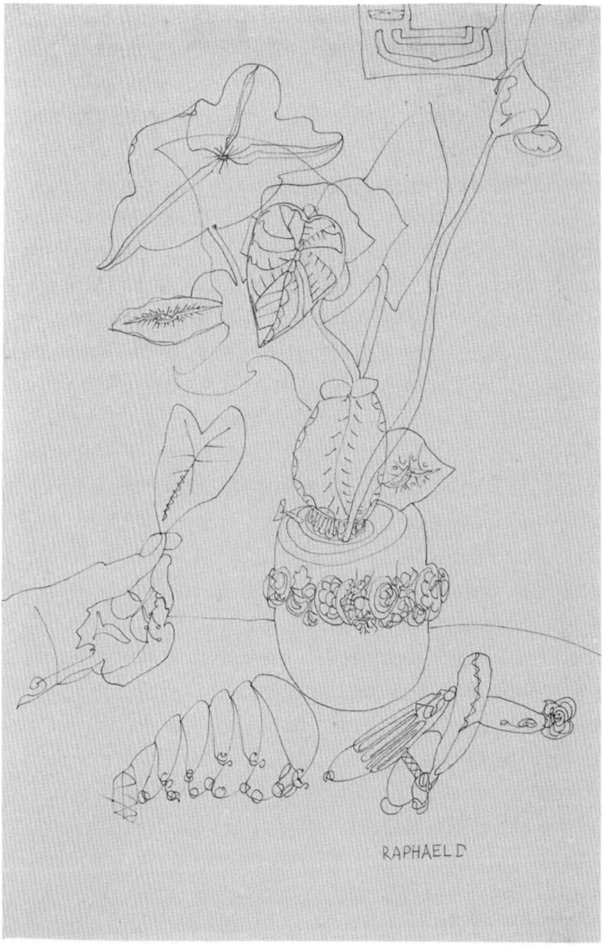

21. Raphael Domingues, Sem título (Vaso de plantas com bananas), 1949. Tinta sobre papel, 47,5 × 31,3 cm. Museu de Imagens do Inconsciente.

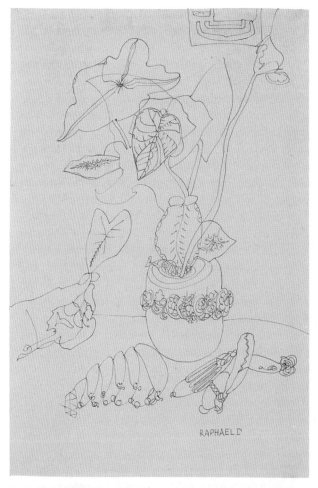

to elevado" (*haut goût*) e "a par das correntes da pintura modernista". Para Dubuffet, as obras são "evoluídas" (*évoluées*) se comparadas às dos hospitais psiquiátricos franceses. Ele conclui que as obras brasileiras "não são delirantes" (*ne sont pas delirantes*). Assim, a respeito da obra de Raphael, um paciente de Silveira, Dubuffet mantém a oposição entre "evoluída" e *art brut*, e pergunta se Raphael, pelo fato de suas obras lembrarem as de Henri Matisse, já havia visto reproduções de obras de arte ou se essa semelhança era por "simples acaso" (ver fig. 21). Em resumo, embora escreva que o conjunto de obras é "encantador", Dubuffet conclui: "Devo admitir, *elas não são profundamente originais*, não são muito febris, não são muito '*brut*'." Para esclarecer sua posição e o que entende visualmente por *brut*, ele incluiu "algumas fotografias de diferentes obras feitas por pacientes, pertencentes à coleção de 'L'Art Brut'"[79].

As visões de Dubuffet quanto à qualidade das obras dos pacientes de Silveira também foram expostas publicamente naqueles anos na coluna "As artes", de Antonio Bento, do jornal *Diário Carioca*. Bento comenta sua visita ao Foyer de L'Art brut, com Paulo Emílio Sales Gomes e Pedrosa, e descreve como Dubuffet investiu contra a arte nos museus em favor da "criação e invenção livre". É possível que Pedrosa tenha inicialmente tomado conhecimento da *art brut* por intermédio do surrealista francês Benjamin Péret, que, além de então viver em Paris, havia sido casado com sua cunhada[80]. De acordo com Bento, Pedrosa mostrou a Dubuffet uma coleção de desenhos de Raphael e, nesse contexto, o artista francês identificou uma possível influência de Matisse: "Não – protesta Mário Pedrosa – Rafael jamais viu uma reprodução de Matisse, pois está enfermo há muitos anos." Dubuffet, no entanto, insiste: "Acredito na boa-fé das informações que você me dá. Mas alguma coisa me diz que Rafael conhece a obra de Matisse."[81] Embora o relato demonstre a insistência de Dubuffet na natureza visualmente original de sua pesquisa, sua correspondência com Silveira atesta o importante papel da coleção de fotografias da psiquiatra na comunicação da natureza precisa de suas investigações. Um exame do que Baptiste Brun chama de "atlas fotográfico" de Dubuffet (e das próprias obras da coleção dele) revela repetidas representações da distorção de um corpo ideal ou natural[82]: limites físicos tornam-se vincos, margens tornam-se aberturas, contornos corporais são excessivos e ausentes, figuras e rostos evidenciam disjunções de proporção e escala. Ou seja, embora Dubuffet situe a *art brut* contra a cultura artística oficial, em relação aos seus colegas no Brasil, ele paradoxalmente faz do *brut* um critério cultural-artístico e visual para a arte modernista tardia e para as obras de pacientes psiquiátricos.

É claro que o conceito de *art brut* de Dubuffet não se limitava à produção de indivíduos clinicamente diagnosticados como doentes mentais. Em seus escritos, ele também adota um conceito de valores "comuns" e "selvagens"[83]. Ao longo de sua pesquisa internacional, ele buscou ainda informações sobre pintores autodidatas. A esse respeito, Dubuffet escreveu a Gomes Machado, diretor do MAM-SP, em 1º de setembro de 1950. Em sua carta, ele explica que Maria Martins, numa visita recente a Paris, havia lhe dado uma cópia de *Romance da minha vida*, autobiografia do pintor autodidata brasileiro José Antonio da Silva, publicada com o apoio do museu em 1949. Na carta, Dubuffet explica que, embora tenha tido "grandes dificuldades" para ler a autobiografia, uma vez que não lia português, a "linguagem das imagens é, felizmente, internacional"[84]. Ele conta que o desenho na página 117 de *Romance da minha vida* é um dos seus preferidos e menciona que, no ano anterior, Martins também havia lhe dado uma "belíssima pintura de Silva que representa uma cirurgia no olho"[85]. Ele afirma ainda que o presente consta, então, na coleção da Compagnie de l'art brut. (Hoje, essa obra, agora intitulada *Opération chirurgicale de l'œil*, pode ser encontrada na Collection de l'art brut de Lausanne.) Novamente é possível perceber a ênfase na transgressão dos limites do corpo nas escolhas de Dubuffet, um modelo de transgressão ligado a uma compreensão específica de arte modernista para a qual a visualidade da arte dos autodidatas e dos pacientes psiquiátricos pode servir de modelo. A própria obra de Dubuffet volta-se para distúrbios psíquicos que são registrados como distorções corporais na arte dos doentes mentais. Essa transgressão dos limites do corpo responde à especificidade do corpo político na França naquele momento histórico, assim como seu conceito de *art brut* como algo absolutamente alheio à cultura artística oficial permanece em desacordo com o acolhimento por instituições artísticas oficiais da arte de pacientes psiquiátricos e de artistas autodidatas no Brasil.

Em vez de algo às margens das instituições de arte oficiais, em consonância com a definição de *art brut* de Dubuffet, as obras de Silva no Brasil foram categorizadas e legitimadas como pertencentes ao domínio da arte cultural (não de *art brut*), sobretudo na *Exposição de pintura paulista*, organizada pela Domus Gallery (onde ocorreu a primeira exposição individual de Silva, em 1948) para o Ministério da Educação e Saúde no Rio de Janeiro, em 1949. Nessa ocasião, as 63 obras de Silva foram expostas ao lado das obras de Emiliano Di Cavalcanti, Flávio de Carvalho, entre outros[86]. Suas obras também foram expostas na 1ª Bienal de São Paulo, em 1951, ao lado de outro artista moderno autodidata, Alfredo Volpi, e na 2ª Bienal, em 1953, também com Volpi e Emygdio de Barros.

Quanto à prática que hoje é conhecida como arteterapia, Dubuffet esforçou-se para distingui-la da *art brut*. Em 1967, ele escreve:

> Eles [pacientes psiquiátricos] descobriam sozinhos como sair de sua própria confusão, usando o delírio... em alguns casos, isso sem dúvida resultava no fato de uma pessoa doente se tornar um maravilhoso criador. [...] Nos ateliês de "arte-terapia" o objetivo é outro: trazer o doente de volta às convenções geralmente aceitas. Essa abordagem vai contra a criação da "*Art Brut*", que implica uma rejeição das convenções aceitas.[87]

Em seu livro de 1976, *Art Brut*, Thévoz também fala de uma "inventividade decrescente dos 'doentes mentais'" e afirma que, devido a mudanças na prática psiquiátrica, "as obras de pacientes psiquiátricos tomaram um novo rumo [...] que não é mais genuíno"[88].

Dubuffet defende uma visão mítica da loucura, uma loucura expressa numa arte que supostamente surge de uma expressão espontânea pura, e que portanto garante que seu criador é imune tanto às convenções quanto às influências exteriores[89]. A *art brut* era tão rigorosamente definida, redefinida e defendida contra a cultura oficial que somos levados a nos questionar se a própria elaboração e codificação do que constitui uma autêntica *art brut* não acaba por repetir a internação inicial dos sujeitos a que esse conceito em parte inicialmente se referia, repatologizando assim o sujeito ao mesmo tempo que se insiste em que, pelo menos no caso dos pacientes psiquiátricos, a criatividade genuína ou autêntica nasce da subordinação disciplinar. Em vez da eficácia da arteterapia ou da qualidade das obras produzidas num contexto terapêutico, acredito que está em questão o espectro dos mitos modernistas; a saber, os mitos de qualidade, autenticidade e originalidade, tão defendidos por Dubuffet. Em resumo, embora esteja fora (*outside*) dos valores culturais que moldam o artista modernista, o artista *art brut* está sujeito aos valores de dentro (*inside*) da cultura do artista modernista[90].

* * *

Nos anos 1949 e 1950, as obras de Braz, o desconhecido de São Paulo, cruzaram o Atlântico e foram objeto de diversas interpretações[91], tanto no campo da *art brut* quanto nos estudos psicopatológicos. Albino Braz: representante da arte psicopatológica e da *art brut*. Albino Braz: caso clínico que se tornou um *tableau* artístico, parte do capítulo da história da arte iniciado por Prinzhorn, Cesar e outros psiquiatras com um olhar para a produção artística. Mas devemos lembrar que, embora suas obras tenham sido empregadas como arte fora do contexto manicomial tanto para espectadores da arte quanto para os que não as consideravam como arte, Braz permaneceu numa instituição psiquiátrica de 1934 até sua morte, em 1950. Em 1935, ano em que foi internado, seu arquivo médico incluía o diagnóstico "psicoses maníaco-depressivas com a forma maníaca predominante" (o mesmo diagnóstico incluído nas identificações de suas obras em exposições). O tratamento recomendado: uma dita poção calmante. Catorze anos depois, no mesmo ano em que começava a ganhar destaque internacional como um artista *art brut* "desconhecido" e caso clínico, um tratamento diferente para sua condição foi receitado.

Em 14 de setembro de 1949, Yahn, o primeiro médico que esteve à frente da Seção de Artes Plásticas do Juquery, escreveu no arquivo médico de Braz que ele estava no hospital desde 1934 e que sua condição continuava a mesma. Yahn aponta que Braz é um "Desenhista curioso, pela estereotipia e simbolismo das formas empregadas, foi estudado pelos Drs. Whitaker e Osorio Cesar". Destaca assim a produção criativa do paciente, mas, ao reexaminá-lo, sugere como tratamento uma leucotomia cerebral (uma lobotomia pré-frontal), por acreditar que "dada a conservação do nível psíquico, [...] é possível haver remissão"[92]. Também em 1949, o neurologista português António Egas Moniz ganhou o Nobel de Fisiologia pela descoberta dos valores terapêuticos da leucotomia em certas psicoses. Como intervenção cirúrgica no cérebro, o efeito geral do procedimento, que Moniz conduziu pela primeira vez em 1935, era reduzir a personalidade, a espontaneidade e a capacidade de resposta do indivíduo. O procedimento sempre foi controverso.

Os registros do Juquery não indicam se a cirurgia foi de fato realizada em Braz. Esses arquivos médicos (eu passei em revista a maior parte dos arquivos relacionados a pacientes-artistas na coleção do MASP) atestam como as terapias dominantes em meados do século XX eram amplamente biológicas – terapia de choque com insulina, convulsões induzidas por Cardiazol, lobotomia – e coexistiam paralelamente à laborterapia. Todos esses tratamentos contribuíram para a consolidação da psiquiatria como uma prática médica baseada em critérios anatômico-patológicos, que não necessariamente excluíam um interesse na psicanálise. De fato, Yahn tornou-se membro da Sociedade Brasileira de Psicanálise de São Paulo em 1954. No final, no entanto, a arte dos pacientes ou a arte como terapia permaneceu secundária ao furor científico de encontrar uma "cura" para a doença mental por meio da psicocirurgia.

Quanto aos efeitos desses procedimentos na arte dos pacientes, Silveira posicionou-se veementemente contra tais práticas violentas e seus efeitos negativos na produção criativa dos pacientes. No 1er Congrès mondial de psychiatrie, no contexto da *Exposition internationale d'art psychopathologique* em Paris, Silveira incluiu 98 obras de seus pacientes (na verdade expostas sob o nome do médico Mauricio de Medeiros). Entre as obras selecionadas por ela estavam esculturas de Lúcio, um paciente-artista que havia participado da exposição *9 artistas de Engenho de Dentro do Rio de Janeiro*, no MAM-SP, no ano anterior. Para Lúcio, as pequenas esculturas figurativas representavam guerreiros que o protegeriam na luta cósmica contra o mal. Mas, ao longo da exposição, justamente quando sua obra foi legitimada como arte, Lúcio foi lobotomizado.

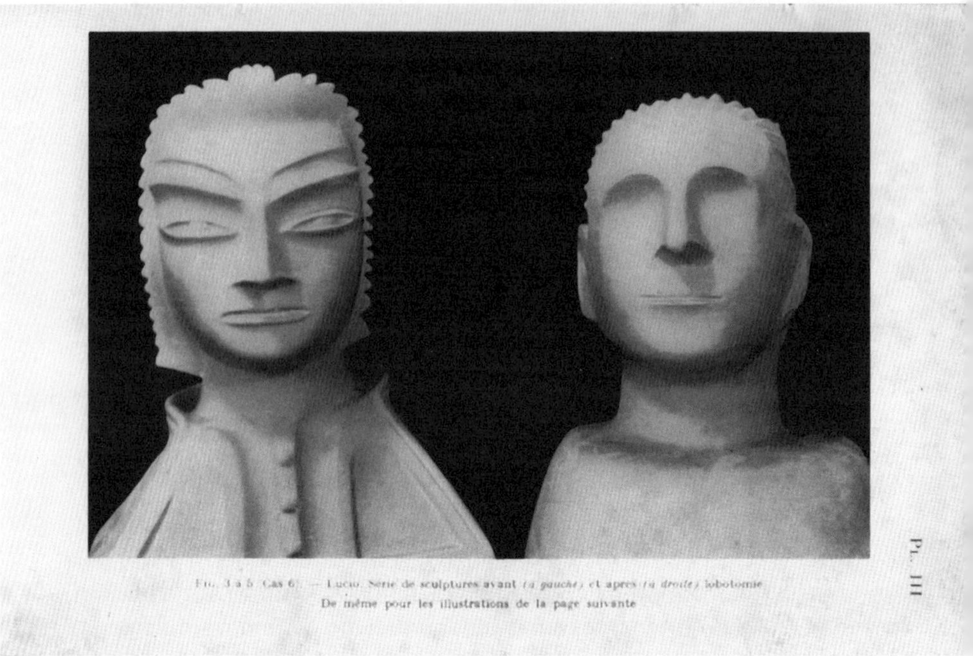
Lucio. Série de sculptures avant (à gauche) et après (à droite) lobotomie
De même pour les illustrations de la page suivante
Pl. III

22. Esculturas de Lúcio antes e depois de sua lobotomia. Reproduzido em: Robert Volmat, *L'art psychopathologique*. Paris: Presses Universitaires de France, 1956.

O apelo de Silveira à condição do paciente como artista não foi atendido pela administração do hospital. Assim, para a mostra internacional de arte psicopatológica em Paris, ela escolheu enviar esculturas que Lúcio havia feito antes e depois da lobotomia, comparação que também foi incluída no livro de Volmat (fig. 22)[93]. Se os trabalhos de antes do procedimento mostram uma cuidadosa articulação da postura corporal com os rostos dos guerreiros, as obras subsequentes mostram esses detalhes menos definidos, com olhos representados por meras concavidades na superfície de gesso da escultura.

Para Silveira, o que estava em questão, em sua condição de psiquiatra, não era necessariamente se tal obra era ou não arte ou se seus pacientes poderiam ser qualificados como autênticos artistas. No catálogo da exposição do MAM-SP, Silveira explica que "Haverá doentes artistas e não artistas" e, além disso,

> Os indivíduos assim atingidos tornam-se inaptos para o nosso tipo de vida social e por isso são segregados. Antes que se procurasse entende-los con-

> cluiu-se que tinham a afetividade embotada e a inteligência em ruinas. Estariam portanto muito bem habitando edifícios-prisões chamados hospitais, abrigados e alimentados. Nas melhores dessas casas vêm-se leitos forrados de colchas muito brancas e corredores de soalho lustrosissimo. Mas que se procure saber como correm para seus habitantes as longas horas dos dias, durante meses a anos a fio. Venha-se vê-los vagando nos pateos emurados, tais fantasmas. [...] Esta situação decorre de se haver admitido arbitrariamente que nos doentes mentais se tenham extinguido as múltiplas necessidades humanas além de dormir, comer e quando muito trabalhar em ofícios rudimentares. Entretanto só os poderes da inercia favorecem a aceitação conformista desse estado de coisas.[94]

Ela então conclui: "Seja a exposição agora apresentada uma mensagem de apelo neste sentido, dirigida a todos que aqui vieram e participaram intimamente do encantamento de formas e de côres creadas por sêres humanos encerrados nos tristes lugares que são os hospitais para alienados."[95] O texto de Silveira era um apelo ao público, oferecendo uma crítica tanto da prática psiquiátrica quanto das condições materiais presentes em instituições psiquiátricas. Seu desafio dizia respeito à sociedade "civilizada", que também influenciou os escritos de arte de Pedrosa, unindo o posicionamento ético de Silveira a um modo específico de recepção estética.

CENA

Eu morava no hospital e meu café de manhã era trazido por uma esquizofrênica chamada Luiza....Todo o tempo ela falava uma confusão de palavras. Eu me esforçava pra compreender o sentido e não conseguia, era completamente assintáxico. Apesar de não compreender o que dizia, nós tínhamos um relacionamento muito bom. Em 1936, nesse período do estado novo, uma enfermeira do hospital, vendo que eu tinha livros sobre marxismo, me denunciou. Eu fui presa e passei um ano e meio na prisão. Perdi o emprego e fiquei afastada do serviço público durante oito anos, realmente o miolo da carreira de uma pessoa. Pois essa doente ouviu comentário e soube que havia me acontecido alguma coisa por causa dessa enfermeira. Pegou essa enfermeira e deu-lhe uma surra tão violenta que ela ficou estendida no chão. Eu só soube disso anos depois. Então isso é o que se pode chamar uma reação afetiva. O esquizofrênico não é indiferente.

NISE DA SILVEIRA, citada em *Encontros: Nise da Silveira*, ed. Luiz Carlos Mello. Rio de Janeiro: Beco do Azougue, 2009, p. 47-48.

3

A *GESTALT* FISIONÔMICA

"Como decidir o que vem de dentro e o que vem de fora?"
Gilles Deleuze, *Cinema 2: A Imagem-Tempo*, 1985

Denn was innen, das ist außen, "o que está dentro, está fora". O verso, do poema de Goethe "Epirrhema" (c. 1820), é uma reflexão romântica sobre a natureza e sua relação dinâmica entre mundos interiores e exteriores, as leis da natureza e da mente. Esse mesmo verso é retomado no final da década de 1920 por Wolfgang Köhler, psicólogo experimental e *Gestalt*, no contexto de seu estudo *Gestalt Psychology*, publicado originalmente em inglês, como forma provável de chamar a atenção do público estadunidense[1]. Mas, em vez de servir como um exercício poético sobre a natureza, o verso é utilizado para descrever a organização sensorial e como o sistema nervoso (interno) ordena o campo perceptivo (externo). Para minha pesquisa, é sintomático que Mário Pedrosa também invoque as palavras de Goethe em seus dois primeiros estudos da estrutura e da percepção no contexto da *Gestalt*[2]. No primeiro estudo, a tese "Da natureza afetiva da forma na obra de arte" (1949), Pedrosa refere-se à citação que Köhler faz de Goethe em sua própria descrição da organização sensorial do campo perceptivo externo[3]. Dois anos depois, ele refere-se novamente à maneira como o dentro é o fora em "Forma e personalidade" (1951). Dessa vez, no entanto, o contexto discursivo muda, e a frase serve para descrever uma reversibilidade perceptiva específica dos doentes mentais. Pedrosa escreve: "Eles [os doentes mentais] não precisam ser induzidos a uma atitude emocional prévia para perceber a 'cara' das coisas. Vêem tudo simultaneamente por dentro e por fora."[4]

Em sua juventude marxista, Pedrosa estudou filosofia na Universidade de Berlim, no final da década de 1920, quando Köhler era diretor do Instituto de Psicologia da universidade. Subsequentemente, Pedrosa teve um papel importante ao trazer artistas modernos da Europa e dos Estados Unidos para o Brasil, além de escrever ensaios cruciais sobre artistas de vanguarda europeus, norte-americanos e latino-americanos[5]. A influência de Pedrosa na cena artística brasileira e internacional foi tão ampla quanto seu conhecimento. Além de seu trabalho como crítico de arte, ele foi fundamental para a fundação das instituições de arte moderna no Brasil. Pedrosa esteve profundamente envolvido com o MAM-RJ, desde sua concepção, em meados dos anos 1940, até os anos 1960, e com o MAM-SP, onde exerceu o cargo de diretor de 1961 a 1963. Ele participou dos comitês organizadores da 2ª e da 3ª Bienal de São Paulo e como diretor-geral da 6ª Bienal, em 1961. Pedrosa também foi um membro ativo da Association Internationale des Critiques d'Art (AICA), para a qual organizou, em 1959, a conferência "A cidade nova – síntese das Artes", em Brasília, utilizando a cidade como estudo de caso. Sobre a arquitetura da nova capital, declarou que o Brasil estava "condenado ao moderno"[6]. Era, além disso, profundamente engajado com movimentos políticos de esquerda, e esteve envolvido na fundação do Partido dos Trabalhadores, em 1980.

Na década de 1950, Pedrosa foi o principal crítico de arte do Rio de Janeiro. Em suas palestras e escritos iniciais sobre *Gestalt*, ele insistia na autonomia da forma e numa percepção global moderna que, para ele, era universal em escopo (*global* deve ser entendido aqui no sentido de algo que compreende um todo, em vez de fragmentos, e não como o termo "global" que hoje aparece com frequência em discussões de arte contemporânea). Assim, surge a pergunta: Em que a arte produzida por pacientes psiquiátricos (nesse caso, essencialmente obras de esquizofrênicos) contribuiu para o entendimento de Pedrosa do modernismo de meados do século XX no Brasil (sobretudo no Rio de Janeiro), uma época que costuma ser atrelada a um enquadramento cultural altamente racional e a uma acelerada modernização, ambos associados com o desenvolvimento de uma estética geométrica ou concreta na arte?

Embora em seus escritos iniciais sobre *Gestalt* Pedrosa defenda que o dentro é o fora, também faz-se necessário relembrar uma das contrapartidas racionalistas da percepção *Gestalt*: a figura matemática e topológica da fita de Möbius, que ocupa um lugar privilegiado na historiografia da arte brasileira dos anos 1950. A obra *Unidade tripartida* (1948, fig. 23), de Max Bill, ficou em primeiro lugar na categoria esculturas internacionais na 1ª Bienal de São Paulo, em 1951. Em *Unidade tripartida*, as curvas sinuosas da forma de Möbius confundem noções euclidianas de frente e verso, dentro e fora. Com a obra de Bill, o conceito matemático do lado de dentro (a mente de alguém) é projetado num suporte material no lado de fora, que aqui assume a forma de escultura. Seguindo o artista holandês Theo van Doesburg,

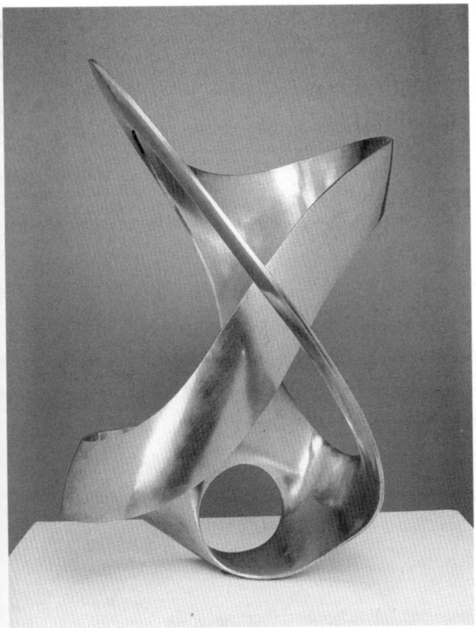

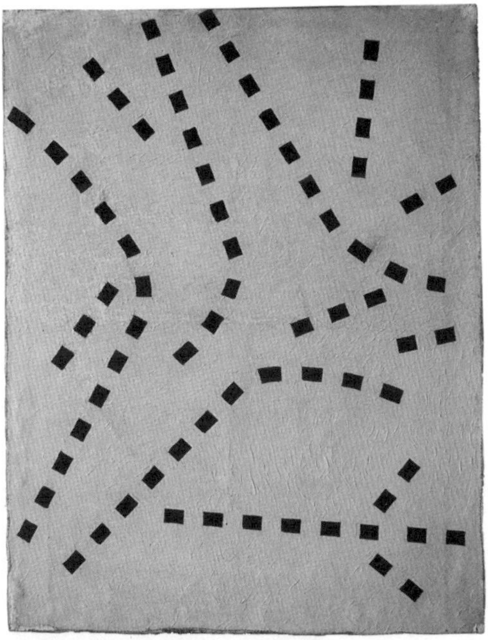

23. Max Bill, *Unidade tripartida*, 1948/49. Aço inoxidável, 113,5 × 83 × 100 cm. Coleção Museu de Arte Contemporânea da Universidade de São Paulo. © AUTVIS, Brasil, 2023.

24. Artur Amora, sem título, c. 1940. Óleo sobre tela, 63 × 47 cm. Museu de Imagens do Inconsciente.

Bill descreve o que ele chama de "concreto" como a "pura expressão de uma harmoniosa medida e lei"[7]. A narrativa da recepção de Bill, assim como a "influência" da Bauhaus por via da Hochschule für Gestaltung (HfG) em Ulm (da qual Bill foi diretor), nas artes visuais do Brasil já foram objeto de inúmeros estudos, por isso não me deterei nesse ponto[8]. Em resumo, de acordo com essa narrativa ainda dominante, Bill leva os créditos por ter introduzido a abstração geométrica no Brasil, um status defendido recentemente na Bienal de Veneza de 2013, onde, no pavilhão brasileiro, a obra de Bill é apontada como uma origem das obras abstratas em exposição[9].

Mas e se, a título de problematização, identificarmos a primeira abstração geométrica verdadeiramente moderna no Brasil nas pequenas pinturas a óleo em preto e branco de Arthur Amora, produzidas por volta de 1940 (ver fig. 24), quase dez anos antes do surgimento de Bill na cena artística brasileira?[10] Como mudaria nossa compreensão dessa arte se levássemos em consideração o fato de que Amora produziu suas obras quando era paciente do Centro Psiquiátrico Nacional Pedro II? Introduzi aqui a obra de Amora não para argumentar que a dita arte dos loucos serviu de referência formal ou modelo estético para artistas de vanguarda no Rio de Janeiro (como ocorreu no caso de alguns artistas europeus), mas, antes, para explorar os meios altamente mediados nos quais a recepção das obras de pacientes psiquiátricos acabou influenciando a prática da arte e a teoria da arte, causando um deslocamento no cerne do projeto crítico de Pedrosa. Em contato com essa arte, Pedrosa começou a articular os contornos de um campo discursivo no qual a geometria seria entendida não como racional ou puramente visual, mas expressiva, delineando assim também os contornos de uma resposta estética afetiva. Talvez nada resuma tão bem a diferença em relação à abstração geométrica na prática artística vanguardista nessa época quanto a rejeição do Grupo Ruptura, de São Paulo, ao Grupo Frente, do Rio de Janeiro, porque este promovia "expressão" e "experiência", em vez de "teoria" e "objetividade"[11].

Função diagonal (1952; fig. 25) é uma obra de Geraldo de Barros, um artista radicado em São Paulo. Sua composição baseia-se em operações de

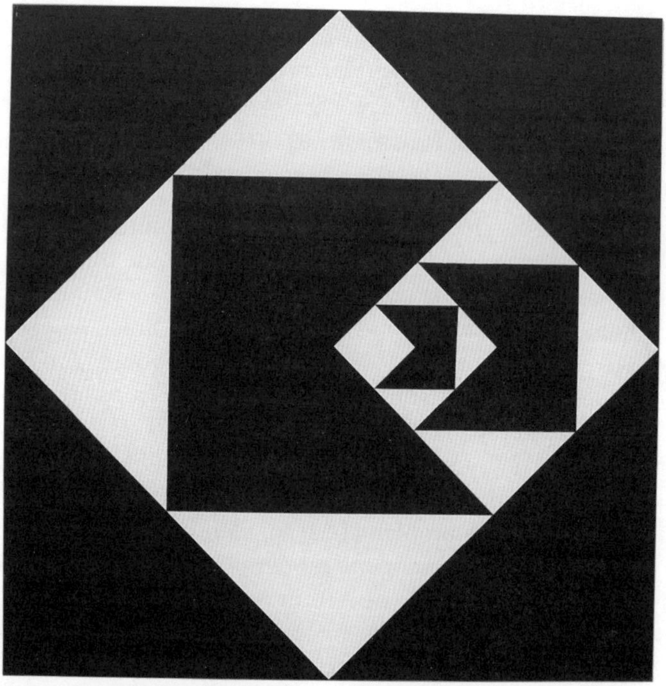

25. Geraldo de Barros, *Função diagonal*, 1952. Esmalte sobre kelmite. 62,9 × 62,9 × 1,3 cm. Cortesia Coleção Patricia Phelps de Cisneros.

simetria, incluindo rotação, reflexão e inversão. Aqui, um grande quadrado branco é formado quando são conectados os pontos centrais das bordas da obra. O mesmo procedimento é realizado a partir dos lados do quadrado branco e chega-se à forma preta, e assim subsequentemente. O efeito visual é de rotação e recessão, pelos quais gradativamente reconhecemos as características formais da obra. Além disso, Barros utiliza uma paleta de cores limitada de esmalte brilhante, criando áreas bem definidas e quase uniformes de formas coloridas. A obra de Ivan Serpa, baseado no Rio de Janeiro, também é caracterizada por uma estética geométrica, mas dessa vez com óleo sobre tela e uma paleta de cores mais ampla. A composição de *Formas* (1951, fig. 26) consiste num fundo de pinceladas marcadas em que predomina um azul pálido. A pintura inclui duas formas circulares, a maior, vermelha, e uma preta que parece recuar, tanto por causa de seu tamanho e de sua posição quanto pela cor. Além disso, a forma cinza no primeiro plano, de bordas curvas e angulares, introduz uma assimetria deliberada, uma vez que não é nem um polígono nem uma forma inteira-

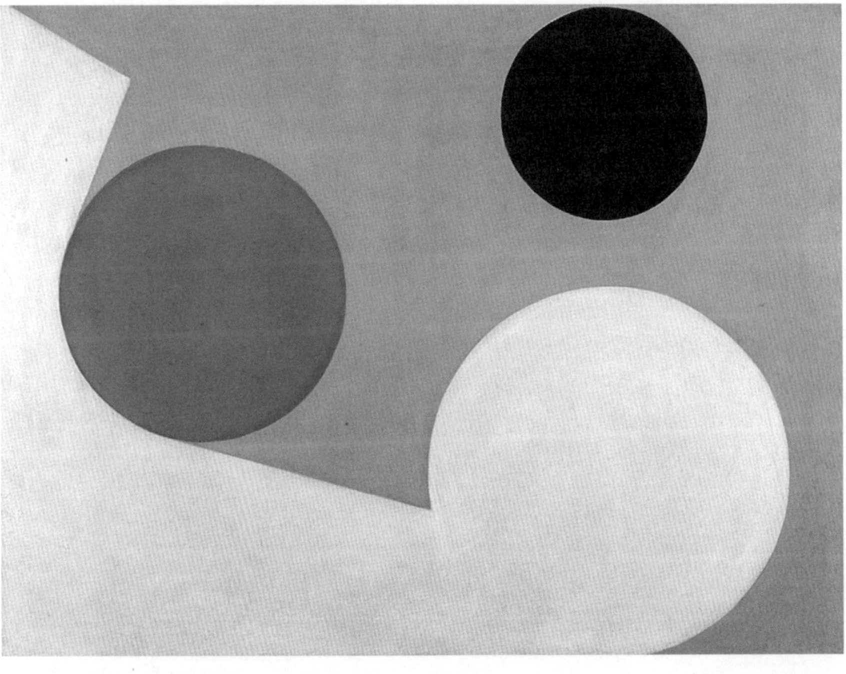

26. Ivan Serpa, *Formas*, 1951. Óleo sobre tela. 97 × 130,2 cm. Coleção Museu de Arte Contemporânea da Universidade de São Paulo.

mente curvilínea. *Formas*, de Serpa, não é tecnicamente considerada uma obra de arte concreta, mas sua forma e sua composição definitivamente apontam para as diferenças entre os dois contextos urbanos em que a abstração geométrica floresceu no Brasil[12]. (A obra de Serpa, assim como a de Bill, foi premiada na 1ª Bienal de São Paulo.)

Entre o final dos anos 1940 e os anos 1950, Serpa e outros artistas reuniam-se com frequência na casa de Pedrosa. Uma fotografia do começo da década de 1950 mostra um desses encontros, assim como uma improvável reunião de artistas engajados com a abstração racionalista e outros que defendiam uma abordagem mais intuitiva da arte. Da esquerda para a direita estão Barros (de pé), Abraham Palatnik, Pedrosa, Lidia "Lidy" Prati, Tomás Maldonado, Almir Mavignier e Serpa (fig. 27). Prati e Maldonado eram ambos membros fundadores da Asociación Arte Concreto-Invención, movimento artístico surgido em Buenos Aires em 1944. A fotografia é provavelmente de 1953, quando as obras de Prati e de Maldonado estavam expostas em *Grupo de artistas modernos argentinos*, no MAM-RJ. À exceção de Palatnik, que se voltou para a produção de obras cromocinéticas, todos os pintores presentes nessa imagem engajaram-se profundamente com o construtivismo e a arte concreta como forma de afirmação da realidade da pintura, por vezes combinando-a ao ativismo político, como no caso de Maldonado com o marxismo. Um ano depois, Maldonado e Mavignier se encontrariam novamente na HfG, em Ulm, agora na condição de, respectivamente, diretor (1954-1967) e aluno (1953-1958).

O que nos chama a atenção nessa fotografia é a pintura ao fundo. A obra, pendurada numa parede da casa de Pedrosa, é de Emygdio de Barros, que, assim como Amora, era paciente do Centro Psiquiátrico Nacional Pedro II[13]. A casa de Pedrosa era um local onde artistas discutiam não só pintura contemporânea, mas também áreas supostamente incompatíveis, como a psicologia *Gestalt* e a arte de pacientes psiquiátricos[14]. Consequentemente, Pedrosa foi um dos principais interlocutores dos artistas do Grupo Frente, que tinha como membros, além de Serpa, Lygia Pape, Lygia Clark e, posteriormente, Elisa Martins da Silveira (uma pintora *naïf*) e Hélio Oiticica. Para entender a especificidade histórica e cultural do engajamento desses artistas do Rio de Janeiro com a geometria expressiva, devemos recorrer à psiquiatra Nise da Silveira, amiga próxima e colaboradora de Pedrosa. No centro dessa questão do modernismo brasileiro está, em grande medida, o que Pedrosa aprende com o trabalho de Silveira e as obras de pacientes dela, incluindo Barros[15].

* * *

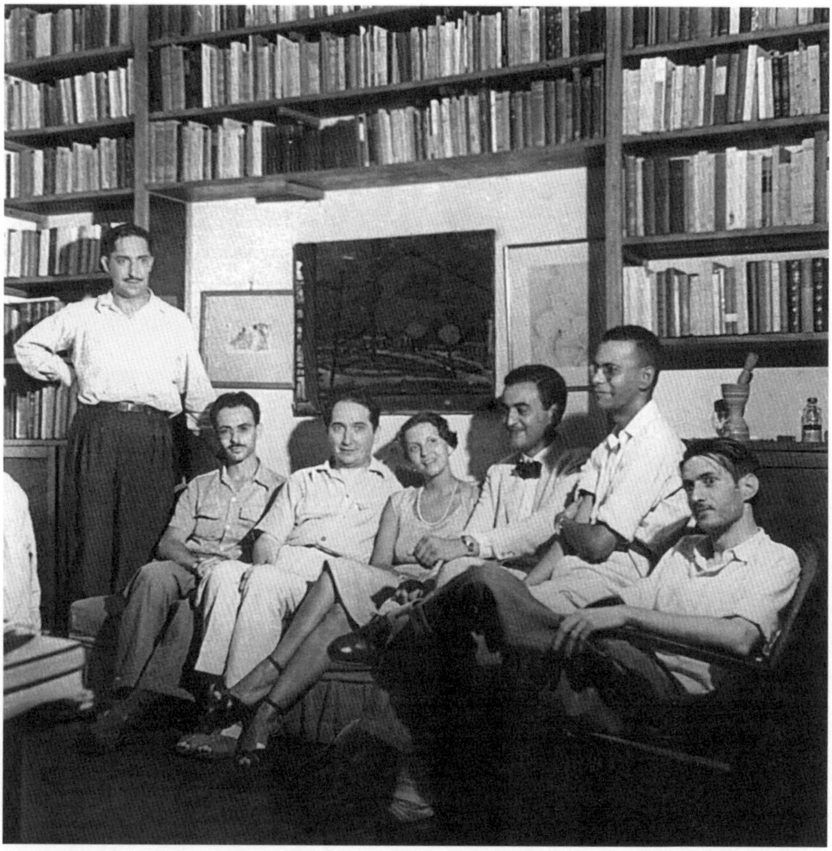

27. Artistas reunidos na casa de Mário Pedrosa, c. 1953. Da esquerda para a direita: Geraldo de Barros, Abraham Palatnik, Pedrosa, Lidia Prati, Tomás Maldonado, Almir Mavignier e Ivan Serpa. No fundo, pintura de Emygdio de Barros, *Tarde de temporal*, c. 1950. Coleção Mário Pedrosa. Acervo da Fundação Biblioteca Nacional, Brasil.

Na década de 1930, durante o regime de inclinação fascista de Getúlio Vargas, Silveira passou mais de um ano presa, acusada de ser comunista. Além disso, ela foi demitida e banida do serviço público. Com a democratização do país no final da Segunda Guerra Mundial, em 1944 Silveira voltou a trabalhar como psiquiatra no Centro Psiquiátrico Nacional Pedro II, no bairro carioca do Engenho de Dentro. Durante esses anos afastada do trabalho, haviam sido desenvolvidas práticas como psicocirurgias invasivas e outros tratamentos biológicos. Silveira começou a estudar esses procedimentos, mas, ao testemunhar as convulsões de um paciente durante uma sessão de eletrochoques, ela se recusou a continuar o tratamento quando lhe pediram para apertar o botão da máquina. Assim começou sua busca por meios alternativos de melhorar o sofrimento psíquico. Numa entrevista, ela lembra: "Na teoria médica, já se falava em tratamento ocupacional, mas como isso não fazia parte do currículo, eu conhecia muito pouco."[16] Para o desenvolvimento dessas atividades, Paulo Elejade, diretor do hospital na época, disponibilizou para Silveira três contos de réis. Ela explica: "Então, comecei, pouco a pouco, a abrir setores e oficinas, a iniciar atividades [...] Ao todo, cheguei a abrir dezessete setores de atividades, que davam uma vida peculiar ao hospital, embora atingissem um número pequeno de pacientes."[17]

A Seção de Terapêutica Ocupacional e Reabilitação (STOR) foi criada oficialmente em maio de 1946. Em setembro do mesmo ano, conforme discutido no capítulo 2, Silveira também abriu um ateliê de pintura e desenho para seus pacientes, em colaboração com Mavignier[18]. Como monitor do ateliê de 1946 a 1951, Mavignier ajudou a organizar exposições das obras dos pacientes e incentivou grandes nomes do mundo da arte, como o crítico belga Léon Degand e Pedrosa, além dos pintores Serpa e Palatnik, a visitar o local (ver fig. 28). Esses nomes visitaram o ateliê dos pacientes não só por uma curiosidade psiquiátrica. Todos foram profundamente afetados pelas obras que viram. Pedrosa estabeleceu um vínculo forte e duradouro com a obra de Barros. Serpa, um importante professor de arte no Rio, ampliou suas atividades de ensino para poder incluir alguns dos pacientes, em parte porque, exposto a essas obras, sua própria prática pedagógica foi impulsionada pela experimentação, em vez de ditames prescritivos[19]. Palatnik, influenciado pela qualidade das obras dos pacientes, abandonou a pintura tradicional para iniciar experimentos estéticos com um tipo de cromocinetismo: "Que obra de arte fantástica, que densidade, que cores! [...] De repente, eu tive a sensação de que tinha que abandonar a pintura, eu não conseguia pintar mais, não era real, era tudo uma ilusão", diz[20]. Finalmente, até mesmo as obras fotográficas iniciais de Geraldo de Barros, de São Paulo, podem ser remetidas a esse contexto de tamanha importância[21].

Outra fotografia do final da década de 1940 mostra Mavignier com Madame Léon Degand, Emygdio de Barros e Silveira. A foto, tirada talvez por Léon Degand, atesta o contato inicial entre a arte moderna e profissionais psiquiátricos – a instituição da arte moderna e a clínica psiquiátrica – nesse momento histórico no Rio de Janeiro. Além disso, nessa época Degand trabalhava como o primeiro diretor do MAM-SP, inaugurado em 1949 com a exposição *Do figurativismo ao abstracionismo*, aumentando ainda mais o

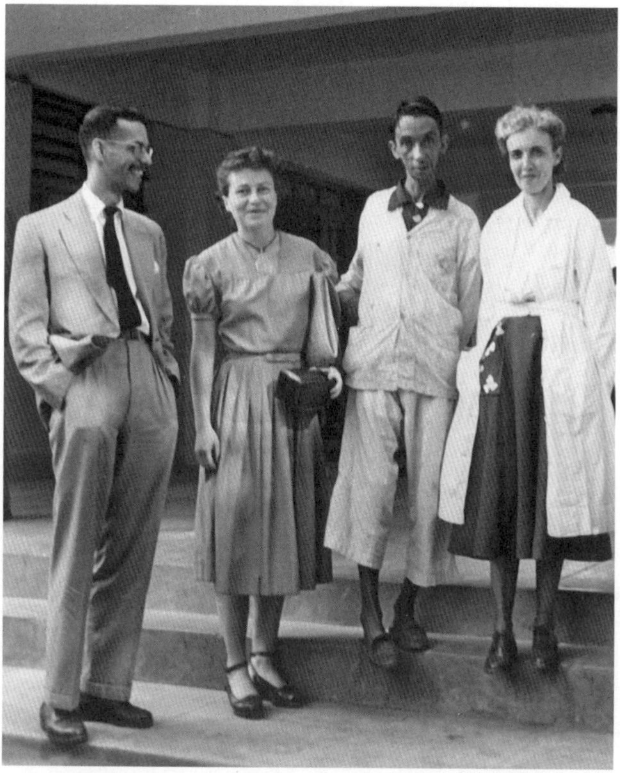

28. Almir Mavignier, Madame Léon Degand, Emygdio de Barros e a doutora Nise da Silveira, c. 1949. Cortesia Museu de Imagens do Inconsciente.

contato do público brasileiro com a arte abstrata europeia. A convite de Mavignier, Degand havia visto as obras dos pacientes no ateliê de pintura do hospital no Engenho de Dentro. Graças a essa visita e aos esforços de Mavignier, Degand iniciou a organização de uma exposição de obras de pacientes em São Paulo, com o objetivo de levar essas obras para um público maior. A abertura da exposição *9 artistas de Engenho de Dentro do Rio de Janeiro* no MAM-SP ocorreu em 12 de outubro de 1949 (ver cap. 2).

De 1949 a 1951, além de seu envolvimento com o estudo da psicologia da forma, Pedrosa se envolveu amplamente com a arte dos pacientes psiquiátricos (e repetidamente escreveu resenhas sobre o tema), incluindo a exposição no MAM-SP, que na sequência foi montada no Rio. Em resposta à produção criativa dos pacientes, Pedrosa desenvolveu o conceito de *arte virgem*, uma arte livre de convenções acadêmicas e representação naturalista. Essa teorização era contemporânea – embora totalmente diferente – do conceito de *art brut* de Dubuffet, do final da década de 1940[22]. Nesse contexto, é crucial apontar o fato de que Pedrosa deparou com um imperativo aparentemente contraditório: como entender a expressão criativa dos pacientes e incorporá-la a um projeto teórico maior para dar conta da objetividade da forma artística em relação à resposta estética afetiva. A psicanálise e, por extensão, a psiquiatria deram a Pedrosa pouquíssimo suporte teórico. Para ele, ambas as disciplinas tinham a tendência de entender a arte como uma ilustração do inconsciente ou como um sintoma psicológico: "o psiquiatra não está abordando o problema da criação nem palmilhando o campo da estética. Não está dando qualquer julgamento qualitativo sobre a obra. Ele está simplesmente no exercício admirável de sua clínica", aponta[23]. Sua crítica, no entanto, não o distanciou de Silveira, que não só via a arte dos pacientes como um meio de acesso ao inconsciente como apoiava o estudo e a exposição das obras num contexto científico[24]. Essa crítica provavelmente estendeu-se aos escritos de Osório Cesar a respeito das obras dos pacientes do Juquery. Embora os livros de Cesar não constassem na biblioteca de Pedrosa, este provavelmente conhecia seu trabalho. Na década de 1930, ambos eram associados ao Clube dos Artistas Modernos (CAM) e tiveram seus trabalhos cobertos pela imprensa local. Ambos eram marxistas (o primeiro era comunista e o segundo tornou-se trotskista) e ambos foram presos por um curto período durante o regime de Vargas por conta de suas atividades e posicionamentos políticos. Além disso, Pedrosa provavelmente estava ciente da exposição de 1947 das obras de pacientes do Juquery no MASP, que deu continuidade ao enquadramento científico dessa arte por meio da série de palestras e da cobertura da imprensa. Se Pedrosa conhecia Cesar ou não, o que importa é que o crítico se pergunta como abordar uma obra de arte, seu "valor autêntico", e como separá-la de uma apreciação de sonhos e símbolos quando a obra é produzida pelos clinicamente diagnosticados como loucos[25].

* * *

"O problema da apreensão do objeto pelos sentidos é o problema número um do conhecimento humano"[26], assim inicia-se a tese de Pedrosa, "Da natureza afetiva da forma na obra de arte". Para ele, abordar esse problema era abordar a obra de arte. Como uma obra de arte é percebida e, mais ainda, quais são suas propriedades específicas? Como explicar a rela-

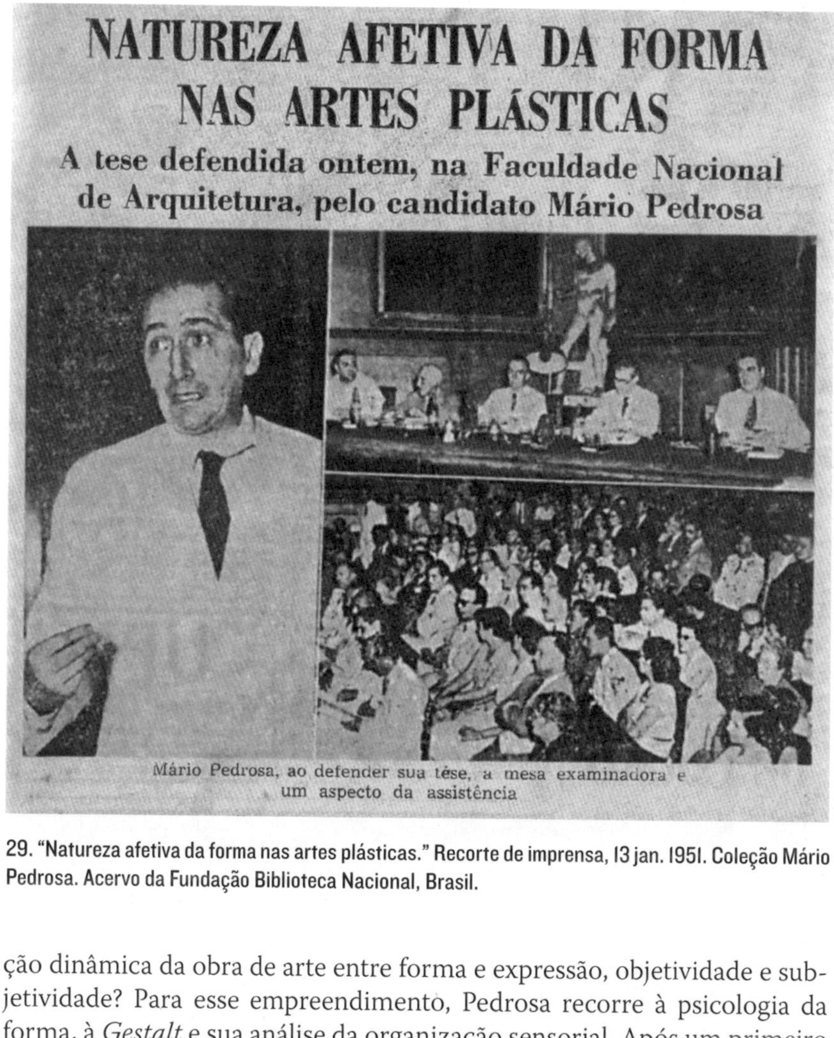
NATUREZA AFETIVA DA FORMA NAS ARTES PLÁSTICAS

A tese defendida ontem, na Faculdade Nacional de Arquitetura, pelo candidato Mário Pedrosa

Mário Pedrosa, ao defender sua tése, a mesa examinadora e um aspecto da assistência

29. "Natureza afetiva da forma nas artes plásticas." Recorte de imprensa, 13 jan. 1951. Coleção Mário Pedrosa. Acervo da Fundação Biblioteca Nacional, Brasil.

ção dinâmica da obra de arte entre forma e expressão, objetividade e subjetividade? Para esse empreendimento, Pedrosa recorre à psicologia da forma, à *Gestalt* e sua análise da organização sensorial. Após um primeiro contato com as teorias da *Gestalt*, quando estudava filosofia em Berlim no final da década de 1920, Pedrosa voltaria a esse assunto 20 anos mais tarde, depois de ler uma entrevista com o jovem pintor não figurativo conhecido como Atlan, na qual o artista descreve o caráter afetivo-fisionômico de suas pinturas[27]. Em seguida, Pedrosa escreveu sua tese como parte de um processo seletivo para a cadeira de História da Arte e Estética na Faculdade Nacional de Arquitetura, no Rio de Janeiro. Por sua proeminência como crítico de arte, a prova de Pedrosa foi assunto da imprensa local, que publicou imagens dele, dos examinadores e do público presente (fig. 29). Em uma dessas reportagens, o trabalho de Pedrosa é descrito como uma "tese audaciosa e, até certo ponto, desconhecida para a maioria doe ouvintes"[28].

Em sua tese, Pedrosa descreve vários princípios da *Gestalt*, incluindo figura e fundo, o princípio de fechamento, subordinação das partes ao todo, além da discussão de Max Wertheimer sobre a "boa forma", na qual as formas privilegiadas do campo perceptivo são identificadas como regulares, simples e simétricas. Para Pedrosa, tanto numa obra de arte "como na psicologia, as exigências da boa forma estão presentes", e as páginas de suas teses estão repletas de grafos visuais tão característicos desses estudos[29]. Para a psicologia da *Gestalt*, o processo de organização perceptiva deve ser considerado espontâneo, e outros componentes do campo perceptivo, como cor e luminosidade, forma e espaço, são tratados como independentes mas também incluídos no foco do psicólogo nos padrões organizacionais emergentes, que são considerados anteriores à formação do conhecimento e aos significados pragmáticos. A psicologia da *Gestalt* tinha como objetivo deslocar os estudos de psicologia das décadas anteriores que analisavam o comportamento (behaviorismo) e a projeção pelo sujeito de seu próprio estado mental em outros e no ambiente (teoria da empatia).

Para Pedrosa, a teoria da *Gestalt*, além de sua ênfase na "boa forma", garante o aspecto *relacional* da percepção. Para demonstrar que a resposta estética não pode ser reduzida a teorias behavioristas anteriores, que enfocavam estímulo e resposta, Pedrosa introduz seu primeiro exemplo especificamente brasileiro: "um samba, por exemplo, produzirá, quem sabe, uma emoção de amor. Por essa teoria [de comportamento] nada existe nas propriedades do estímulo que explique os efeitos emocionais específicos"[30]. Nesse ponto, Kurt Koffka é especialmente importante para o pensamento de Pedrosa, uma vez que, em 1949, ano em que Pedrosa defendeu sua tese, Koffka era um dos poucos acadêmicos que abordaram a questão da importância da psicologia da percepção para a psicologia da arte[31]. Ao abordar a especificidade da obra de arte, Koffka lança um desafio aos estudos que se mantiveram restritos à psicologia do artista, de um lado, ou à psicologia do espectador, de outro[32]. Na palestra "Problems in the Psychology of Art" (Problemas na Psicologia da Arte), de 1938, ele afirma: "a reação emocional é um resultado inteligível, e não puramente contingente, das propriedades do objeto"[33]. A ressonância dessa afirmação em Pedrosa é clara, quando ele escreve que "a reação emocional não é uma reação qualquer, contingente, ou automática; ela é um resultado inteligente das propriedades do objeto"[34].

Para melhor explicar a resposta estética, Koffka recorre brevemente às "qualidades terceiras e características fisionômicas" da obra de arte, invocando por extensão um exemplo de percepção fisionômica. O que é percepção fisionômica? Em resumo, perceber fisionomicamente é perceber o rosto das coisas. Na psicologia da *Gestalt*, a percepção fisionômica descreve os casos em que, por exemplo, alguém percebe uma nuvem escura como algo ameaçador ou uma montanha como algo imponente ou proibitivo. Essas propriedades terciárias da percepção do objeto – que um objeto de percepção pode ser percebido em seu dinamismo como algo imbuído de sentimento, e não por meio de propriedades primárias e secundárias, como forma e cor – são centrais para a análise de Koffka. Em sua palestra, ele dá o seguinte exemplo: "Duas pessoas estão de pé numa colina, olhando a encosta de uma montanha coberta por uma velha floresta ainda intocada por mãos humanas. Uma fica estarrecida com esse espetáculo... a outra não se sente assim e, em vez disso, analisa de forma fria os tipos de árvore presentes." O ponto central desse exemplo é como as características fisionomicamente expressivas dessa paisagem – e, por extensão, da obra de arte – são fenomenologicamente objetivas, embora independentes de resposta individual. Koffka confirma que "as características terciárias e fisionômicas de uma obra de arte não podem se dever a respostas de nós mesmos. [...] Na medida em que o apelo da obra de arte decorre de sua estrutura, é essa estrutura, e não a emoção que essa estrutura desperta, que é de primordial importância para nosso entendimento da psicologia da arte"[35].

Ao longo de seu estudo, Koffka caracteriza a obra de arte como "um todo fortemente coerente, uma *Gestalt* poderosa", e descreve como "as forças dentro da *Gestalt* são bem-equilibradas", como cor e forma, figura e fundo formam parte de um "padrão organizado" maior. Para Koffka, a "epítome" da obra de arte está no que ele chama de sua "pureza". Embora sugira que a resposta a uma obra de arte excede a determinação científica, Koffka acaba por acomodar a percepção artística ao olhar da *Gestalt*: "A percepção tende ao equilíbrio e à simetria."[36] Neste ponto, é crucial o fato de que, no fim, a palestra de Koffka endossa um entendimento e uma experiência da arte que são enquadrados exclusivamente pelas leis da boa *Gestalt*, ao que ele conclui: "Se falta perfeição à visão do artista, então as tensões existentes entre as várias partes de sua obra total não estarão perfeitamente balanceadas."[37]

Não é sem tensão que a psicologia da forma de Koffka se aplica à arte: ele busca explicar a resposta estética por meio das propriedades fisionômicas do objeto, excedendo assim forma e cor, enquanto, simultaneamente, institui a função normativa da *Gestalt*: a boa percepção da *Gestalt* corrige o que desvia do "equilíbrio perfeito". Maurice Merleau-Ponty posteriormente criticaria esses aspectos do pensamento da *Gestalt*, que, segundo ele, "esquece as suas descrições mais válidas quando procura dar-se um arcabouço teórico. Ela só não tem imperfeições nas regiões médias da reflexão. Quando quer refletir sobre suas próprias análises, ela trata a consciência, a despeito de seus princípios, como uma reunião de 'formas'"[38]. A crítica de Merleau-Ponty ajuda-nos a entender como o estudo de Koffka, em vez de manter o foco nas qualidades terciárias ou no caráter fisionômico da produção estética, finalmente o traz de volta para questões de forma e equilíbrio perfeito. Dado o imperativo de perceber a boa forma, não é surpreendente que Koffka não aborde a arte moderna ou obras de arte produzidas por sujeitos não normativos, cujos modos de percepção podem desviar das normas da *Gestalt*. Em seu segundo estudo sobre psicologia da forma, Pedrosa volta-se não só para esse tema, mas também para uma abordagem diferente da expressão fisionômica.

* * *

Apesar da proximidade teórica da seção "Forma e expressão", da tese de Pedrosa, com o pensamento de Koffka, com o surgimento das diversas exposições de obras de pacientes psiquiátricos – e a subsequente fervorosa defesa dessas obras na imprensa local –, a abordagem de Pedrosa da obra de arte, suas qualidades formais e a natureza da resposta estética foram necessariamente deslocadas. Ao escrever "Forma e personalidade", Pedrosa afasta-se dos principais psicólogos da *Gestalt* para aproximar-se do trabalho do psicólogo do desenvolvimento Heinz Werner e do historiador da arte e psiquiatra Hans Prinzhorn[39]. Como resultado, os princípios da *Gestalt* retrocedem parcialmente por trás do envolvimento de Pedrosa com as nuances do que Werner inicialmente formulou como percepção fisionômica, na década de 1920. "O fenômeno artístico consiste, no fundo, em ver tudo fisionomicamente, como se se tratasse de um conjunto de planos e linhas animados de expressão, isto é, uma cara, um todo", escreve Pedrosa[40].

Assim como os psicólogos da *Gestalt*, Werner tinha interesse no papel ativo e organizador do sujeito na percepção e, em 1925, identificava o conceito de percepção fisionômica como uma maneira de abordar uma modalidade de percepção em consonância com as qualidades expressivas de um objeto[41]. O estudo de Werner *Comparative Psychology of Mental Development* [Psicologia comparativa do desenvolvimento mental, 1926] é, de maneira similar aos interesses dos psicólogos da *Gestalt*, direcionado ao estudo da percepção, com o objetivo de deslocar tanto a teoria behaviorista quanto a teoria da empatia. Mas, diferentemente de psicólogos da *Gestalt*, que com frequência assumiam um sujeito de percepção neutro,

Werner foca as diferenças de percepção por meio de casos de crianças, dos ditos "primitivos", e de doentes mentais[42]. Quanto à percepção fisionômica, Werner também recorre à natureza como um exemplo comum da vida real:

> Todos nós, em um momento ou outro, já tivemos essa experiência. Uma paisagem, por exemplo, pode ser vista repentinamente como algo que expressa certo estado de espírito – seja ele alegre, melancólico ou pensativo. Esse modo de percepção é radicalmente diferente da percepção mais cotidiana na qual as coisas são conhecidas de acordo com suas qualidades "geométrico-técnicas".[43]

Para esclarecer por que ele designa esse tipo de percepção como fisionômica, Werner continua:

> Em nossa própria esfera há um campo no qual objetos são comumente percebidos como algo que expressa uma vida interior. Isso se dá em nossa percepção dos rostos e movimentos corporais e de seres humanos... Justamente porque a fisionomia humana só pode ser percebida de modo adequado em termos de sua expressão imediata, propus o termo *percepção fisionômica* para esse modo de cognição.[44]

A fisionomia, ou o discernimento de qualidades inerentes ao caráter de uma pessoa baseado em sua aparência externa, tem uma longa história, que remonta à filosofia grega e retorna intermitentemente ao longo dos séculos. Ela volta a aparecer, e com bastante popularidade, nos séculos XVIII e XIX, sobretudo graças ao poeta e fisionomista suíço Johann Kaspar Lavater, que por um breve tempo foi amigo de Goethe. No campo da arte, exemplos notáveis de estudos fisionômicos do século XVIII são encontrados nas 69 cabeças esculpidas pelo escultor alemão-austríaco Franz Xaver Messerschmidt. *O homem vexado* (1779-1783), por exemplo, é emblemático da obsessão de Messerschmidt pela expressão, pelo rosto e pela comunicação de estados psíquicos variados. Acredita-se, aliás, que o próprio Messerschmidt sofria de psicose durante a produção dessas obras. Consequentemente, conforme obras de arte produzidas por pacientes psiquiátricos tornaram-se cada vez mais objeto de escrutínio ao longo dos séculos XIX e XX, o historiador da arte e psicanalista Ernst Kris incluiu essas cabeças esculpidas em um dos primeiros estudos a aplicar princípios psicanalíticos na interpretação de obras de arte[45]. A obra de Messerschmidt exibe a obsessão do Iluminismo com a expressão e a fisionomia, e oferece uma produção estética fundamental para as origens das interpretações psicanalíticas da arte. Posteriormente, no campo da medicina do século XIX, fotografias eram utilizadas para criar retratos fisionômicos dos doentes mentais. Tais fotografias sugeriam, de forma problemática, que a loucura podia ser vista e classificada de acordo com os tipos de rosto e de expressão corporal[46].

Nas décadas de 1920 e 1930, quando Werner desenvolvia seu conceito de percepção fisionômica, seu objetivo era menos uma interpretação pseudocientífica dos rostos do que uma tentativa de explicar um tipo de percepção responsiva à expressividade da forma. Talvez não seja surpreendente que, de modo parecido ao dos artistas modernos europeus, Werner associe a percepção fisionômica com a criança, o "primitivo", o esquizofrênico e o artista, ao passo que aquilo que ele chama de percepção geométrico-técnica estaria ligado com o adulto, o engenheiro e a civilização moderna. Seu estudo contém várias imagens, incluindo desenhos de crianças e desenhos de artistas com esquizofrenia institucionalizados, assim como grafos visuais característicos da experimentação e do discurso científico. Ao analisar o desenho de um menino de sete anos de idade, Werner afirma que a linha da criança mostra a atividade de caminhar não por meio de uma precisão geométrica ou de uma disposição exata dos membros, mas por meio de dois tipos de linha que representam dois tipos de perna: "pernas andando" e "pernas correndo"[47]. Além disso, ao longo do estudo ele se refere a várias situações experimentais nas quais, por exemplo, uma forma é percebida como cruel ou uma linha é percebida como alegre ou triste[48].

Essas propriedades terciárias da percepção do objeto – em que o próprio objeto de percepção, em vez de sua forma ou sua cor, é percebido como portador de afeto – são essenciais para a análise da percepção fisionômica, que, segundo Werner, precedia uma compreensão lógico-intelectual do mundo. Para ele, crianças, primitivos e esquizofrênicos existem numa maior relação dinâmica com seus mundos. Ao escrever sobre a percepção fisionômica sob condições patológicas, Werner aponta:

> Por exemplo, um esquizofrênico paranoico diz, olhando apavorado para portas que balançam para frente e para trás: "A porta está me devorando!". O afeto, como era visto, mais uma vez se tornou um fator na configuração do mundo ao seu redor [...] E isso ocorre não no sentido de que o mundo de coisas passa a ser investido de um tom especialmente forte de emoção, mas no sentido de que o afeto de fato forma o próprio mundo. As portas e seu movimento no caso citado acima são vivenciados como algo diretamente relacionado à fisionomia. O peculiar desfoque, a crescente "estra-

nheza" (*Verseltsamung*) de tudo, o senso de foco e orientação anormal... são fundamentos parciais na aparência alterada dos objetos, à medida que o fisionômico e o dinâmico notavelmente predominam. As propriedades das coisas deixam de ser objetivas e geométricas, deixam de ser "de fora".[49]

Werner posteriormente sustenta que "o mundo da percepção esquizofrênica se caracteriza por uma acentuada participação de fatores subjetivos no processo de configuração (perceptiva)"[50].

Werner compreendia com clareza que qualquer estudo sobre percepção fisionômica apresentava um dilema metodológico num enquadramento gestáltico-holístico normativo. Por exemplo, ao voltar a falar sobre o rosto humano, Werner explica como os olhos, se vistos isoladamente, perdem seu caráter expressivo específico, de forma que "o centro animado do rosto [...] se torna uma (mera) parte física do corpo"[51]. Princípios da *Gestalt*, como dissociação de figura e fundo e boa forma, são em última análise insuficientes para capturar o dinamismo específico do caráter fisionômico de um objeto, assim como a gama afetiva de qualidades terciárias (por exemplo, o fato de uma forma poder ser cruel ou gentil, uma linha ser alegre ou triste, agitada ou calma) excede os ditames prescritivos da boa forma e o que Koffka, em sua abordagem da arte, chama de um padrão bem equilibrado e organizado.

Porque psicólogos da *Gestalt* como Koffka não permitiam experiências perceptivas não racionais dos sujeitos em suas descrições da arte (como o relato paranoico-esquizofrênico de Werner detalhado anteriormente), ao recorrer a Werner, Pedrosa encontrou uma maneira de incorporar a produção criativa dos pacientes à sua contribuição para a psicologia da arte. Ao fazer isso, ele aprofundou a discussão sobre o caráter fisionômico e o poder expressivo da obra de arte, negociando assim a cisão entre a *Gestalt* formal ou estrutural e a *Gestalt* fisionômica e, portanto, uma diferença metodológica entre o que significa focar na coerência interna de padrões de organização *versus* formas expressivas. Apesar disso, o que permaneceu central para a compreensão da resposta estética, para Pedrosa, foi a noção de que a expressão fisionômica estava situada nas propriedades formais da obra de arte, e não *a priori* na psicologia de um sujeito.

Outra limitação dos estudos da *Gestalt* formal ou estrutural é o fato de que eles não lidam com a cor[52]. Ao longo desta pesquisa, eu já suspeitava de que a cor e sua capacidade de perturbar a percepção dos padrões da *Gestalt* teriam um papel crucial nas críticas de Pedrosa sobre a arte dos pacientes psiquiátricos. Descobri, no entanto, que, com essa mudança de foco para o caráter fisionômico da obra de arte, Pedrosa identifica o uso

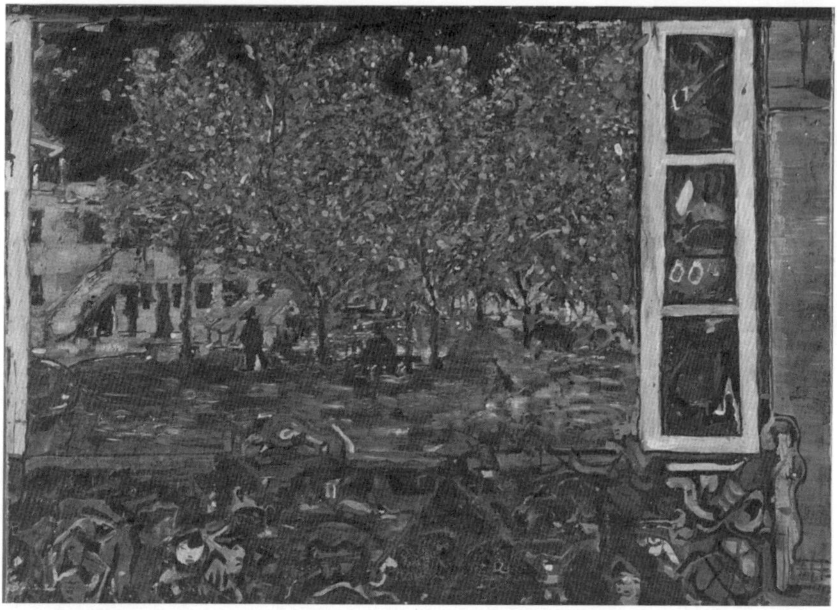

30. Emygdio de Barros, *Janela*, 1948. Óleo sobre tela. 65 × 91,5 cm. Museu de Imagens do Inconsciente.

das cores por sua expressividade, sem nomear seus efeitos ou potencial simbolismo. Assim, por exemplo, numa crítica de uma obra de Emygdio de Barros, ele escreve: "trata-se realmente de verdadeiro pintor, dos maiores já surgidos no Brasil. [...] Em *Janela* (óleo sobre tela) [fig. 30] o jogo cromático já aparece mais em função das relações [estruturais] das cores entre si na tela do que ao acaso da simbologia inconsciente."[53] Nesse ponto, Pedrosa se refere à inegável variedade de cores utilizada por Barros, mas, como ele está comprometido com a expressividade da forma estética independente de classificação clínica, limita-se a atribuir um caráter metafórico à cor. Nessa linha, também evita introduzir teorias de cor modernistas como as de Wassily Kandinsky, que, sobre a loucura e a cor, escreve: "Quando comparado com o estado mental de um indivíduo, (o amarelo) poderia ser a cor que representa a loucura – não a melancolia ou a mania hipocondríaca, mas um ataque de loucura violento, raivoso."[54] Em vez de relacionar uma cor ou uma percepção de cor à loucura, Pedrosa conjura a cor como parte da relacionalidade dinâmica da expressão fisionômica. Seu estudo sobre a percepção fisionômica forneceu uma maneira de introduzir expressividade, e não racionalidade, à sua orientação gestáltica.

No contexto do modernismo de meados do século XX no Brasil, teorias da *Gestalt* foram relacionadas sobretudo à suposta racionalidade da arte concreta e a obras de arte que exibiam uma lógica construtivista, por vezes matemática. Para o historiador e crítico da arte Ronaldo Brito, a arte concreta apresenta "agenciamento estético das possibilidades ópticas e sensoriais prescritas pela teoria da *Gestalt*", assim como produções seriais e óptico-sensoriais que buscam aproximar ciência e tecnologia[55]. Tomemos por exemplo a obra *Ideia visível*, de Waldemar Cordeiro (1956, fig. 31), uma pintura em acrílico sobre masonita. Cordeiro retrata dois feixes de linhas em espiral, um branco e um preto, sobre um fundo vermelho. Esses dois feixes são idênticos, exceto pela rotação de 180 graus das linhas pretas. A obra sugere uma simetria dinâmica baseada numa espiral logarítmica, denotando assim o interesse do artista pela pura visualidade de ideias mate-

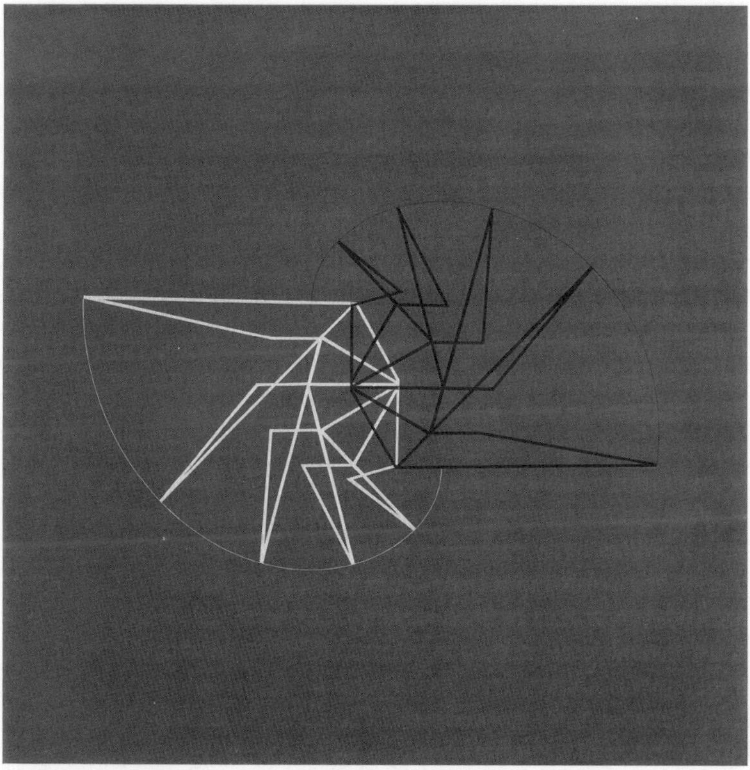

31. Waldemar Cordeiro, *Ideia visível*, 1956. Acrílico sobre masonita. 59,9 × 60 cm. Cortesia Coleção Patricia Phelps de Cisneros.

máticas. Cordeiro era membro do Grupo Ruptura, de São Paulo, que em 1952 tornou público seu engajamento na abstração racionalista por meio de um manifesto no qual, em sua polêmica empreitada contra o naturalismo, também criticava "o naturalismo 'errado' das crianças, dos loucos, dos 'primitivos' dos expressionistas, dos surrealistas, etc."[56]. Lido contra o tema deste livro, o manifesto pode parecer um desabafo contra Pedrosa e sua defesa das obras dos pacientes, e pode ser entendido como uma crítica das práticas de exposição de instituições de arte moderna da época e seus programas dedicados aos pacientes do Engenho de Dentro e do Juquery.

O envolvimento de Pedrosa com a arte dos pacientes psiquiátricos e com o que chamamos de virada fisionômica em seu entendimento da *Gestalt* começa a articular os contornos de um campo discursivo no qual a geometria abstrata poderia ser percebida como expressiva, em vez de racional ou puramente visual. Isso não significa dizer que Pedrosa tenha determinado como a abstração geométrica deveria ser produzida, mas que suas ideias formaram parte de um debate mais amplo com artistas e críticos no Brasil da década de 1950, sobretudo no Rio de Janeiro. O entendimento de Pedrosa da percepção e da expressão fisionômicas foi um terreno fértil para a subsequente recepção local da fenomenologia de Merleau-Ponty, cujo trabalho também foi influenciado pelos estudos de Werner[57]. Consideremos este comentário de Merleau-Ponty: "A *Gestalt* de um círculo não é sua lei matemática, mas sua *fisionomia*."[58]

O engajamento de Pedrosa com a *Gestalt* e a percepção fisionômica – uma percepção em consonância com a expressividade de formas no mundo – o situa numa linhagem de intelectuais como Béla Balázs, no cinema, e Rudolf Arnheim, psicólogo e teórico. Assim como Pedrosa, Arnheim ampliou o conceito gestáltico de forma para incluir a expressão em sua obra sobre cinema, nos anos 1920, e posteriormente em sua obra mais conhecida, *Art and Visual Perception: A Psychology of the Creative Eye* (1954), que, aliás, constava na grande biblioteca de Pedrosa. Considerando essas afinidades intelectuais, a abordagem de Pedrosa à resposta afetiva provocada por uma obra de arte também deve ser situada a uma distância crítica da "regulação estética do sentimento"[59] do estadunidense Clement Greenberg.

As abordagens de Greenberg e Pedrosa à obra de arte destoam ainda mais quando comparados seus posicionamentos divergentes quanto à obra de Alexander Calder. Após visitarem a retrospectiva de meio de carreira do artista no MoMA, em Nova York, ambos escreveram críticas em renomados veículos de crítica de arte em seus países: a revista *The Nation* e o jornal *Correio da Manhã*. Em 1943, as galerias do MoMA foram tomadas pelas esculturas abstratas de Calder: móbiles dos quais cuidadosamente pendiam planos monocromáticos, movendo-se conforme o movimento das correntes de ar; esculturas "stabiles" que equilibravam elegantemente formas arqueadas e planos de metal. Para Greenberg, no entanto, "faltava história" à obra de Calder, que era "não suficientemente determinado por um propósito que se desenvolve [interno ao meio da escultura]", uma crítica que prenunciou o que ele posteriormente identificaria como a tendência autocrítica do modernismo aliada à noção de especificidade do meio[60]. Considerando o seu investimento numa resposta estética afetiva, as teorias de Pedrosa nunca estiveram profundamente ligadas à questão da especificidade do meio. Nesse sentido, Pedrosa aprecia a obra de Calder e observa como ela está "à cooperação da imaginação"[61]. Para ele, as construções de Calder revelam uma abordagem da tecnologia que transcende a função, escapando assim da identificação com a máquina. Posteriormente, Pedrosa foi fundamental na organização da exposição de Calder de 1948 no Ministério da Educação e Saúde, que em 1952 abrigou o MAM-RJ[62].

É curioso que o escultor americano e o crítico brasileiro parecem ter compartilhado um interesse na arte produzida com fins terapêuticos e, consequentemente, na atividade artística de sujeitos não normativos. Oito meses antes da citada retrospectiva, Calder participou de *The Arts in Therapy*, uma exposição em cartaz nas galerias do auditório do MoMA. Organizada pelo Programa de Serviços Armados do museu, sob a direção de James Thrall Soby, a exposição buscava ilustrar a relação entre arte e terapia ocupacional, com o objetivo de mostrar como programas artísticos poderiam ser, de maneira mais eficaz, postos a serviço da reabilitação de soldados e marinheiros deficientes que voltavam da Segunda Guerra Mundial (fig. 32). Nos meses que antecederam a exposição, o MoMA organizou uma competição de "orientação em design" na qual artistas e artesãos eram incentivados a submeter "itens atraentes e úteis que terapeutas pudessem utilizar como modelos para seus pacientes"[63]. Uma circular que anunciava a competição descrevia como a terapia ocupacional "auxilia partes lesionadas do corpo a voltar ao normal e a reestabelecer a autoconfiança e o equilíbrio do paciente"[64]. O museu também pediu a artistas que propusessem obras "pequenas o suficiente para serem feitas na cama" e com materiais "baratos" e de "fácil obtenção"[65]. A competição e a subsequente exposição foram explicitamente anunciadas como uma maneira de artistas oferecerem seus serviços no contexto da guerra.

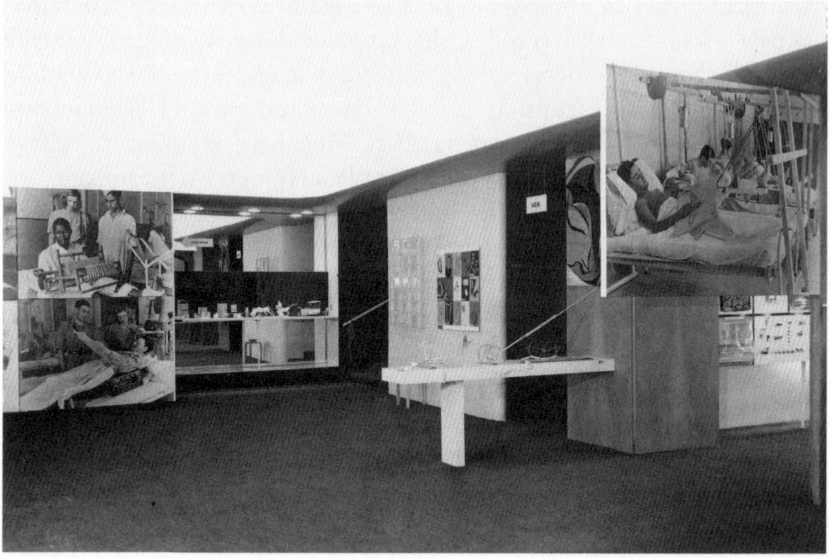

32. *The Arts in Therapy*, 3 fev. 1943-7 mar. 1943. Vista da instalação (com os modelos de Alexander Calder exibidos nas mesas). Museu de Arte Moderna (MoMA), Nova York. Impressão sobre papel prata/gelatina, 11,4 × 16,5 cm. Arquivo The Museum of Modern Art Archives /Scala, Florença.

Um comitê de jurados determinado pelo museu selecionou 23 ganhadores entre 237 candidatos, favorecendo trabalhos que demonstraram "valor terapêutico e recreativo para membros deficientes e convalescentes das forças armadas"[66]. Embora não participassem formalmente da competição, ambos, Calder e André Masson, enviaram modelos. Um comunicado de imprensa descreve o trabalho de Calder:

> Alexander Calder criou duas dúzias ou mais de alegres e fantásticos brinquedos feitos da maneira mais simples a partir de caixas de charuto, caixas de fósforos, pedaços de lata, couro, velhas cordas de piano, retalhos, fios e pedaços de madeira. Ele usou esses materiais de lixeira de modos tão fantásticos e divertidos que apenas um soldado ou um marinheiro muito debilitado conseguiria não rir à primeira vista e não pedir que a cesta fosse esvaziada em sua cama, para fornecer-lhe os materiais similares para suas próprias criações divertidas. Entre as obras de Calder está *Lady Godiva on a Bike*, uma sisuda mulher de madeira e tecido inadequadamente escondida sob cachos floridos de fios. Outros projetos incluem um banheiro completo e muito realista, que agradaria a qualquer marinheiro, debilitado ou não.[67]

Ao mesmo tempo que pressupõe uma resposta afetiva imediata da parte do soldado debilitado que pode ser traduzida no ato físico de fazer algo, o texto aborda a leveza dos temas e dos materiais de Calder. Em agradecimento à participação de Calder, Soby escreve: "Eu gostaria de canonizá-lo como Santo Alexander da Terapia do Século XX. Deus o abençoe."[68]

Além dos modelos enviados por artistas para uso na terapia ocupacional, a exposição do MoMA incluiu uma segunda "seção de terapia criativa", que mostrava obras de "meio livre" (pintura, escultura e desenho) de pacientes que não eram necessariamente soldados, mas cuja produção criativa fazia parte de programas psicoterapêuticos e seus meios de diagnóstico e cura. A existência de duas seções na exposição revela os imperativos, por vezes concorrentes, quando a arte é utilizada como terapia: valor recreacional-reabilitativo *versus* valor psicológico-diagnóstico; trabalho físico ou manual *versus* expressão criativa; o trabalho a partir de modelos *versus* a produção de obras inventadas por si mesmo; e o alinhamento dessas objetividades com as determinações discursivas do que constitui artesanato *versus* arte[69].

Embora Calder demonstre interesse na arte produzida em condições terapêuticas, há diferenças cruciais entre os contextos culturais dos Estados Unidos e do Brasil e os discursos institucionais utilizados para apoiar tanto essas obras quanto aqueles que as produziram[70]. Se Pedrosa viu ou não essa exposição em 1943 não é uma questão. Pelo contrário, quando voltou para o Brasil e iniciou sua defesa das obras dos pacientes de Silveira, ele recorria rigorosa e incansavelmente a esses últimos termos – expressão criativa, invenção individual e arte –, sobretudo ao argumentar que os pacientes de Silveira não copiavam modelos preexistentes, uma querela já abordada no capítulo 2. Além disso, no contexto de *9 artistas de Engenho de Dentro do Rio de Janeiro*, em cartaz no primeiro museu de arte moderna da América do Sul, Pedrosa deslocou o valor recreacional-reabilitativo da terapia ocupacional, assim como a ânsia diagnóstica da psiquiatria, para apoiar sua tese mais ampla sobre expressão fisionômica e a resposta afetiva à obra de arte.

* * *

A insistência de Pedrosa na *expressão* fisionômica na obra de arte também lança uma luz diferente na ruptura entre arte concreta e neoconcretismo. Em 1959, artistas como Amilcar de Castro e Lygia Clark desafiaram o racionalismo da arte concreta e o formalismo dos concretistas de São Paulo. Juntos, eles formaram – com Reynaldo Jardim, Hélio Oiticica,

Lygia Pape, Theon Spanúdis e Frank Weissman – o breve movimento neoconcreto (1959-1961). Para sinalizar essa mudança, Ferreira Gullar – poeta, crítico e discípulo de Pedrosa – escreveu o "Manifesto neoconcreto". Gullar explica: "O *neoconcreto*... nega a validez das atitudes cientificistas e positivistas em arte e repõe o problema da *expressão*."[71] Influenciado pela leitura da fenomenologia de Merleau-Ponty, à qual teria sido apresentado por Pedrosa, Gullar e seu grupo repudiaram o modelo racionalista de consciência defendido por pintores e poetas de São Paulo, assim como o sujeito expressivo evidenciado pela *arte informal*, que dominou a Bienal de São Paulo naquele mesmo ano. Os artistas neoconcretos reorientaram o espaço da abstração geométrica e da arte concreta numa experiência fenomenológica espacializada, na qual era designado um papel mais ativo ao espectador, como em *Bichos*, de Lygia Clark, e *Núcleos* e *Penetráveis*, de Hélio Oiticica, as três séries iniciadas naqueles anos e elaboradas ao longo dos anos 1960. Em "Paulistas e cariocas" (1957), Pedrosa parece antecipar essas mudanças na arte no Rio de Janeiro ao descrever o modo como os paulistas seguiam suas teorias religiosamente, ao passo que os cariocas eram mais devotados ao "jogo espacial" em suas obras[72].

O fato de o neoconcretismo ter surgido justamente quando Pedrosa estava no Japão provocou frequentes especulações de que o grupo teria sido formado contra ele. Gullar e os outros artistas neoconcretos, no entanto, não abandonaram o pensamento de Pedrosa sobre a expressividade da forma, como bem se percebe ao retomar o artigo "Lygia Clark e o espaço concreto expressional" (1959), no qual Clark descreve seu desejo de "expressar o próprio espaço, e não compor dentro dele"[73]. As invocações da expressão por Gullar e Clark ampliavam o pensamento de Pedrosa, de forma a redirecionar a expressão para a relação entre uma obra e o espaço que ela constrói. Ao longo dos anos 1950, vários artistas descartaram a coerência interna e a autonomia formal da arte, ao passo que, em suas obras, mantiveram um investimento subjetivo na expressividade de formas geométricas, como nos *Bichos* de Clark[74]. Embora a linguagem da ruptura – introduzida por Ronaldo Brito no subtítulo de *Neoconcretismo: Vértice e ruptura do projeto construtivo brasileiro* (1985) – seja frequentemente apontada para descrever essa mudança[75], as questões sobre o fisionômico e sua relação com o fenomenológico sugerem menos uma ruptura entre a arte concreta do Rio de Janeiro e o subsequente movimento neoconcreto do que uma elaboração crítica e uma intensificação da intangível expressividade da *Gestalt* fisionômica levada ao nível da participação corporal do espectador. A diferença na teoria responde a diferenças que podem ser rastreadas na prática, diferenças que dependem em parte da divergência entre a *Gestalt* formal e a *Gestalt* fisionômica. A ênfase no processo criativo que artistas de vanguarda observaram no ateliê dos pacientes – por meio de visitas ao espaço ou dos escritos de Pedrosa – contribui para a compreensão da abertura para o processo artístico e para a participação que passaram a caracterizar o neoconcretismo e o posterior desenvolvimento das obras dos artistas.

* * *

Pedrosa via a arte concreta como algo totalmente adequado ao contexto brasileiro e sua modernidade em desenvolvimento, opondo-se assim à contínua proeminência de gerações anteriores de pintores figurativos, como Candido Portinari. Embora Pedrosa fosse universalista – como aliás era comum no meio em que ocorreu sua formação intelectual –, considerado de uma perspectiva do presente, podemos entender seu universalismo como duplamente estratégico: com ele, Pedrosa não só inseriu a percepção gestaltista e a abstração modernista brasileiras na história da arte universal (trabalhando contra equívocos estrangeiros), mas também incorporou a produção criativa de pacientes psiquiátricos em seu relato universalista da resposta estética, abrangendo obras produzidas por crianças e pelos povos indígenas[76]. O universalismo de Pedrosa, teorizado a partir de sua posição como intelectual cosmopolita, responde à especificidade histórica do Brasil. Mas, contra o *ethos* desenvolvimentista, que alinhava a abstração geométrica com uma visão racionalista, o pensamento e as ambições de Pedrosa a respeito do concretismo brasileiro mantiveram-se conceitual e afetivamente distintos da aplicação racional das teorias da *Gestalt* na arte.

O deslocamento da *Gestalt* formal (ou estrutural) em favor da *Gestalt* fisionômica ocorrido na prática crítica de Pedrosa a partir do contato com os pacientes de Silveira não é apenas uma diferença de grau, mas uma diferença de tipo. A *Gestalt* formal foca nos padrões organizacionais da percepção, ao passo que a percepção fisionômica depende de um entendimento da percepção em consonância com a expressão. "Os mais primordiais objetos de consciência [...] não se parecem com coisas, mas com rostos"[77], escreve Werner, ao que faz eco Pedrosa: "[O objeto de arte] é dotado precisamente desse poder fisionômico que tão bem compreendemos [...] que a criança compreende, num rosto."[78] Mais especificamente, ele estende suas observações à abstração geométrica quando escreve: "As qualidades fisionômicas do todo não existem só num rosto. São características também na figura geométrica, num quadro."[79]

Meu objetivo com este relato da percepção fisionômica não é mudar a maneira com que Pedrosa, ao lidar com a arte de pacientes psiquiátricos, continuamente defende a "unidade formal pura" dessas obras, afastando assim o contexto da produção (o hospital psiquiátrico) e a subjetividade dos pacientes[80]. Afinal, ao discutir as obras dos pacientes, Pedrosa conclui, consonante com Prinzhorn: "Dificilmente, no entanto, se pode distinguir sãos e não sãos de espírito *só* ao se contemplarem as obras."[81] Para Pedrosa, o que estava em questão era a diferença entre os campos emergentes da psicologia da arte e da psicopatologia da arte, a especificidade da resposta estética *versus* a da classificação clínica[82]. Ao manter essa diferença discursiva, no entanto, Pedrosa foi além.

Três anos antes da publicação da primeira obra de Michel Foucault a respeito da loucura, *Maladie mentale et personnalité* (Doença mental e personalidade, 1954), Pedrosa publicava "Forma e personalidade", cuja seção "Inspiração e loucura no passado" oferece um relato presciente da historicidade da loucura[83] ao narrar o modo como doenças mentais foram tratadas por diferentes culturas: das sociedades indígenas, que consideravam a epilepsia uma revelação de um "ser superior", à visão predominante na Idade Média de que essas manifestações eram "de pactos com o demônio"[84]. Pedrosa escreve: "O homem primitivo e, parcialmente, o homem antigo e o medieval não distinguiam entre o normal e o anormal, entre comportamentos padronizados e não padronizados conforme nossos hábitos de hoje."[85] Além disso, ao focar estrategicamente nas pinturas expostas em *9 artistas de Engenho de Dentro do Rio de Janeiro*, no MAM-SP, Pedrosa convida a repensar formas contemporâneas de reconhecimento e visibilidade com o objetivo de questionar a autoevidência com a qual a sociedade moderna aceita definições estabelecidas do que é são ou louco. "Que reação tem o público em face das mesmas manifestações consideradas no passado como altamente inspiradas ou dignas de consideração?"[86] A resposta é uma advertência:

> A mais reles possível, a mais acanhada, preconceituosa e maléfica. E por isso é-se tão propenso a escarnecer de seus manifestantes, e tão brutalmente solícito em isolá-los, esmagá-los pela camisa-de-força e o confinamento, a destruição moral, espiritual e física; é o reino do utilitarismo racionalista burguês, em uma de suas expressões mais baixas e vulgares.[87]

No contexto da orientação amplamente gestáltica de "Forma e personalidade" e suas repetidas invocações da obra de arte como um "todo completo", a digressão de Pedrosa sobre a história da loucura constitui uma interrupção metodológica que desafia de forma contundente as condições contemporâneas nas quais a loucura recebe o status de doença mental e denuncia a violência de seu tratamento. Para alguns autores contemporâneos, como Otília Beatriz Fiori Arantes, "Mário Pedrosa nunca ignorou as diferenças entre a 'arte virgem' e a arte culta"[88]. Gustavo Henrique Dionisio, por outro lado, sugere que Silveira e Pedrosa apoiam "uma aceitação tácita de que as criações dos pacientes são verdadeiras obras de arte"[89]. Para este estudo, no entanto, o fato de Pedrosa ter abandonado ou defendido a diferença entre a arte dos pacientes psiquiátricos e a arte moderna é secundário ao fato de que seu apoio às obras dos artistas-pacientes estava intimamente ligado à sua crítica da racionalidade e aos métodos da instituição psiquiátrica moderna (uma crítica que pode ser totalmente compreendida apenas em relação ao trabalho pioneiro de Silveira). Ao tratar da historicidade da loucura, Pedrosa também vai além da lógica evolutiva que subentende o estudo comparativo de Werner com seu relato desenvolvimentista da criança, do primitivo e do esquizofrênico. A tensão produtiva no cerne do projeto crítico de Pedrosa reside no fato de que ele insistia na autonomia da forma por meio de uma atenção ao poder fisionômico da obra de arte e simultaneamente criticava a racionalidade burguesa por excluir os doentes mentais.

Em consequência disso, em vez de situar os "loucos" fora da arte moderna ou dentro de um modelo de transgressão (como no caso contemporâneo de Dubuffet), Pedrosa inclui as obras dos pacientes como parte do modelo universal de recepção estética que ele defende. Nesses termos, o projeto de Pedrosa de promover uma percepção moderna em harmonia com a expressão da forma é ao mesmo tempo uma posição estética e ética: ele engaja o tema da ética como tema da crítica de arte[90]. Seu desafio não era apenas às convenções da arte, mas também às normas que definem quem é ou não é um sujeito, quem é considerado são ou louco. De fato, o posicionamento de Pedrosa e a constelação específica que ele abarca – arte e psicologia, uma estética e uma ética da recepção – apresentam um conjunto de questões que reverberaram em práticas artísticas no Rio de Janeiro nas décadas que se seguiram.

Lembremos que, sobre a percepção fisionômica e os doentes mentais, Pedrosa escreve: "Vêem tudo simultaneamente por dentro e por fora." A frase também evoca a topografia espacial da fita de Möbius. Se esta era celebrada como uma estrutura racional na obra de Bill, então a frase de Pedrosa invoca o entrelaçamento expressivo do dentro e do fora que posteriormente toma uma forma estética na obra de Clark. Uma das últimas

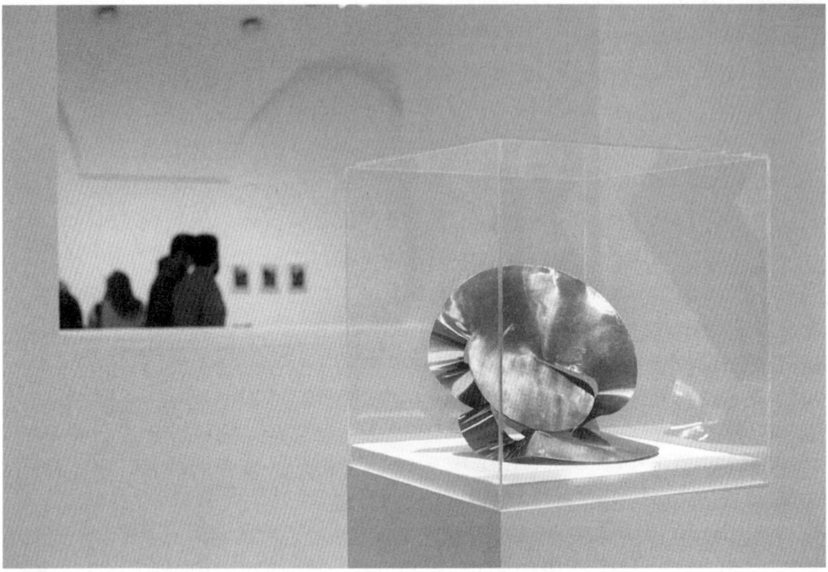

33. *Espectros de Artaud* com *O dentro é o fora* de Lygia Clark, 1963, Museo Nacional Centro de Arte Reina Sofía, 2013. Vista da exposição.

peças da série *Bichos*, *O dentro é o fora* (1963, fig. 33), por exemplo, é cortada de uma única folha de aço inoxidável. A forma curvilínea do metal maleável enfatiza uma topologia dinâmica: ao manipular a obra, o espectador-participante experimenta a reversibilidade e o revezamento entre dentro e fora. Sobre a experiência da obra, Clark escreve: "Ela me modifica [...]. 'Dentro e fora': um ser vivo aberto a todas as transformações. Seu espaço interior é um espaço *afetivo*."[91] Clark cada vez mais investigava o poder emancipatório da experiência sensorial fora da linguagem codificada em *Objetos sensoriais* (1966-1968) e *Máscaras sensoriais* (1967), como deixam claro as análises de sua obra por Suely Rolnik e Susan Best[92]. Ela desenvolveu sua prática artística ao mover do ato ao corpo, do corpo à relação entre corpos e, finalmente, ao trazer a própria subjetividade para o desenvolvimento das sessões da *Estruturação do self* e o uso do que ela chamava de *objetos relacionais*, os quais colocava sobre os corpos de seus clientes (uma prática que continua até hoje no trabalho terapêutico de Gina Ferreira e Lula Wanderley). A pesquisa para este capítulo significou me confrontar com as condições de possibilidade do envolvimento de Clark com a terapia, fundamentando assim minha escrita futura sobre sua arte.

Considerando a história das obras de pacientes psiquiátricos no Rio de Janeiro, assim como o envolvimento do modernismo brasileiro com os ateliês de atividades expressivas, a obra de Clark apresenta menos um abandono da arte, como sugeria o título da retrospectiva de suas obras no MoMA, do que um retorno a um momento no qual a ligação entre arte e psiquiatria, e arte e terapia, fazia parte tanto da produção artística e cultural oficial quanto de debates críticos[93]. No caso de Clark, trata-se tanto de um retorno quanto de uma reversão dialética. Se Pedrosa incluía obras de pacientes psiquiátricos como parte da estética universal da recepção que ele defendia, nas décadas de 1960 e 1970, auge dos movimentos antipsiquiatria, Clark reanimou a ligação entre arte e psiquiatria enquanto a prática terapêutica se tornava o verdadeiro material de sua arte.

CENA

VISITANTE: Ele é capaz de fazer, né... É, isso não é qualquer pessoa que tem capacidade, isso é uma glória pro senhor, né?

BISPO: Não, não é uma glória, não, eu faço porque sou obrigado, se eu pudesse não fazia nada disso.

VISITANTE: Não eu tô dizendo eu acho que o senhor tem honra em fazer.

BISPO: Não, não senhora, eu sou obrigado se não eu não fazia isso, não, ta entendendo?

VISITANTE: Tá muito bem, eu gostei muito de seus trabalhos.

BISPO: Eu escuto voz e as voz me obriga a fazer tudo isso.

VISITANTE: O senhor recebe ordens pra fazer.

BISPO: Pois é, então, se eu pudesse não fazer nada eu não fazia nada disso.

VISITANTE: As ordens que o senhor recebe deve ser do além, né?

BISPO: Eu não sei, agora se eu recebo as ordens e sou obrigado a fazer.

ARTHUR BISPO DO ROSARIO, entrevista em Hugo Denizart, *O prisioneiro da passagem: Arthur Bispo do Rosario*. Brasil: Centro Nacional de Produção Independente, 1982. Filme em cores (30 min).

4

A CONTEMPORANEIDADE DE BISPO

"Não sou artista. Sou orientado pelas vozes para fazer desta maneira."
Arthur Bispo do Rosario, c. 1974-1989

"Tendo hoje, à sua disposição, toda a obra de Bispo do Rosario, é obrigação da crítica analisá-la como parte significativa da produção de arte contemporânea brasileira."
Frederico Morais, 2013

Arthur Bispo do Rosario talvez seja o mais célebre artista *outsider* do Brasil, um paciente psiquiátrico que representou o país na Bienal de Veneza de 1995. Diferentemente dos pacientes de Nise da Silveira, Bispo produziu suas várias criações – de estandartes a *assemblages* – afastado de qualquer nome do mundo artístico ou literário. Mas, se uma pessoa pode levar os créditos por ter trazido a obra de Bispo aos olhos do mundo da arte, esse alguém é o curador e crítico Frederico Morais, organizador da primeira exposição dele, *Registros de minha passagem pela Terra*, na Escola de Artes Visuais do Parque Lage, no Rio de Janeiro, em 1989 (ano do falecimento de Bispo), e da retrospectiva *Arthur Bispo do Rosario: O inventário do universo*, no MAM-RJ. Para Morais, essas exposições foram fundamentais para a "invenção" de Bispo como artista[1]. Sob essa perspectiva, as epígrafes deste capítulo – sendo a primeira atribuída a Bispo e a segunda de Morais – apontam para alguns dos principais questionamentos que motivaram a escrita deste livro[2], a saber, a maneira como os objetos criados por pacientes psiquiátricos são compreendidos, discutidos, enquadrados e expostos no Brasil e as descontinuidades que se verificam na prática entre o Brasil e outros lugares do mundo.

A categoria "arte contemporânea" começou a dominar os discursos institucionais na década de 1990, coincidindo com o processo de promoção de Bispo a artista contemporâneo. Consequentemente, este capítulo gira em torno de questões como: Como essa produção, oriunda do contexto clínico do hospital psiquiátrico, influenciou a narrativa da arte contemporânea e suas instituições? Como os debates acerca do status de arte das obras dos pacientes e de seu lugar na história da arte se relacionam com os paradoxos e as construções discursivas que são específicas da história da arte no Brasil? Finalmente, qual é o tipo específico de contemporaneidade que se pode atribuir à produção de Bispo? Nesse sentido, o que está em questão é a diferença entre a inserção de Bispo como artista no sistema da arte contemporânea – de galerias particulares a exposições em bienais, de revistas de arte à história da arte – e um entendimento da contemporaneidade que também considere o desafio particular colocado por sua obra no contexto em que ela nasceu: o manicômio[3]. Assim, este capítulo também conta a história de um confronto entre a história da arte e a história da arte psiquiátrica, entre os direitos do crítico de arte e os direitos dos loucos.

* * *

Arthur Bispo do Rosario, conhecido como "Bispo", nasceu em Japaratuba, Sergipe, apesar de alguns registros discrepantes, muito provavelmente em 16 de março de 1911. Adotado por uma família de produtores de cacau (possivelmente os donos da plantação na qual trabalhavam seus pais biológicos), Bispo foi ensinado a ler e a escrever. Em 1925, entrou para a Escola de Aprendizes-Marinheiros. De acordo com o arquivo da Marinha de Guerra, serviu por nove anos até ser desligado por falta de disciplina[4]. No começo de 1928, trabalhou como lutador de boxe profissional, chamando a atenção da imprensa do Rio de Janeiro tanto por sua violência quanto por sua resistência a séries prolongadas de golpes[5]. Em 1933, quando ainda lutava boxe, foi contratado pela Light & Power, no Rio. Em 1936, Bispo sofreu uma lesão em um dos pés, o que pôs fim à sua carreira de boxeador. Um ano depois, ele foi despedido da Light & Power por desobediência e ameaças a um de seus superiores. Em busca de representação legal, Bispo contratou o advogado José Maria Leone para levar o caso à Justiça do trabalho. Após a conclusão do processo, a família Leone o acolheu como empregado doméstico, num acordo que durou até 1960. Bispo realizava então todo tipo de trabalho, da limpeza da casa e da compra de mantimentos à segurança de José Maria, que por um breve tempo seguiu a carreira política. Quando ainda residia e trabalhava na casa da família

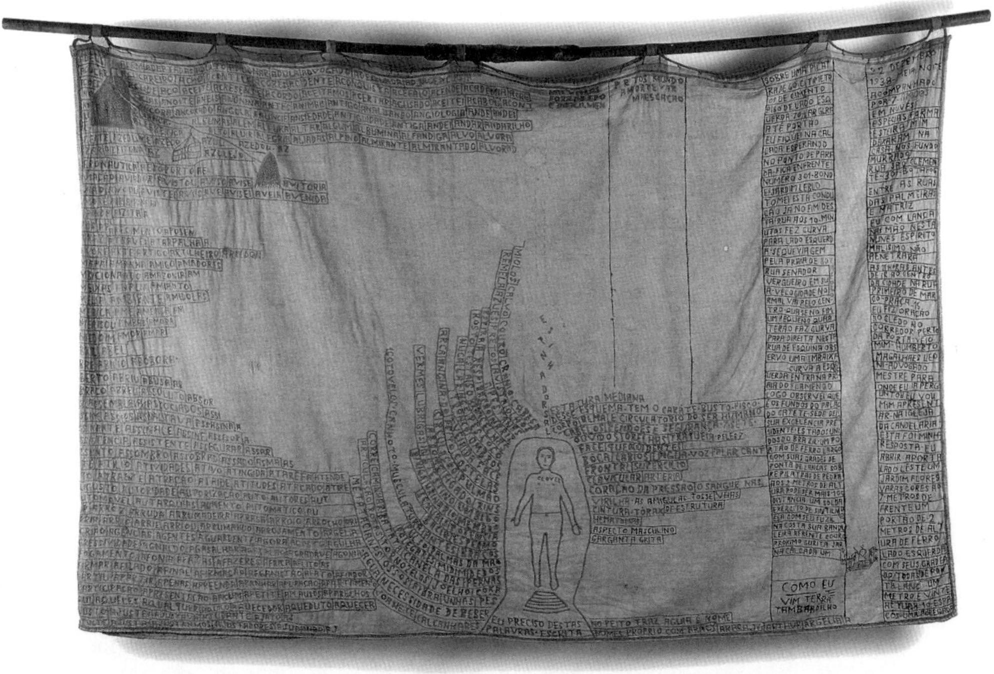

34. Arthur Bispo do Rosario, *Eu preciso destas palavras escrita*, c. 1967–1974. Madeira, tecido, metal, fio e plástico. 120 × 189 cm. Coleção Museu Bispo do Rosario Arte Contemporânea/Prefeitura da Cidade do Rio de Janeiro.

Leone, Bispo teve o que poderia ser chamado de sua primeira visão – ou, em outra formulação, seu primeiro surto psicótico.

De acordo com os relatos existentes – todos baseados no relato do próprio Bispo –, na noite de 22 de dezembro de 1938, sete anjos o saudaram e o reconheceram como Jesus. Bispo narra esse evento em um de seus estandartes, uma série de 15 peças de algodão bordadas, cada qual medindo cerca de um metro por dois, que retratam, tanto visual quanto verbalmente, lugares e eventos, como embaixadas, navios de guerra nos quais ele mesmo teria navegado e o concurso de Miss Brasil. Nesse estandarte em especial, intitulado postumamente de *Eu preciso destas palavras. Escrita* (c. 1967-1974; fig. 34), Bispo dividiu a superfície em sete colunas de diferentes larguras. No centro da parte inferior do estandarte estão os contornos de uma figura de pé sobre uma estrutura piramidal com o título descritivo da obra abaixo. O fio azul utilizado no bordado provém dos uniformes dos pacientes, um sinal de padronização e opressão disciplinar. Bispo desfez o tecido e utilizou os lençóis do hospital como suporte.

Do lado esquerdo do estandarte, estão bordadas palavras que começam com a letra *A*, sempre em maiúsculas: *ADEUS, ADEM, ADAPTADAS, ADULTO, ADICIONAR, ADULA, ADVOGADO.* Cada palavra ocupa seu próprio retângulo, criando o efeito visual de camadas de tijolos de palavras. Do lado direito, no extremo oposto, Bispo documenta sua visão (novamente com letras maiúsculas): "22 DE DEZEMBRO 1938 – Meia noite acompanhado por – 7 – anjos em nuves especiais forma esteira – mim deixaram na casa – nos – fundo marrado rua São Clemente – 301 – Botafogo entre as ruas das Palmeiras e Matriz eu com lança nas mão neste nuves espírito malíssimo não penetrará." Sobre essa mesma superfície, Bispo explica como deixou a residência dos Leone, no bairro de Botafogo, no Rio de Janeiro, e começou uma peregrinação até o centro da cidade, parando ao longo do caminho no Palácio do Catete, na praça XV e na igreja da Candelária. Diferentes relatos variam, no entanto, quanto a seu destino final e sagrado, onde ele se apresentou como Jesus.

Humberto Leone, filho de José Maria, lembra de ter visitado a igreja de São José ao procurar por Bispo. O padre então explicou que "um preto maluco", dizendo ser São José, havia tentado expulsá-lo de sua igreja. De acordo com Leone, Bispo teria sido preso e levado para o hospital psiquiátrico da Praia Vermelha[6]. Numa entrevista ao fotógrafo e psicanalista Hugo Denizart em 1982, no entanto, Bispo explica da seguinte maneira a sua chegada ao hospital:

> BISPO: 22 de dezembro eu desci lá em São Clemente, em Botafogo...
> DENIZART: Desceu como?
> BISPO: No fundo de uma casa dessas, quando fui conhecido pela família. No dia seguinte, depois eu fui, me apresentei no Mosteiro de São Bento, no dia 24. No dia 24, eu vim aqui pra Praia Vermelha, mandado pelos frades...
> DENIZART: Pelos frades?
> BISPO: É, que reconhecerem a mim, onde eu disse: "eu vim julgar os vivos e os mortos", eles perceberam e mandaram eu vim pro hospício.[7]

Vindo da igreja de São José ou do Mosteiro de São Bento, o que se sabe é que, em 24 de dezembro de 1938, Bispo foi internado no Hospital Nacional dos Alienados (também conhecido como hospital da Praia Vermelha), no atual bairro da Urca (hoje o edifício faz parte do campus da Universidade Federal do Rio de Janeiro).

Mas as discrepâncias e as tensões entre relatos de testemunhas oculares, a obra de Bispo e seu próprio discurso continuam a motivar a busca pelo preenchimento das lacunas de sua biografia e de sua vida nos hospícios. Quando perguntado sobre os detalhes de sua história pessoal, Bispo frequentemente explicava: "Um dia eu simplesmente apareci no mundo."[8] Durval Nicolaes, o médico que o atendeu em 26 de dezembro, deixou as seguintes notas acerca do exame psicológico de Bispo:

> Calmo, de olhar vivo, ares de importância, atendo e solicito. Fisionomia alegre. Humor variável. [...]. Gestos e mimica adequados.
> Associa as ideias com relativa extravagância. Memória conservada.
> Apresenta, as vezes, alucinações auditivas e visuais. Tem ilusões visuais.
> Ideação francamente delirante. Delírio de grandeza, místico, de interpretação, de caráter persecutório e onírico.
> Afetividade e iniciativa, diminuídas. Raciocínio e julgamento falhos.
> Auto-critica diminuída.[9]

Diagnóstico médico: esquizofrenia paranoide.

Algumas semanas depois, no começo de 1939, Bispo foi transferido para a Colônia Juliano Moreira (CJM), no bairro de Jacarepaguá, na zona oeste do Rio de Janeiro. Posteriormente teve breves passagens pelo hospício do Engenho de Dentro. Não há nenhum registro de nenhum contato de Bispo com Silveira ou de participação em seus ateliês de terapia ocupacional, embora o artista e terapeuta Lula Wanderley afirme que Silveira se lembrava de Bispo[10]. Bispo também vivenciou retornos intermitentes à vida civil, sempre abrigado pela família Leone. Estudos indicam que ele viveu livre de 1954 a 1964. Nesses anos, de 1961 a 1964, sob a recomendação de Humberto Leone, Bispo começou a trabalhar na Assistência Médica Infantil de Urgência. Um dos pediatras fundadores da instituição se lembra de Bispo, de seus jejuns e de seus rituais de "purificação" sob as ordens da Virgem, assim como das várias miniaturas, de navios de guerra com bordados a placas de metal com nomes, que ele criava e armazenava no sótão[11].

O maior período de internação de Bispo foi no complexo hospitalar da CJM, onde ele viveu 25 anos. O ano de 1964 marca seu confinamento definitivo[12]. Sobre suas criações subsequentes, produzidas nesse contexto, um relatório médico de 8 de fevereiro de 1985 aponta: "Permanece em seu quarto, realizando trabalhos manuais criados por ele, preservando sua personalidade dentro da instituição, através desse meio de defesa desenvolvido por ele próprio. É o único com tal característica, destacando-se dos demais."[13] Esse relatório ajudou a construir o mito em torno de Bispo, um mito que carrega uma imagem de isolamento e iniciativa criativa independente num contexto desprovido de arte ou atividades de arteterapia.

Bispo pode ter sido o único paciente a permanecer em seu quarto, mas ele não era o único envolvido na produção criativa. A CJM oferecia um amplo programa de praxiterapia (ou terapia ocupacional) com oficinas que incluíam tecelagem e bordado[14].

Bispo produzia objetos desde a época em que vivia na casa dos Leone e durante sua breve passagem pela Assistência Médica Infantil de Urgência. Essa era uma prática que ele continuaria ao longo de suas várias internações. Talvez o registro visual mais antigo da obra de Bispo seja uma fotografia de Jean Manzon publicada em novembro de 1943 na revista ilustrada *O Cruzeiro*, no artigo "Os loucos serão felizes?", localizado diligentemente pela psicanalista Flavia Corpas (fig. 35)[15]. Nessa reportagem sobre o Hospital

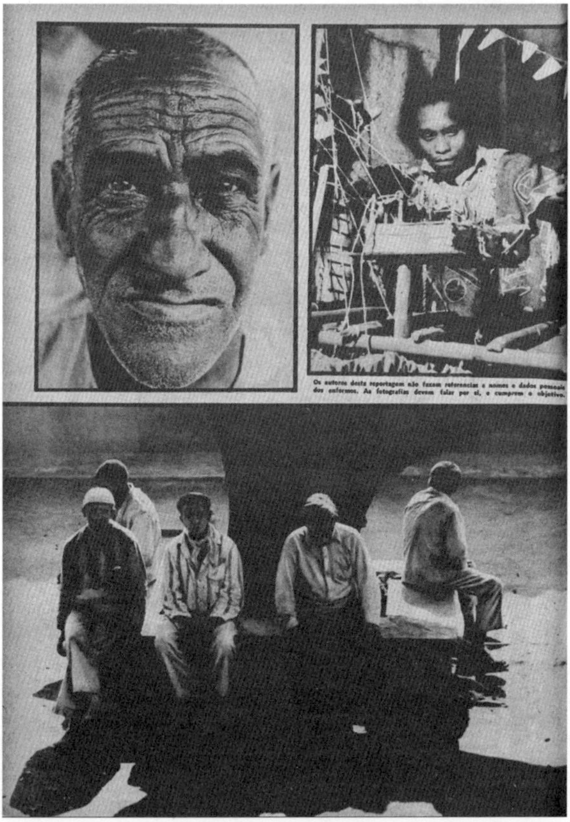

35. Arthur Bispo do Rosario retratado na imagem do alto à direita no artigo de David Nasser "Os loucos serão felizes?", *O Cruzeiro*, 16, n. 5 (27 nov. 1943), com fotos de Jean Manzon.

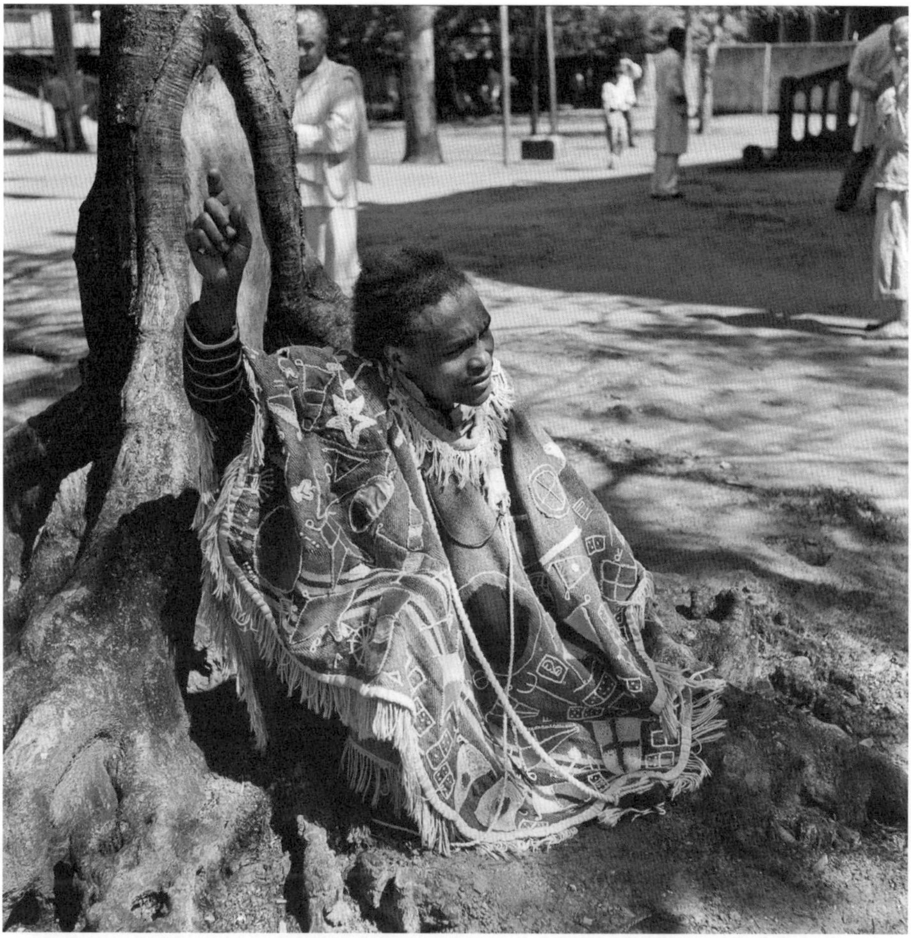

36. Arthur Bispo do Rosario, 1943. Foto: Jean Manzon.

Nacional dos Alienados, Bispo aparece vestindo a capa que lhe é característica, o *Manto do Reconhecimento* ou *Manto da Apresentação* (ver fig. 36), de pé ao lado do que ele chamava de suas "miniaturas", nesse caso, várias construções – de um barco a bandeirinhas triangulares de papel – nas quais ele havia trabalhado em isolamento. A suposta "missão" de Bispo de recriar tudo o que existia na Terra começaria, no entanto, muito posteriormente, em 1967, já na CJM, quando passou três meses em isolamento total após um incidente com outro paciente. Bispo, que desempenhava a função de *xerife* de seu pavilhão, teria passado dos limites ao tentar controlar outro paciente, uma tarefa que os médicos lhe designavam com frequência. Durante o isolamento, Bispo ouviu uma voz que dizia para ele representar a existência na Terra. Para cumprir essa tarefa, isolou-se em sua cela (provavelmente entre 1967 e 1974). Em uma entrevista à assistente social Conceição Robaina, ele explica: "Eu, quando estava trancado ali no quarto, eu passei sete anos trancado ali no quarto fazendo serviço, e aqueles bordados, bordados que eu fiz. Passei sete anos trancado no quarto, não saía."[16] De fato, Bispo dedicou-se ao bordado de estandartes, nomes e materiais em tecido, inventariando nomes e pessoas tanto de dentro quanto de fora do manicômio[17].

Bispo continuou a produzir objetos, mas muitas vezes eles assumiam uma materialidade diferente daquela de seus bordados. Recobrindo esses objetos com um fio azul, o mesmo extraído dos uniformes dos pacientes, Bispo bordava o nome do objeto e, frequentemente, um número, num formato *Cadeira 371*, *Escada 142*, *Soquete 204*, *Raquete de Tênis 41*, e assim por diante. Alguns também se referem a armas (arco, granada, bainha de faca), outros, como o moinho de cana, respondem à especificidade do lugar: a colônia-manicômio se situava numa antiga plantação de cana-de-açúcar. No total, Bispo criou cerca de 500 objetos desse tipo, que hoje são identificados como ORFAs – objetos recobertos por fios azuis[18]. A capacidade de Bispo de desenvolver tamanha (semi)autonomia dentro do hospício é impressionante, e não só pelo fato de ele saber desfazer os uniformes dos pacientes. Lenta e progressivamente, Bispo conseguiu ocupar toda a ponta norte do Pavilhão 10, no Núcleo Ulisses Viana, das celas vizinhas à sua até ocupar todas as 11, além do espaço do salão central. Em seu estudo sobre Bispo, a professora de comunicação Patrícia Burrowes destaca: "Assim trabalha Bispo: contra. Contra a miséria física e subjetiva provocada pela psiquiatrização. Contra a falta de espaço. Contra a pobreza. Contra o pouco caso. Contra o abandono. Contra a falta de material. Contra."[19]

* * *

Além da comunidade médica e da equipe do hospital, Morais foi um dos poucos a ver a obra de Bispo no contexto de sua produção, ou seja, no pavilhão em que Bispo reunia material e criava suas obras. Ele também foi um dos poucos grandes nomes do mundo da arte a conhecer Bispo em vida. Crítico e curador renomado, Morais é conhecido pelas suas muitas publicações (mais de 30 livros), seu apoio à nova crítica e seu trabalho curatorial durante os anos mais difíceis da ditadura militar no Brasil. Em 1964, o representante do governo eleito democraticamente foi derrubado e, com a implementação do Ato Institucional n. 5 (AI-5), em 1968, o regime entrou em sua fase mais repressiva. Nesses anos, Morais associou-se sobretudo com artistas da dita Geração AI-5, muitos dos quais procuraram explicitamente relacionar arte e política e repensar o papel do artista na sociedade[20]. Nesse sentido, Morais organizou exposições de arte que abordavam a política contemporânea, como a famosa *Do corpo à Terra* (1970), montada no Parque Municipal de Belo Horizonte, assim como outros eventos que envolviam o público, entre eles, o também célebre *Domingos da criação* (1971), em cartaz no MAM-RJ durante o período em que ocupou o cargo de diretor de educação da instituição (1969-1973). Essa série de *happenings* no jardim do museu atraiu milhares de participantes, marcando o envolvimento de Morais com o público e o sentido coletivo da arte, assim como sua crença na capacidade criativa de todas as pessoas[21]. Considerando essa convergência de questões – da criatividade compartilhada aos materiais comuns do cotidiano (nos *Domingos da criação*, as propostas eram realizadas utilizando papel, tecido, fios e corpos) –, não surpreende que, na década seguinte, Morais tenha encontrado ressonância entre seus valores como crítico de arte e a obra de Bispo, mesmo que, paradoxalmente, a tenha abordado em termos puramente formais.

O estudo *Arthur Bispo do Rosario: Arte além da loucura*, de Morais, foi publicado em 2013. Além de instrutivo e belamente ilustrado, o livro oferece interessantes percepções a respeito de Bispo, sua vida e obra, assim como um panorama dos debates críticos sobre o status de arte de sua obra. A introdução de Morais é surpreendente:

> Lúcio Costa costumava referir-se a Brasília como "a cidade que eu inventei". E estava certo. Afinal, antes de ser implantada no planalto central a "cidade nova", futura capital do Brasil, o que havia ali era apenas vazio e silêncio. Brasília não foi crescendo aos poucos, organicamente, atendendo às necessidades de seus moradores. Nasceu pronta, bela, monumental. Pois bem, parafraseando o nosso arquiteto e urbanista, eu poderia dizer, com igual ênfase: "Arthur Bispo do Rosario, o artista que eu inventei".[22]

A escolha desse termo, *inventado*, já citado no começo deste capítulo, é reveladora. Como deixa claro Luciana Hidalgo, biógrafa de Bispo: "A *avant-garde* dos círculos de arte nova-iorquinos e europeus não chegava em Jacarepaguá."[23]

Como curador, Morais incluiu pela primeira vez uma seleção de estandartes de Bispo na exposição *À margem da vida*, aberta em 25 de julho de 1982 no MAM-RJ. A exposição reunia aproximadamente 300 obras produzidas por crianças em centros de detenção juvenis, idosos, pacientes psiquiátricos e presidiários. A introdução ao pequeno catálogo descreve os objetivos da exposição:

> [MAM-RJ] pretende que o público trave contato com setores da criação cultural inteiramente à parte do circuito oficial da arte. Não se trata, portanto, de mostra convencional, mas de modalidades criativas opostas ao procedimento dos artistas profissionais. São formas espontâneas, obras afastadas da tradição e do ensino codificado. Janelas da alma, muitas vezes carregadas de estranha poesia.[24]

O catálogo inclui seções dedicadas a cada um dos grupos de origem das obras. A seção dedicada aos trabalhos dos pacientes psiquiátricos, todos os cinco da CJM, tem introdução escrita por Denizart, que afirma: "Podemos aprender que o homem doente não deixa de ser talentoso, não deixa de ser sensível."[25] *À margem da vida* foi a primeira ocasião em que se viram expostos, fora da CJM, alguns objetos de Bispo, que foram mostrados ao lado de obras de Antônio Bragança, Itaipú Lace, Muniz e Oswaldo Kar. De acordo com Morais, "foi nessa exposição que Arthur Bispo do Rosario pôde ser visto, pela primeira vez, como artista"[26]. Mais que isso, a exposição no MAM-RJ foi a primeira vez que a obra de Bispo foi vista como a de um artista *outsider*. A exposição, na qual as obras eram apresentadas como de indivíduos à "margem da vida", apoiava-se num enquadramento discursivo que reforçava um dentro e um fora da arte e de suas instituições, ecoando a teoria inicial de Jean Dubuffet da *art brut*.

Pouco depois de *À margem da vida*, Morais foi falar com Bispo na companhia de Denizart, que, naquele ano, havia terminado o documentário *O prisioneiro da passagem: Arthur Bispo do Rosario* (1982). Com imagens perturbadoras dos internados e das escassas condições materiais do hospital, o filme apresenta uma longa entrevista com Bispo – que veste seu *Manto da Apresentação* – em seu ambiente de trabalho. Em nenhum momento ao longo da entrevista Bispo se identifica como artista. Uma visitante, de quem apenas ouvimos a voz, destaca o fato de que nem todos têm a capacidade de fazer o que Bispo faz. Ela sugere que, para ele, deve ser uma "glória" – ou seja, uma honra – produzir tais coisas, ao que Bispo responde: "Não, não é uma glória [...]. Eu escuto voz e as voz me obriga a fazer tudo isso [...]. se eu pudesse não fazia nada disso."[27] Ele então pergunta a sua interlocutora: "ta entendendo?", e, em seguida, repete: "Eu escuto voz e as voz me obriga a fazer tudo isso"; "se eu pudesse não fazer nada eu não fazia nada disso"; "eu recebo as ordens e sou obrigado a fazer".

"Você vê a minha aura? De que cor ela é?"[28], pergunta Bispo. Somente depois de dar a resposta correta a essa pergunta – que Bispo fazia a todos que desejassem entrar em seu espaço –, Morais pôde acessar o local. Morais conta que propôs organizar uma exposição das obras de Bispo no MAM-RJ, o que Bispo recusou. Foi somente após a morte de Bispo, em 7 de julho de 1989, que sua obra passou a ser totalmente objeto das convenções – da arte, da história da arte e da expografia – e, por sua vez, sujeita a elas. A transição de sua obra do espaço clínico para os domínios da cultura artística não foi sem turbulências, como testemunha Morais em *Arthur Bispo do Rosario: Arte além da loucura*. Além de tentar decidir o que eram "obras" completas e o que era apenas material bruto, Bispo não assinou nem datou nenhum de seus objetos.

Apenas três meses após a morte de Bispo, Morais inaugurou a exposição *Registros de minha passagem pela Terra*, na Escola de Artes Visuais do Parque Lage. Além de reunir 500 objetos, a exposição constituía uma mudança no registro discursivo em relação ao apresentado em *À margem da vida*. Nessa primeira exposição, os trabalhos de Bispo eram enquadrados num contexto mais amplo do que pode ser chamado de arte *outsider*. Quanto a *Registros*, exposição individual das obras de Bispo, Morais confessa que se tratava do "marco inicial do que chamei [...] de invenção de Bispo do Rosario como artista"[29]. A exposição foi montada em mais quatro cidades do Brasil, cada qual com um simpósio sobre arte e loucura e, às vezes, um catálogo modesto[30]. Em 1993, três anos e meio após esse ato inicial de invenção, Morais foi além: "Consegui inaugurar, no Museu de Arte Moderna do Rio de Janeiro, a minha tão sonhada exposição de Bispo do Rosario – que ele recusara em nosso primeiro encontro."[31]

* * *

A emergência histórica de Bispo do Rosario como artista inspirou um debate que continua sem solução, talvez necessariamente. Na exposição *Eu preciso destas palavras. Escrita* (1999), no Conjunto Cultural da Caixa, Luiz Camillo Osorio faz a mesma pergunta que toda exposição de Bispo traz: "O que é isto?" Sua resposta: "Não dá para dizer apenas que se trate de arte. É ao mesmo tempo mais e menos do que arte. É menos porque falta àqueles objetos uma 'consciência de arte', um saber-se pertencendo a uma tradição. O fazer artístico de Bispo nega o diálogo histórico que perpassa a produção da arte."[32] Segundo Osorio, as obras também são "mais do que arte", uma observação que ele ecoa no ano seguinte por ocasião de uma exposição das obras do MII no Paço Imperial[33]. Osorio descreve os objetos de Bispo como as imagens invertidas dos objetos relacionais de Lygia Clark: "Se ela abandonou a arte para lidar com a loucura dos outros, ele sai da própria loucura para falar com os outros através da arte."[34] Embora seja questionável se Clark de fato abandona a arte, Osorio identifica uma importante inversão que se estende à própria recepção das obras: os objetos relacionais de Clark estão mais facilmente inseridos no contexto psiquiátrico que nos espaços de arte moderna (como foi o caso da exposição de sua obra no MoMA), ao passo que a obra de Bispo continua presente nos espaços da arte contemporânea. A obra tardia de Clark influenciou práticas terapêuticas, principalmente o trabalho de Gina Ferreira e Lula Wanderley; a produção de Bispo, por sua vez, influenciou o trabalho de artistas tão variados quanto Jorge Fonseca e Leonilson (José Leonilson Bezerra Dias)[35]. De fato, a curadora Lisette Lagnado descreve a obra de Bispo como "uma das influências mais profundas na arte brasileira dos anos 90"[36]. Que sua obra produziu um "efeito Bispo" é inegável.

Ao escrever sobre a exposição *Arthur Bispo do Rosario: O artista do fio* (2011), na Caixa Cultural, Ferreira Gullar levanta questionamentos parecidos ao posicionar-se contra a associação de Bispo com a arte contemporânea, que, além de "inapropriada", "dá margem a uma série de equívocos"[37]. Para Gullar, é incorreto apresentar Bispo como um "artista revolucionário, consciente da necessidade de romper com as formas artísticas existentes" e, consequentemente, "como uma espécie de precursor da chamada arte contemporânea"[38]. Bispo, afinal de contas, não tinha conhecimento desses experimentos (como os *ready-mades* de Marcel Duchamp) e nunca teve a intenção de ser um artista profissional. "Associar a obra desse artista à chamada arte contemporânea é ignorar a origem e a natureza de ambas as manifestações", escreve Gullar. Segundo ele, o que estaria em questão não é o status de Bispo como artista ou o de sua obra como arte, uma vez que é "inapropriado atribuir-lhe intenções vanguardistas". Em nenhum momento, no entanto, Gullar questiona a qualidade estética da obra, que seria o resultado de um "talento artístico excepcional e uma visão mística"[39], nem das pinturas dos pacientes do Engenho de Dentro[40].

As respostas de grandes nomes da cultura, como Osorio e Gullar (e também Lagnado), não negam o status da obra de Bispo como arte num sentido mais amplo, mas de fato questionam sua inserção num entendimento específico da arte moderna e contemporânea e da história da arte. Essa defesa das condições históricas e discursivas da arte é, para Morais, um retrocesso: "todos eles encaram a arte como um vasto campo acadêmico e, no limite de interpretação, como uma reserva de mercado." Ele afirma, "fui eu quem primeiro propôs a associação entre Bispo e a arte contemporânea, só que apoiado em outras bases". Ao declarar Bispo como "um artista na plenitude da palavra", Morais adverte quanto à indistinção de obra de arte e artista: "Ora, a obra de arte tem sua própria inteligência e, arrisco-me a dizer, tem seu próprio inconsciente, tanto que ela sobrevive ao autor [...] Mas quem garante que os objetos criados por Bispo do Rosario não desejam ser chamados de arte? Faça a pergunta à própria obra deixada por Bispo do Rosario. Ela dirá que, sim, sou uma obra de arte."[41] Assim, ele insiste na separação entre autor e obra de uma maneira que inicialmente parece evocar críticas pós-modernas da autoria.

Neste ponto, podemos retomar o texto de Michel Foucault "O que é um autor?", que inclui uma citação de Samuel Beckett: "Que importa quem fala, disse alguém, que importa quem fala?"[42] Foucault questiona a diferença entre o autor como indivíduo e o que ele chama de "função autor": os diversos arranjos, sociais e institucionais, que atualizam a obra do autor em sociedade. Se Foucault desloca o autor para destacar as múltiplas forças por meio das quais ele é instanciado no discurso, Morais dispensa o autor – neste caso, Bispo – para afirmar a autonomia pura da obra. Ao fazer isso, a produção criativa de Bispo pode ser situada em diálogo, "de forma incontestável, com a maioria das correntes da arte pós-moderna [...] Pop-Art, Novo Realismo, Arte Conceitual, Arte Povera e a vertente arqueológica da arte francesa".[43]

A autonomia que Morais confere à obra também corrobora seu trabalho como curador: "As relações que busco são, portanto, *entre obras e obras*, não importa se Bispo do Rosario *desconhecia a história da arte*."[44] Aqui, a intenção curatorial supera a intenção artística e a história – mas apenas quando se trata do trabalho de pacientes psiquiátricos. Por exemplo, no caso das obras a que Bispo teria se referido como "montagens" – suas várias coleções de objetos, como colheres, latas e botas, dispostas em uma espécie de grade sobre um suporte de madeira –, Morais explica que, em vez de *montagem*, "encaixam-se perfeitamente no rótulo *assemblage*, já com longa tradição na história da arte moderna contemporânea"[45]. Mas, se inventar um vocabulário próprio é algo que artistas contemporâneos atentos às histórias da arte fazem, e Morais argumenta a favor da inserção de Bispo nesse contexto, por que não usar o termo de Bispo, *montagem*? Talvez porque parecer estar fora do domínio das designações e das convenções da arte seria colocar em risco seu desejo de garantir a Bispo o status de artista contemporâneo.

As montagens de Bispo foram repetidamente justapostas a obras de artistas associados com a estética da *assemblage* das décadas de 1950 e 1960, tanto por Morais quanto por outros que introduzem comparações adicionais entre Bispo e a vanguarda[46]. Na obra de Bispo *Congas e havaianas* (fig. 37), em particular, pode-se facilmente conjurar o movimento dos *nouveaux réalistes* (a que Morais se refere em seu texto) e até mesmo especificar as similaridades com a produção de um artista como Arman, cuja coleção de sapatos de salto alto em *Madison Avenue* (1962) poderia facilmente ser comparada com a coleção de tênis de Bispo. Afinal de contas, ambos apresentam uma coleção de sapatos. Em outra circunstância, Morais compara o uso que Bispo faz da linguagem e dos números com as pesquisas semióticas de artistas conceituais, como Joseph Kosuth e Roman Opalka[47].

Morais defende o diálogo da obra de Bispo com a arte contemporânea, mas, para tal, procede paradoxalmente como um crítico formalista moderno, ao propor um entendimento das formas artísticas como obras unificadas e autônomas que existem independentemente da história. Como consequência disso, o resultado cumulativo a que se chega é uma compreensão das categorias e dos movimentos artísticos como tantos estilos trans-históricos. Para dar continuidade à inserção de Bispo na história da arte contemporânea, Morais escreve como se conceitos como autoria e autonomia jamais tivessem sido criticados. Infelizmente, ao longo de seu texto, esse movimento se dá menos como uma inserção estratégica das obras de Bispo na arte contemporânea do que como uma naturalização das diferenças no âmbito dos materiais, das especificidades do contexto e dos lugares de produção[48]. Assim, o que Morais faz não é só ressuscitar mitos modernistas, mas, ao defender a designação de *assemblage* nas obras de Bispo, ele aplica um estridente formalismo baseado em pseudomorfologia[49]. Suas comparações entre Bispo e o *nouveau réalisme* ou entre Bispo e Duchamp, em última análise, dependem dessa operação pseudoformológica.

Esse pseudomorfismo é amplamente difundido quando se trata da exposição e do estudo de obras de artistas ditos *outsiders*, uma vez que as categorias de "história da arte" ou até mesmo de "poesia" são aplicadas como um modo de elevar a obra às esferas da grande arte e de inseri-la no sistema da arte global contemporâneo. De fato, o pseudomorfismo não se restringe à relação do curador de arte contemporânea com o "artista louco". Exposições recentes de arte moderna e contemporânea também assumem com bastante frequência que formas visualmente similares produzem significados igualmente semelhantes, como foi o caso da inclusão da abstração geométrica latino-americana na exposição *Other Primary Structures*, sob curadoria de Jens Hoffmann, no Jewish Museum de Nova York em 2014 (ver o cap. 5).

* * *

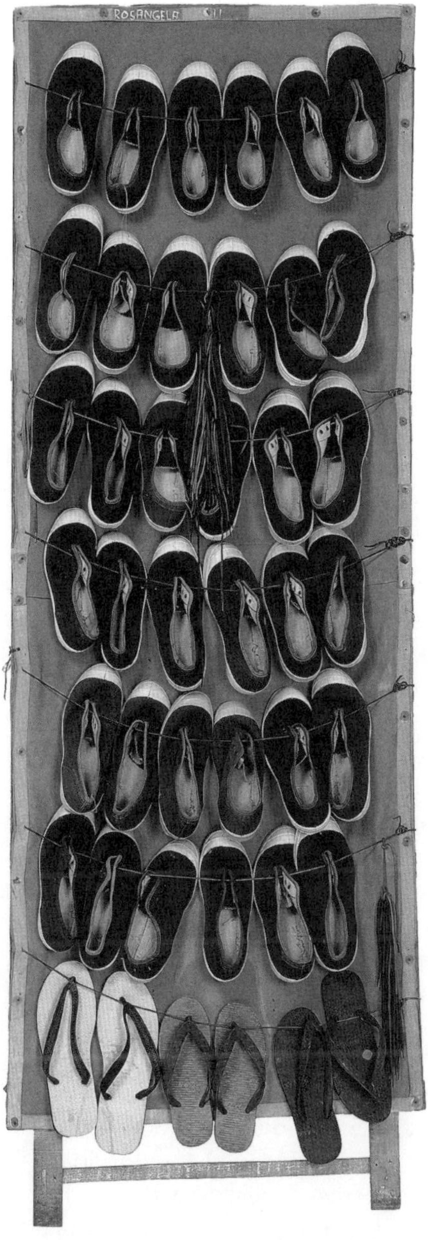

37. Arthur Bispo do Rosario, *Congas e havaianas*, n.d. Madeira, plástico, tecido, papel e borracha. 180 × 60 × 20 cm. Coleção Museu Bispo do Rosario Arte Contemporânea/Prefeitura da Cidade do Rio de Janeiro.

Morais inventou não apenas Bispo como artista, mas também suas obras individuais, ao dividi-las e catalogá-las, conferindo-lhes, além de uma ordem conceitual, designações descritivas e histórico-artísticas (ORFAs, *assemblages*, objetos duchampianos), com títulos muitas vezes retirados das palavras bordadas na produção de Bispo, de seu conteúdo literal ou do processo de feitura, como no caso dos ORFAs. Esse trabalho foi essencial para o tombamento dessas obras no Instituto Estadual do Patrimônio Artístico e Cultural (INEPAC), embora uma tarefa nada simples, como admite Morais:

> Distinguir, no caos de seu ateliê, o que era apenas matéria-prima e o que era já obra conclusa. Dificuldade agravada porque Bispo do Rosario não dava títulos às suas obras. Tampouco as datava e as assinava. Inútil, portanto, buscar uma interpretação de sua obra imaginando uma construção linear, segundo uma lei de desenvolvimento interno, por épocas, fases ou etapas diferenciadas.[50]

A classificação inicial de Morais estrutura até hoje o inventário da coleção das obras de Bispo no Museu Bispo do Rosario Arte Contemporânea, localizado no antigo prédio administrativo da CJM.

Em 1989, em relação aos pacientes-artistas do Engenho de Dentro e por ocasião da primeira exposição de Bispo, Morais estabeleceu uma distinção entre a produção de Bispo e a de nomes como Emygdio de Barros e Raphael Domingues baseado em três pontos. Para Morais, a obra de Bispo está muito mais próxima da arte *pop* e do novo realismo que do impressionismo ou do cubismo, "transita, assim, com absoluta naturalidade e competência, no território da arte vanguarda, do Dada"[51]. Ao associar os pacientes-artistas do Engenho de Dentro ao modernismo (e, indiretamente, com o apoio de Mário Pedrosa a suas obras), Morais reserva o status de artista "pós-moderno" e contemporâneo a Bispo. Posteriormente, em 1995, ano em que Bispo representou, ao lado de Nuno Ramos, o Brasil na Bienal de Veneza, o então presidente da Fundação Bienal de São Paulo, Edemar Cid Ferreira, explicou que a escolha de cada artista estava em sintonia com a "utopia da arte moderna: promulgar a promessa de felicidade inerente a toda criação artística"[52]. O curador do pavilhão brasileiro, Nelson Aguilar, com o objetivo de afastar a obra de Bispo do conceito de *art brut*, afirma que este não utiliza "suportes tradicionais" e constrói o que se conhece por "instalações"[53]. Tal como Morais, Aguilar exclui a obra de Bispo do conceito de terapia ocupacional, separando, assim, a expressão criativa no contexto de um ateliê coletivo e a expressão criativa "independente"

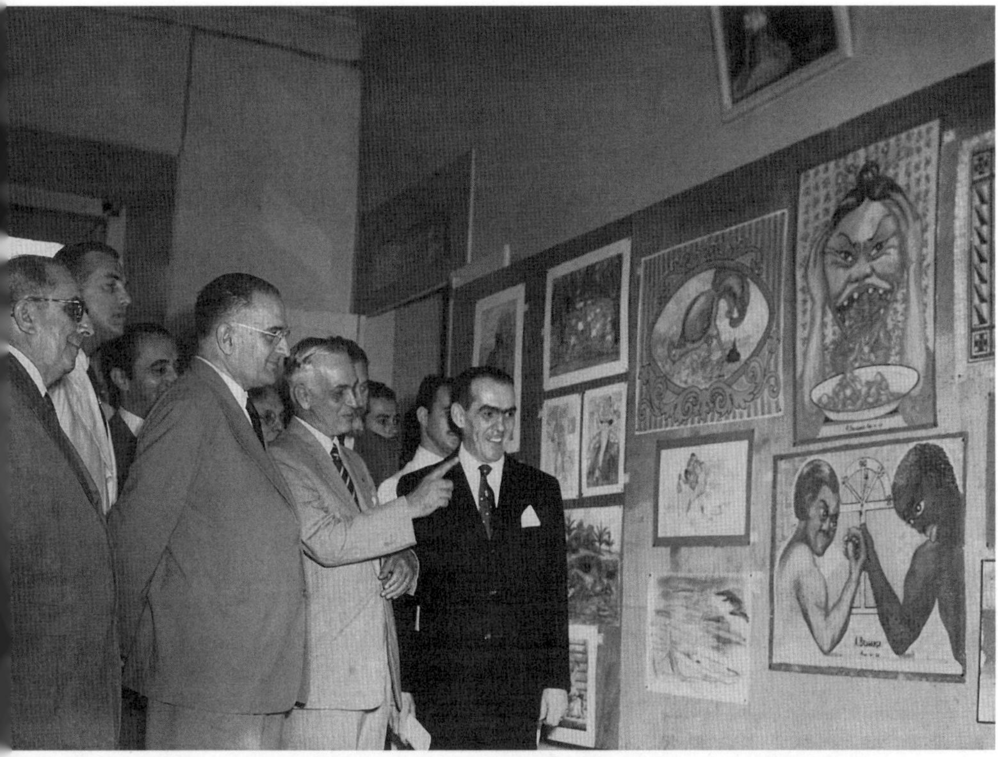

38. *Primeira exposição de pintura e arte feminina aplicada*, 1950. Vista da exposição. Colônia Juliano Moreira, Rio de Janeiro. Acervo do Instituto Municipal Juliano Moreira.

no manicômio (exatamente o que Jean Dubuffet entendia como *art brut*). Apesar disso, ainda há quem sustente comparações com artistas como Duchamp. Em resumo, esses vários relatos colocam a produção criativa de Bispo para funcionar como "arte contemporânea", aparentemente muito confiantes na forma tal como ela é entendida pelas práticas artísticas modernas e contemporâneas.

Morais, num esforço para assegurar a singularidade do artista, também argumenta que Bispo jamais viu uma única exposição de arte[54]. Embora supostamente tenha se recusado a participar dos programas de terapia ocupacional do hospital, é quase certo que ele tenha visto exposições de obras de pacientes, talvez já na ocasião da *Primeira exposição de pintura e arte feminina aplicada* (fig. 38), em maio de 1950, na CJM[55]. Nessa exposição, além de cinco pintores da Colmeia de Pintores, foram incluídas várias artes ditas "femininas", como bordado e tecelagem. No catálogo da exposição, Heitor Péres, diretor da CJM, inclui informações biográficas dos cinco pintores, com descrições de seus diagnósticos, como era o padrão nas práticas de exposição no contexto psiquiátrico da época (pelo menos três dos cinco pacientes foram posteriormente incluídos, ainda naquele ano, na *Exposition internationale d'art psychopathologique* em Paris; ver cap. 2)[56]. Além disso, o Núcleo Ulisses Vianna, onde Bispo viveria após seu retorno à CJM, na década de 1960, oferecia diversas oficinas, de sapataria a trabalhos com vime. Apesar dos escassos registros fotográficos das exposições e das oficinas da instituição, localizei uma fotografia de uma exposição de obras de pacientes de 1977 (fig. 39), estabelecendo assim uma genealogia parcial que pode corroborar minha hipótese de que Bispo provavelmente foi exposto a práticas artísticas e de exposição do hospital. Considerando a extensa lista de oficinas na CJM, assim como os espaços dedicados ao trabalho criativo dos pacientes, Bispo teria sido ex-

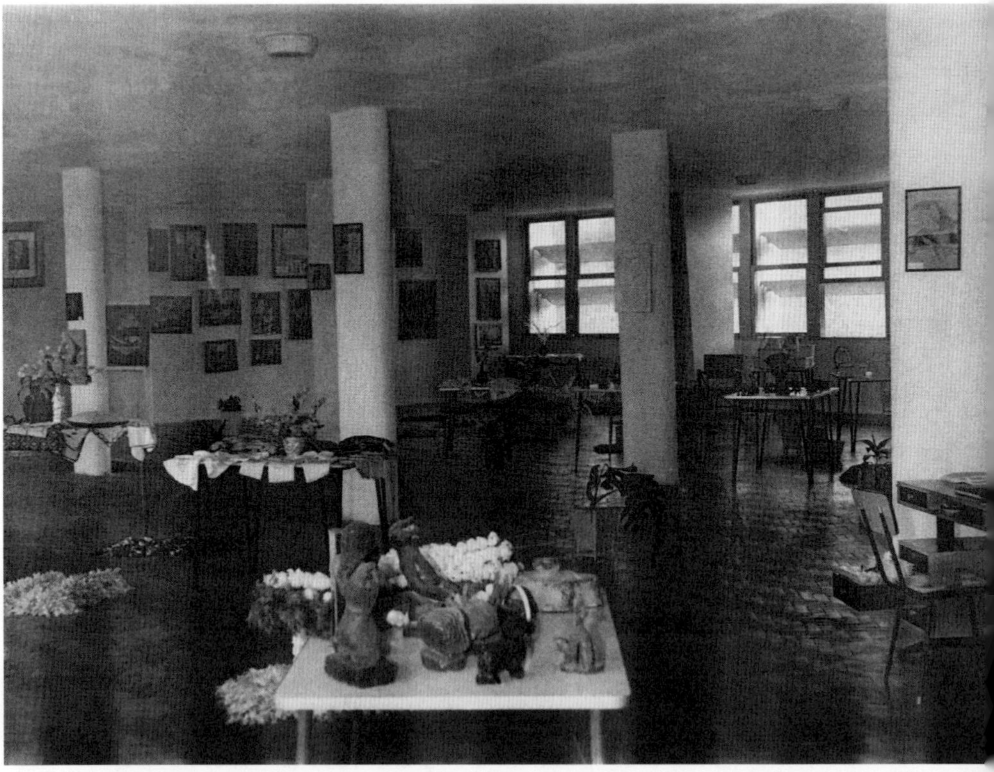

39. Trabalhos de pacientes expostos na Colônia Juliano Moreira, Rio de Janeiro, 1977. Vista da exposição. Acervo do Instituto Municipal Juliano Moreira.

posto ao conceito de arte em exibição, mesmo que em grande medida circunscrito ao contexto psiquiátrico[57].

O livro de Morais *Arthur Bispo do Rosario: Arte além da loucura* é o cenário de um embate entre as leituras clínicas e críticas do trabalho de Bispo – um embate indicado pela própria estrutura do livro, que contém uma seção dedicada à sua biografia e uma seção dedicada à análise crítica de sua obra. Mas as escolhas de Morais resultam em outro embate: entre os direitos do crítico e os direitos do louco. Talvez involuntariamente, o estudo aponta para os meios implícitos, não examinados e muitas vezes arbitrários com os quais historiadores da arte, críticos ou curadores consideram ou não o posicionamento de um artista a respeito de sua própria obra. Considerando o caráter indefinido de onde começa e onde termina a produção de Bispo, deparamo-nos com um desafio persistente e problemático: a que convenções recorremos não apenas para catalogar, mas também para legitimar e analisar sua obra?

Osorio parece abordar esse problema em sua resenha de 1999, ao escrever: "Há sempre um quê de violência em se 'expor' a sua obra. Dá-se a ela um sentido – ser um objeto de arte – que ela não quer ter. Por outro lado, seria um equívoco deixá-la sumir em depósitos." Esse questionamento a respeito da obra e da exposição de Bispo provavelmente sempre existirá, mas o problema não é se a produção de pacientes psiquiátricos deve ser exposta ou não, e sim como isso pode ser feito. Sua produção criativa lança o desafio de como criar um enquadramento discursivo (e, por extensão, curatorial) no qual seja possível aprender a respeito da historicidade da loucura e da arte dos loucos. A particular "violência" a que Osorio se refere não está relacionada apenas à inserção da obra na história psiquiátrica, mas também a sua classificação no campo da história da arte contemporânea, um status "que ela não quer ter". Voltando à fala de Bispo, que aparece intermitentemente por meio de citações reproduzidas nos muitos livros dedicados à sua vida e obra: "Não, não é uma glória [....]. Eu escuto voz e as voz me obriga a fazer tudo isso [...]. Se pudesse eu não faria nada disso."[58] Devemos honrar a recusa de Bispo em ter seu trabalho reconhecido como arte? Se temos acesso à sua fala e ao modo como ele descreve seu processo e seus trabalhos, esses mesmos trabalhos deveriam ser sequestrados às categorias de história da arte, com seus movimentos e estilos? Se quisermos conferir a Bispo o status de "contemporâneo", qual é a natureza dessa contemporaneidade?

Neste ponto, não sugiro que existe uma solução simples para o problemático cenário apontado acima, mas talvez seja necessário abandonar a ideia de autonomia da arte e da poética de maneira a entender como essas práticas criativas estão em diálogo histórico com a microfísica do poder relacionada à história da instituição psiquiátrica. Fazer isso da perspectiva da história da arte exige trazer à tona uma prática diferente desse campo – uma história da arte que talvez precise se desfazer da afirmação da autonomia da obra de Bispo, pelo menos parcialmente, para desenvolver genealogias alternativas e histórias críticas nuançadas.

* * *

Muitos pacientes psiquiátricos já declararam ser Jesus ou até mesmo Napoleão. No começo do século XIX, diversas formas de "cura" foram propostas para persuadir o sujeito psicótico a voltar para a realidade – alguns médicos chegaram até mesmo a construir um labirinto ficcional baseado nos padrões de delírio do paciente como forma de trazê-lo de volta para a vida normal, a chamada ficção "curativa"[59]. Com a emergência da psiquiatria, a verdade médica é dada como fato, e o hospício se torna o lugar em que os pacientes são obrigados a submeter-se às regras, a obedecer ordens, a manter hábitos regulares e a desempenhar algum trabalho. Se essa realidade na forma de disciplina era imposta à loucura em nome da verdade, é impressionante ver como, inserido nesse paradigma – defendido pela administração da colônia de agricultura e os programas de praxiterapia da CJM –, Bispo produziu algo a mais.

Seguindo adiante e retomando alguns pontos já discutidos neste capítulo, voltamos a Foucault e sua discussão sobre o isolamento da função autor em contraste com o autor como indivíduo, com uma biografia e uma história pessoal. Como explica Foucault, o conceito da função autor "caracteriza a existência, circulação e operação de certos discursos numa sociedade"[60]. Esse funcionamento inclui não apenas os direitos do autor e a possibilidade da formação de um cânone, mas também um movimento além dos limites da obra de constituir o autor como fundador de discursividade. Por essa formulação, Foucault foi acusado não apenas de não tratar de sujeitos reais, mas de ignorar os modos como o processo de subjetivação incide sobre as vidas de fato: como se o sujeito se dissolvesse no discurso. Giorgio Agamben aborda essa crítica, veiculada por muitos críticos de Foucault, recorrendo ao texto "A vida dos homens infames", que o filósofo francês escreveu como prefácio a um livro de teor documental, de registros carcerários a *lettres de cachet*. O tema em questão é a maneira como os sujeitos "infames" apontados nesses registros, essas "vidas breves", que foram condenadas ao opróbio, deixam seus traços "por meio de citações no discurso do poder"[61], ou seja, a linguagem do poder não representa o sujeito, tampouco nos fornece um retrato dele. Em vez disso, as poucas frases que restam da existência dos sujeitos são o produto do poder. Consequentemente, para Agamben, na esteira de Foucault, essas vidas aparecem na linguagem, mas permanecem "absolutamente não expressas" nessa linguagem, que é encontrada nos registros da prisão ou do hospital – uma linguagem que não lhes é própria[62].

E o que isso tem a ver com Bispo? Se o louco *delira* e o psiquiatra *registra*, voltemos a alguns registros de Bispo[63]. Em um relatório escrito por Nicolaes, em 1938, durante aquela que foi a primeira internação de Bispo, o psiquiatra fala da natureza calma, dos olhos vivos e dos delírios de grandeza do paciente, e também de seu discurso: "Contou-nos o paciente os seus sonhos fantásticos. Tem feito viagens através dos continentes em missão religiosa onde ele aparece como frade. O seu organismo tem sido posto a prova para ver se pode servir Jesus Cristo."[64] Quase 50 anos depois, em 1986, o médico Eduardo Jorge Cur inicia de forma parecida seu relatório, ao apontar o comportamento calmo de Bispo: "Calmo e orientado vive num mundo particular, onde se julga iluminado e profetiza o fim do mundo brevemente. Está na Terra para 'cumprir sua missão'."[65] Na esteira de Foucault, esses textos descrevem uma existência real, parte de uma "dramaturgia do real" em que discurso de poder, vida cotidiana e verdade se unem de um modo específico[66]. De forma extensível às escassas informações que constituem os registros psiquiátricos de Bispo, Foucault escreve:

> Vidas reais foram "encenadas" nessas poucas palavras; e com isso não quero dizer que elas foram representadas, mas que sua liberdade, seu infortúnio, mesmo sua morte e, enfim, seu destino foram de fato decididas nelas, pelo menos parcialmente. Esses discursos se misturaram com a vida de formas reais e concretas; essas existências foram efetivamente riscadas e perdidas nessas palavras.[67]

Nesse caso, Foucault destaca um paradoxo em particular que surge quando o poder é exercido no nível da vida cotidiana, a saber, algo escapa ao arquivo, que busca atribuir atos de vilania a sujeitos ou loucura a comportamentos errantes. De fato, o que sobrevive são vestígios de uma vida que, de outra forma, poderia ter passado despercebida. Esses vestígios existem justamente porque são o produto do poder.

De forma similar, Bispo – um homem negro e pobre que poderia ter passado despercebido pela história do Brasil – deixou vestígios de sua vida devido à sua submissão aos mecanismos de poder psiquiátrico, o mesmo poder que buscava silenciá-lo e separá-lo do mundo. E, como os sujeitos infames a que Foucault recorre, a vida de Bispo "não pode mais ser separada das declamações, dos vieses táticos, das mentiras obrigatórias que jogos de poder e relações de poder pressupõem"[68]. Assim, a sugestão de Paulo Herkenhoff – "Chegará o dia em que se discutirá a arte de Bispo do Rosario sem menção à loucura" – torna-se impossível de ser seguida[69]. Da mesma maneira, atribuir a relevância de Bispo exclusivamente ao contexto da arte contemporânea é privar sua vida da própria história e das condições de possibilidade que trouxeram sua biografia e sua vida para o centro de debates sobre arte e loucura. Se Morais insiste na leitura da obra "independentemente do contexto em que foi criada", insisto que Bispo produziu sua obra *contra* (ecoando Burrowes) o mesmíssimo contexto do qual dependem sua subsequente legitimidade e seu significado histórico[70].

Há, no entanto, uma lacuna crucial entre o texto de Foucault e sua influência em minha compreensão da vida e da obra de Bispo. A seleção de documentos de Foucault se restringe aos anos 1660-1760 – abrangendo, grosso modo, o período clássico na França – e a documentos referentes a existências conhecidas exclusivamente por meio desses mesmos documentos. Em resumo, essas vidas não têm história fora desses registros. Possivelmente esse teria sido também o caso de Bispo, um homem que poderia ter permanecido desconhecido, confinado aos arquivos psiquiátricos, presente apenas em algumas poucas linhas em seus registros médicos – um contexto no qual se busca ativamente reduzir a loucura à doença mental e Bispo, ao diagnóstico de esquizofrenia paranoica. De fato, o prontuário de Bispo, mantido nos arquivos da administração da CJM, inclui relatórios médicos estatísticos e folhas de serviço social em que as respostas às seguintes perguntas foram deixadas em branco: Já trabalhou? Em quê? Gostaria de mudar de profissão? O que falta para isso? No momento está ( ) licenciado, ( ) aposentado, ( ) desempregado? Exerce alguma atividade dentro da comunidade? Qual? Gostaria de aprender alguma profissão? Qual? Possui algum bem ou renda? Qual[71]? Todas essas perguntas tinham como objetivo estabelecer a situação socioeconômica do paciente. Numa folha separada, no contexto da enfermaria, as respostas marcadas referentes ao "comportamento geral" e ao "humor" são "agressivo" e "irritado", respectivamente[72]. No campo "terapêutica ocupacional", na seção dedicada a tratamentos, a enfermeira marcou "frequenta por iniciativa própria" e "recusa"[73]. Com base nas respostas dessa enfermeira, nenhum outro tratamento era administrado a Bispo[74]. Considerando que todas as 35 perguntas do questionário de serviço social foram deixadas em branco, é seguro dizer que quase nada da biografia de Bispo está registrado em seu prontuário.

Além dos vestígios escritos a que Foucault se refere, no caso de Bispo, há os registros que reproduzem sua fala em duas longas entrevistas – a primeira com Denizart, em 1982, e a segunda com Robaina, em 1988 – e alguns breves depoimentos no vídeo *Bispo*, de Fernando Gabeira, transmitido pela TV Globo na década de 1980[75]. Em ambas as entrevistas maiores, Bispo narra não apenas seus momentos de delírio, mas também sua resposta à instituição psiquiátrica. Por exemplo, na entrevista com Robaina, ele fala de seu diagnóstico errado:

> BISPO: Os médicos. Dr. Odilon, uma porca de psiquiatra perceberam: "O Senhor é Deus, O Senhor é Deus, O Senhor é Deus", e tem na minha ficha como esquizofrênico "paranóidico", tem aí.
> ROBAINA: O que o senhor acha de ter esquizofrenia paranóide?
> BISPO: Porque é erro, é erro, é erro sim. Porque o medico que é psiquiatra e percebe. Professores, catedráticos e na minha ficha tem negócio de esquizofrenia "paranóidico", "paranóidico", aí.
> ROBAINA: O senhor acha que isso tá errado?
> BISPO: É, é, é porque pela história do sagrado criador, médico psiquiatra não existe. Médico, mas médico psiquiatra não. O médico psiquiatra veio fazer isso, ó, me deram remédio a mim, o médico quando é bom, quando ele percebe, ele não dava remédio a mim.[76]

Bispo ressalta, elipticamente, que alguns dos psiquiatras, os bons, perceberam que ele era Jesus, mesmo que sua ficha diga o contrário.

A conversa com Denizart decorre da seguinte maneira:

> DENIZART: E quem via governar o mundo, vai ter presidente, vai ter governador?
> BISPO: Ah isso não. Não, não, não, não. O único que vai mandar sou eu, mais nada. Tá escrito isso.
> DENIZART: Hã... hã...
> BISPO: Tá! A eleições é só uma, do criador, sabe? Esse negócio de votações, de partido, é só um.
> DENIZART: Uhum...
> BISPO: Tá escrito. [...] o partido é só um, e é o do criado, mais nada.
> DENIZART: E os hospitais psiquiátricos, o que é vai acontecer?
> BISPO: Isso vai acabar, esse negócio de doença...
> DENIZART: Não vai haver mais nenhuma doença?
> BISPO: Não, miséria... nada, nada...

Os anos 1980, década em que os curadores voltaram suas atenções para a produção de Bispo, foi também a época em que a mídia começou a denunciar os horrores das instituições psiquiátricas e o movimento da *reforma psiquiátrica* atingiu seu auge, resultando em mudanças em nível nacional no sistema de cuidados de saúde mental, o que coincidiu com os últimos anos do regime militar. Nomes importantes da psiquiatria radical na Europa, como Franco Basaglia e Félix Guattari, visitavam com frequência o Brasil e ministravam palestras no país[77]. Com os apelos à reforma e à socialização dos pacientes, a CJM desenvolveu um plano para a desinstitucionalização e a progressiva liberação dos pacientes do hospital[78]. Os pacientes também passaram a ser remunerados por seu trabalho na colônia. Além disso, a CJM abriu um centro de reabilitação e integração social, entre outros programas. Proferidas em 1982, as palavras de Bispo sobre o fim dos hospitais psiquiátricos ecoaram cinco anos depois na Conferência Nacional de Saúde Mental, cujo lema era "Por uma sociedade sem manicômios". Dois anos depois, em 1989, o governo introduziu a Lei n. 3.657/89, que propunha a regulamentação dos direitos dos indivíduos com distúrbios mentais e o fechamento gradual dos manicômios do país[79]. Bispo morreu naquele mesmo ano.

* * *

Além do conteúdo falado, das entrevistas, temos acesso a sua produção criativa e a suas palavras tal como elas se apresentam nos bordados em suas obras. Bispo explica a Denizart, a respeito de sua produção de roupas e seus planos para o que vestir quando chegasse o momento de apresentar-se ao mundo como Cristo: "Eu devo estar pronto daqui uns 6 ou 5 meses, com ação resplendores dos pés a cabeça afim de me apresentar o mundo [...] o mundo quem deve me apresentar é os interessados aqui da Colônia, que segundo a habitação de Cristo diz eu no hospício devo apresentar na minha transformação os diretores, mais nada."[80] Bispo estaria coberto da cabeça aos pés com o *Manto da Apresentação*, o mesmo com que ele aparece vestido na entrevista. Considerada por Morais a obra-prima de Bispo, "a síntese mental e visual" de sua obra, a capa é recoberta de representações do universo deste[81]. Sua superfície de lã marrom apresenta uma extensa rede de imagens e números bordados. Para Morais, a peça é um inventário do mundo de Bispo. No lado direito frontal, logo abaixo da gola, há um coração bordado em linha branca ladeado pelas palavras *fio hom* e *universo*. Abaixo do coração está a palavra *pai*, abaixo da qual está bordada uma balança, tradicionalmente o símbolo da justiça, em linhas vermelhas, azuis e brancas. Diferentemente da capa fotografada por Jean Manzon em 1943 (ver figs. 35-36), nessa versão, Bispo adicionou dragonas de franjas amarelas (peça decorativa bastante utilizada em uniformes militares como distinção hierárquica) de ambos os lados da gola, que ele adornou com um tecido vermelho plissado. As várias cordas coloridas que se cruzam, tanto na parte frontal quanto na parte posterior da capa, terminam numa série de borlas decorativas (ver fig. 46). Do lado de dentro, Bispo bordou os nomes das pessoas que concordaram em acompanhá-lo em sua jornada. Os nomes dessas mulheres, bordados na maioria das vezes com fio azul sobre o forro branco, são dispostos em espiral em direção à gola: Adriana Luisa, Maria Correia, Heloisa Sampaio, Wanda Campos, Angelina Francisca, Carlota Cordeiro, e assim por diante.

Na literatura crítica, o *Manto da Apresentação* de Bispo é com frequência associado aos *Parangolés* de Hélio Oiticica, uma comparação estabelecida por Morais em 1989 no catálogo da primeira exposição[82]. Posteriormente, Marta Dantas, seguindo o exemplo de Morais, descreve como os *Parangolés* e o *Manto* envolvem vestimenta e movimento, e, em consequência disso, em ambos "a estrutura da obra é o próprio ato expressivo, e este se produzia à medida que a obra (no caso, o *Manto da Apresentação*) era utilizada"[83]. Ela ainda afirma que a semelhança das obras "permite a apropriação da fala de Oiticica, na tentativa de esclarecimento sobre o trabalho de Arthur Bispo"[84] e cita Oiticica, a respeito dos *Parangolés*: "Não se trata, [...] do corpo como suporte da obra; pelo contrário, é a total 'in(corpo)ração'. É a incorporação do corpo na obra e da obra no corpo. Eu chamo de 'in-corpo-ração'."[85] O fato é que, na literatura crítica sobre Oiticica, o *Manto* de Bispo nunca serve de ponto de comparação, tampouco a fala delirante de Bispo é utilizada como forma de explicar a obra de Oiticica[86].

A condição de legibilidade da obra de Bispo como arte depende de desenvolvimentos no contexto da vanguarda do século XX, do *ready-made* à *assemblage*. Mas, em vez de nos perguntarmos como a obra de Bispo foi possível se ele "ignorava [...] Marcel Duchamp e outros lances dadaístas, as obras do novo realismo francês, a poética dos italianos da povera", poderíamos reformular a questão, tal como Agnaldo Farias, para então declarar: "não houvesse sido o encaminhamento da arte ao longo do século XX aquele que foi, com o cotidiano, seus objetos e o mecanismo da apropriação adquirindo estatuto de arte, a obra de Bispo do Rosario continuaria a não ter sentido; seria inqualificável."[87] Embora seja inegável que desenvolvimentos na prática artística permitiram que a produção criativa de Bispo fosse reconhecida como arte, isso não impediu que, por ocasião de sua morte, vários seguranças e funcionários do hospital quisessem descartar o material deixado por ele, um material que não percebiam como arte – alguns queriam até mesmo que certos objetos voltassem a assumir suas funções utilitárias: que utensílios e canecas fossem devolvidos ao refeitório e lençóis, aos leitos dos pacientes[88]. Sob intervenção da Associação de Amigos dos Artistas da Colônia Juliano Moreira, a obra de Bispo foi levada para a administração do hospital, que abrigava o Museu Nise da Silveira (o qual, em 2002, passou a se chamar Museu Bispo do Rosario Arte Contemporânea).

Se Morais inventou Bispo como artista, ele e os membros da Associação de Amigos o introduziram na função autor, pela qual Bispo seria identificado como o autor ou o artista de 802 obras de arte, discutidas em uma série de exposições, publicações e debates públicos. Esse cenário forneceu as condições necessárias para que a obra de Bispo fosse listada como patrimônio cultural pelo INEPAC em 1994. Foi também nesse contexto que se intensificaram as buscas por mais detalhes da biografia de Bispo, além dos domínios de observação e da suposta neutralidade da linguagem médica[89], donde o importante trabalho de Hidalgo, Morais e Corpas, entre outros, que conseguiram costurar uma "vida" além da "vida breve" indicada nos registros médicos de Bispo, dos quais partes foram perdidas por negligência da burocracia[90]. Os esforços para legitimar a obra de Bispo como arte foram uma parte essencial de uma estratégia cultural maior para garantir-lhe a preservação e o status como patrimônio cultural. A produção criativa de Bispo é também enquadrada como arte no museu que hoje carrega seu nome[91]. Mas categorizar sua arte na história da arte e seus vários movimentos e categorias estilísticas também não tem sido algo sem suas dificuldades, como sugere o debate já citado. Morais também fez questão de evitar que a obra de Bispo fosse reivindicada à categoria de "arte *naïf*".[92]

É sempre hesitante para mim me deparar com o estabelecimento do status de Bispo como artista contemporâneo e de sua obra como arte contemporânea da forma que alguns críticos, como Morais, o fizeram. Mário Pedrosa, por exemplo, inclui as obras de pacientes psiquiátricos como parte de sua teoria da resposta estética moderna, mas as diferencia de acordo com seus locais de produção, designando as obras oriundas do Engenho de Dentro como *arte virgem*. No caso de Bispo, esse desconforto tem origem principalmente no fato de que, antes de ser iniciado em sua função autor específica, e portanto num tipo muito específico de discursividade no campo da arte, Bispo foi submetido a uma ordem de discurso em que seu status civil não era igual ao de outros artistas. Em resumo, ele tinha pouquíssimos direitos legais. Meu objetivo não é descaracterizar a produção de Bispo como arte, mas apontar a diferença que existe entre sua identificação como artista contemporâneo e a contemporaneidade de sua arte: uma diferença não de grau, mas de ordem. A historicidade e o caráter crítico específicos a sua obra são perdidos quando essa mesma obra é assimilada exclusivamente a estilos e formas específicos da história da arte. Da mesma maneira, ainda há muito trabalho crítico a ser feito para explicar como esse homem – um homem negro cuja identificação psicopatológica convergiu com a discriminação racial e de classe – se tornou um dos artistas contemporâneos mais conhecidos do Brasil, legitimado tanto nacional quanto internacionalmente. Para a história da arte, o que essa dinâmica de exclusão social seguida de uma inclusão estética (póstuma) significa para as narrativas construídas em torno da arte moderna e contemporânea no Brasil?

O que eu gostaria de destacar é o modo como as obras de Bispo e, mais especificamente, a estilização de suas vestimentas formam parte de uma genealogia de práticas proto-antipsiquiátricas em que pacientes, subvertendo seus uniformes, afirmaram sua própria singularidade contra a padronização imposta a eles. Lembremos o exemplo de Giuseppe Versino, internado num manicômio no começo do século XX, que criou roupas a partir de panos de limpeza. Essas peças trançadas incluem uma túnica e calças, assim como uma túnica longa ou vestido de mangas longas e lenço, pesando pouco menos de 45 quilos. Ele também produziu um par de botas com cadarços de corda, que terminam em borlas. O paciente e seu processo foram descritos (provavelmente pelo psiquiatra Antonio Marro) em relação a duas fotografias existentes: "Internado no hospital psiquiátrico de Collegno, (ele) é encarregado da limpeza cotidiana. Após utilizar os panos, ele os lava, os desfia e finalmente molda cordões para tecer suas roupas... Ele leva cerca de um mês para fazer um vestido."[93] Hoje, essas roupas se encontram na coleção de Cesare Lombroso, no Museo di Antropologia Criminale de Turim (elas foram doadas a esse pai da criminologia positivista por Marro). Lombroso defendia que o gênio artístico era uma forma de insanidade, o que o levou a reunir uma grande coleção de arte psiquiátrica[94]. Embora suas teorias tenham sido desacreditadas, sua coleção contém obras que podem ser lidas como a afirmação dos pacientes de sua singularidade diante da submissão disciplinar.

Outro exemplo desse processo é a jaqueta bordada de Agnes Richter, que hoje faz parte da Coleção Prinzhorn (fig. 40). Em meados da década de 1890, a ex-costureira e paciente de um manicômio austríaco utilizou seus saberes para individualizar seu uniforme, criando uma jaqueta com bordados de linhas escritas tanto do lado de dentro quanto do lado de fora da peça, um roteiro visualmente denso que relaciona fragmentos de sua vida. Nessa lista de roupas antipsiquiátricas podemos incluir *La robe de Bonneval* (o vestido de Bonneval), obra de uma mulher internada num hospital psiquiátrico em Bonneval, na França, em 1929. Feito de restos de

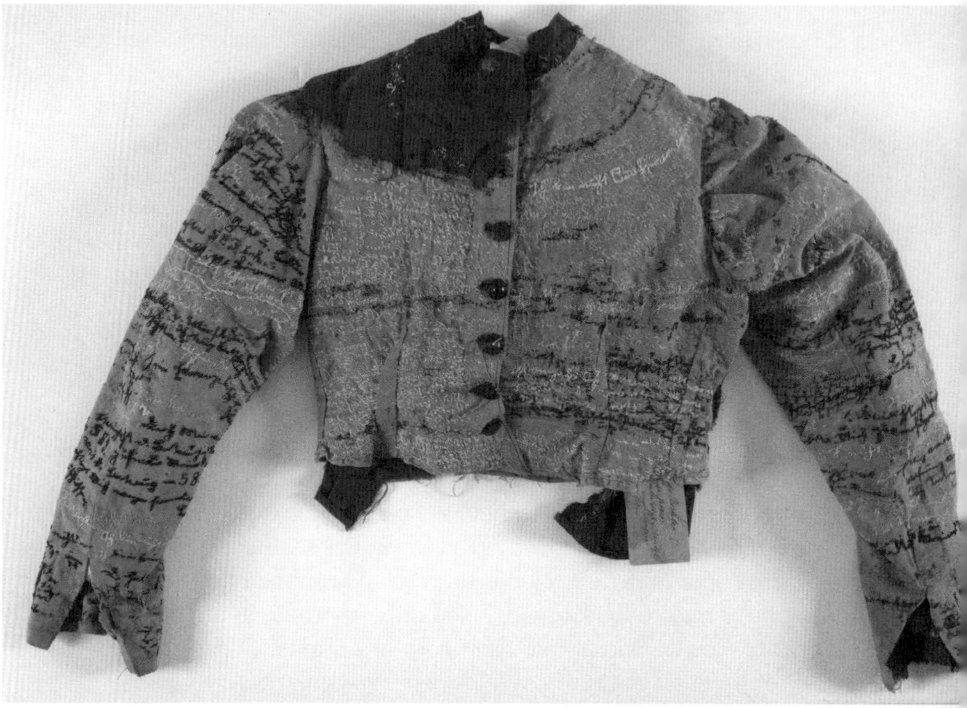

40. Agnes Emma Richter (1844–1918), casaco bordado à mão com texto autobiográfico, n.d., Inventário nº 743. © Prinzhorn Collection, University Hospital Heidelberg.

tecido e fio de uma oficina de costura do hospital, o vestido levou cerca de dez anos para ser terminado, bordado com um padrão de penas e guirlandas, silhuetas de homens e animais e linhas sobrepostas. A vestimenta completa ainda inclui um casaco, um lenço e uma bolsa, além de uma cortina e um tapete – esses eram, segundo a paciente, os adereços necessários para o uso da roupa.

Todas essas histórias nos aproximam de uma compreensão mais nuançada e complexa da produção de Bispo[95]. Os exemplos de contrapoder indumentário no espaço disciplinar do manicômio também foram documentados perto do lar institucional de Bispo. Em 1946, Osório Cesar publicou "Aspectos da vida social entre os loucos", que aborda diversos modos de sociabilidade e interação entre os loucos: delírios em que um paciente é Jesus (como o de Bispo), a organização de uma fuga coletiva, desenhos e construções improvisadas de pacientes[96]. Nessas páginas, também encontramos duas imagens de um paciente negro diagnosticado com hipomania. O paciente veste terno e gravata, com calças dobradas, chapéu e óculos redondos peculiares, de desenho próprio (fig. 41). Atitudes de afirmação similares são abordadas apenas brevemente no estudo de Morais sobre a vida e a obra de Bispo: "Conseguimos perceber em muitos internos uma vontade de se afirmar como indivíduos. As mulheres, no modo como se vestem ou se pintam. Enfim, por maior que seja a ruína física e o abandono, ainda é possível se observar um resíduo de dignidade, um esforço de muitos deles para afirmar uma identidade."[97] Posteriormente, a produção indumentária de Bispo também incentivou o trabalho de pacientes que frequentavam o estúdio de arteterapia da clínica psiquiátrica de Villejuif, onde historicamente se situa o Musée de la folie de Auguste Marie. Inspirados pela exposição de Bispo no Jeu de Paume, em Paris, em 2003, esses pacientes decidiram iniciar uma produção coletiva de sua própria versão do manto do brasileiro (fig. 42)[98].

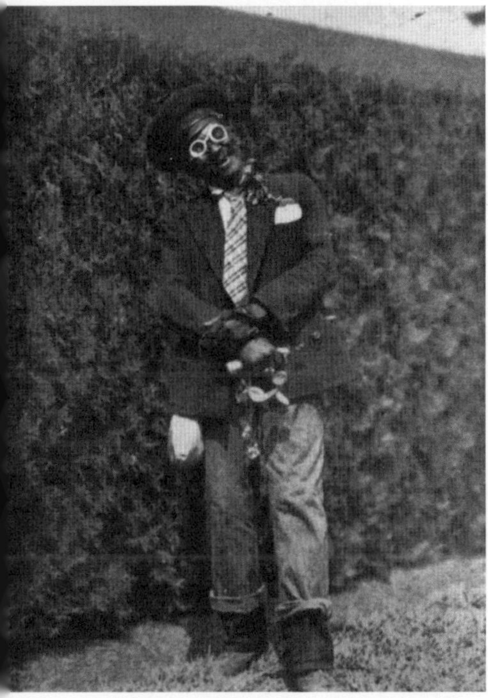

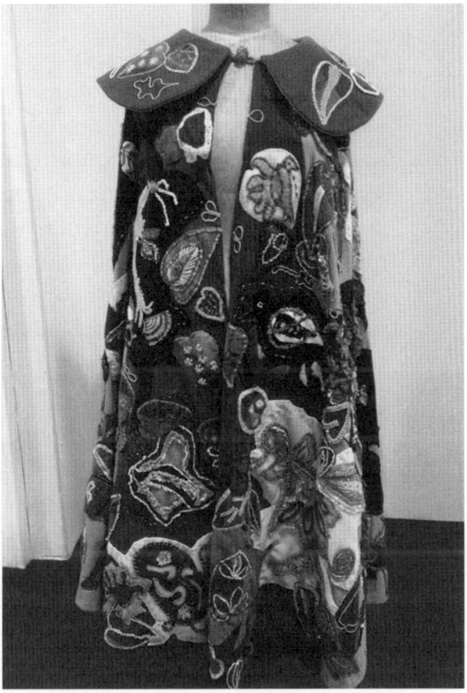

41. Paciente diagnosticado com hipomania. Reproduzido em Osório Cesar, "Aspectos da vida social entre os loucos". *Revista do Arquivo Municipal*, v. CV, n. 12. São Paulo: Departamento de Cultura, 1946.

42. Capa produzida por participantes do estúdio de arteterapia da clínica psiquiátrica de Villejuif e inspirada pela exposição de Bispo no Jeu de Paume, Paris, em 2003.

Embora vivesse no manicômio, Bispo não ignorava a história contemporânea, o que não necessariamente significa que ele quisesse ser trazido de volta para determinada compreensão "normal" da realidade. Rosângela Maria, então estagiária em psicologia (hoje conhecida pelo particular fascínio que provocava em Bispo), acompanhou seu caso por três anos. Ela tentou de várias maneiras trazê-lo de volta ao mundo real do manicômio, um paciente como os outros, mas também à realidade do mundo exterior. Ao perguntar-lhe se ele queria uma família, uma casa, ele teria dito: "Não tenho tempo para essas coisas."[99] Mas ele estava ciente do que acontecia no mundo "lá fora". Entre seus pertences, ele mantinha pilhas de jornais e revistas.[100] Um ex-guarda do pavilhão de Bispo contou a Burrowes que ele "era um paciente esclarecido, via TV, dava dinheiro ao seu Durval para comprar coisas para o universo dele. Um dia eu perguntei: – Você sabe o que está acontecendo no mundo, Bispo? Ele respondeu: – Sei, a Rússia está invadindo o Afeganistão"[101].

A consciência e a concisão desse exemplo da fala de Bispo contrastam com sua fala "delirante" sobre o fim da psiquiatria. De fato, as regras que governam a inteligibilidade do discurso e garantem o estatuto de sujeito são delimitadas por uma série de normas implícitas e explícitas. Sair dessas normas é arriscar o próprio estatuto de sujeito, arriscar ser ouvido ou não. Mas, em vez de ignorar o discurso do louco, no caso de Bispo se reconhece uma relação evidente entre eventos atuais e o discurso delirante que sugere uma crise iminente que se mostrou atualizada na instituição psiquiátrica. Em seu delírio, Bispo propõe o estabelecimento de uma nova ordem na qual ele governaria sozinho. Mas a relação aparentemente recíproca entre o delírio de Bispo e os movimentos em direção à reforma psiquiátrica no Brasil não é uma mera coincidência.[102] É nesse ponto que está a contemporaneidade de Bispo.

Para Agamben, o contemporâneo é uma experiência de dissonância: "A contemporaneidade é, então, uma relação singular com o próprio tempo, que a ele adere e, simultaneamente, dele se distancia. Mais precisamente, é *essa relação com o tempo que se adere a ele, por disjunção e anacronismo*"[103]. No caso de Bispo, podemos entender essa distância e essa disjunção literalmente, considerando a reclusão forçada em que ele vivia: uma imposição, não uma escolha. O conceito de Agamben de contemporâneo permite temporalidades distintas, certo descompasso para aqueles que realmente pertencem a seu tempo. Vistos da perspectiva do presente, as disjunções e os anacronismos de Bispo são múltiplos: a subjetividade cindida, a persistência de seu trabalho num contexto inóspito, a precariedade de seus materiais e os métodos ultrapassados (acumulação, costura, bordado). Bispo não coincidia com o que a sociedade esperava dos loucos nem se ajustava às demandas normativas da instituição psiquiátrica.

A proximidade simultânea com sua época, no entanto, também é evidente em sua produção criativa, sobretudo em seus estandartes. Tanto visual quanto verbalmente, seus 15 estandartes retratam navios de guerra da frota brasileira, as 200 embaixadas que Bispo sabia que existiam no Brasil e, no estandarte postumamente intitulado *As histórias universal* (c. 1967-1974, fig. 43), uma parada militar (ou, pelo menos, é o que parece) bordada, com as palavras "Ministro da relações do exterior" e "Corpo diplomáticos" costuradas ao lado de personagens e outras palavras designando médicos, visitantes e progresso[104]. Considerando as imagens dos soldados e das forças armadas, embaixadas e bandeiras, Bispo oferece uma visão de uma maquinaria de Estados-nação e de guerra. Esses contextos cerimoniais destacam as dimensões performativas contemporâneas da

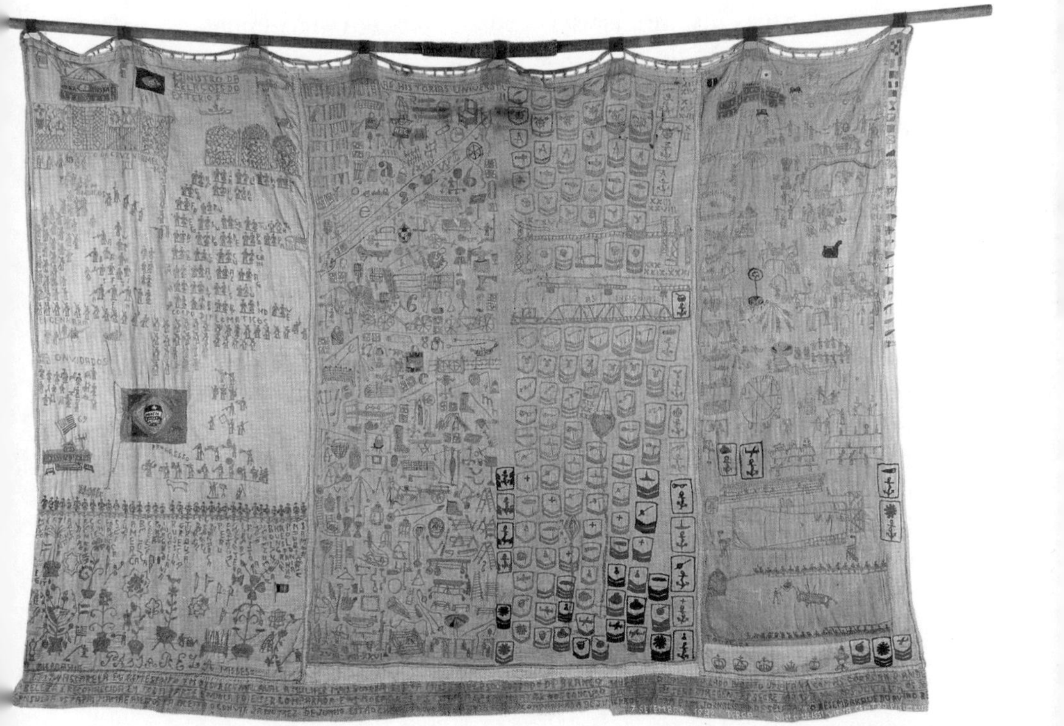

43. Arthur Bispo do Rosario, *As histórias universal*, c. 1967-1974. Madeira, tecido, metal, fio e plástico. 138 × 189 cm. Coleção Museu Bispo do Rosario Arte Contemporânea/Prefeitura da Cidade do Rio de Janeiro.

história. Assim, a arte de Bispo não é contemporânea no sentido do contemporâneo como uma periodização na arte – como o que veio após o modernismo e o pós-modernismo. A contemporaneidade de Bispo é a marca de uma condição existencial em que ele era tanto de todo alheio quanto sintonizado com seu tempo.

* * *

"Mesmo quando o seu trabalho é exibido ao lado do de outros artistas contemporâneos, Bispo continua sendo uma exceção."
Ana Linnemann, 2015

Entre as obras produzidas por um afastamento físico e psíquico do mundo da arte, a de Bispo é uma das mais fascinantes e extensas. E, embora não reivindiquemos Bispo como artista contemporâneo, seu lugar na história da arte contemporânea é indiscutível: ele é um nome cuja produção não apenas inspirou artistas contemporâneos, mas também participou da construção do que constitui a arte global e contemporânea nas últimas duas décadas. No contexto brasileiro, ele é talvez o último de uma genealogia de pacientes-artistas que produziram suas obras enquanto viviam no manicômio. Desde as reformas psiquiátricas iniciadas na época e após o falecimento de Bispo, ateliês de arteterapia continuaram a existir, mas, com algumas exceções, os pacientes não vivem mais nos vários hospitais do país.

Finalmente, gostaríamos de ressaltar o caráter "exaltado" e o "abjeto" que com frequência estruturam a subjetividade de sujeitos esquizofrênicos como Bispo. Nos arquivos existentes e nas entrevistas disponíveis, lemos que Bispo é Jesus, mas também que é forçado a fazer objetos pelas vozes que ouve. Os médicos o "reconhecem" como Jesus, mas ele é diagnosticado com esquizofrenia paranoica. Ele é, ao mesmo tempo, sobrenatural e sujeito a diagnósticos e forças externas. De Sigmund Freud a Hans Prinzhorn, o tipo de ambivalência evidenciado pelo discurso de Bispo foi considerado estrutural para descrições clínicas da esquizofrenia, e ganha maior relevo quando contextualizado nas condições materiais do manicômio. "Um paciente é Deus, mas varre o chão voluntariamente", descreve Prinzhorn[105]. Apresento a observação de Prinzhorn para destacar o fato de que o que ocupa o discurso da arte em torno de Bispo é justamente a exaltação do sujeito, seus delírios de grandeza, assim como os apetrechos – sejam eles a capa detalhadamente ornada ou os estandartes do tamanho de pinturas históricas – que reforçam essa imagem. O que é deixado de fora da história da arte e das práticas curatoriais a respeito da arte de Bispo é o aspecto abjeto de sua condição e de seu contexto.

Nos anos 1980 e no começo dos anos 1990, sobretudo nos Estados Unidos, artistas participaram de um processo que Hal Foster identifica como uma virada geral para o abjeto na arte. Artistas contemporâneos, incluindo Cindy Sherman, Mike Kelley e Paul McCarthy, produziram espaços fictícios de regressão mimética em sua arte, muitas vezes incluindo até mesmo referências a excrementos. Essas obras não apenas testaram os limites da sublimação estética, como também foram motivadas pelo protesto contra o consumo, a indignação contra a crise da aids e a ansiedade gerada pelo fim do contrato social. Para Foster, "esses fatores, tanto intrínsecos quanto extrínsecos, guiaram o fascínio pelo trauma e a abjeção"[106]. Lembremos, também, assim como Foster, que algumas versões do pós-modernismo (com o qual essa arte é frequentemente associada) foram definidas com referências descritivas à esquizofrenia. Fredric Jameson, por exemplo, associa o enfraquecimento da historicidade no pós-modernismo a uma experiência esquizofrênica do tempo: um "tempo perceptivo com o qual os vários momentos do passado [de alguém] têm pouca conexão e para o qual não há um futuro concebível"[107].

Tanto o uso de Foster do abjeto quanto o uso de Jameson do esquizofrênico são descritivos e não diagnósticos, pelo menos no sentido clínico. Essas condições fornecem modos de descrever as forças e os efeitos de uma década, como vistos e vivenciados no momento do capitalismo tardio no "antigo" Ocidente. Eles servem como analogias críticas proferidas por autores que se mantêm do lado de cá da razão, descrevendo uma produção artística que procede da mesma maneira. Aqui, abordamos o abjeto e o excremento desse exemplo porque Hidalgo relata que, após a morte de Bispo, "em meio às cerca de 800 obras, encontraram-se, no salão de quartos-fortes habitados por Bispo na década de 1980, garrafas plásticas recheadas de fezes e urina, dispostas em série"[108]. Embora essa seja a única referência encontrada às atividades de colecionismo de Bispo, ela esteve no centro de minhas reflexões e conversas a respeito de Bispo e sua obra[109]. Não é de surpreender que a urina e as fezes de Bispo não estejam listadas ou catalogadas entre suas 802 obras registradas. Se essas garrafas eram obras ou não, para Bispo, não é uma questão – afinal, ele nunca afirmou que sua produção era arte. O que está em jogo é como, dentro do campo da arte contemporânea, ao artista psicótico é permitido produzir apenas imagens "belas", enquanto o alcance do artista contemporâneo "normal" se estende à conjuração fictícia do abjeto em sua escolha de materiais e representações.

Consequentemente, a ambivalência constitutiva no cerne da condição de Bispo – além de sua arte e sua arte de viver – é mantida sob controle. No contexto do Brasil, e no contexto das bienais globais com as quais este estudo se conclui, críticos e autores sempre insistem nas qualidades estéticas ou poéticas e imaginativas das obras. Segue-se que a obra é legitimada com base numa estética, e não num desafio antiestético das convenções artísticas tradicionais. Como evidenciado pelo estudo de Morais e pelo discurso oficial da Bienal de Veneza, os ecos de diversos mitos modernistas podem ser vistos na abordagem à obra de Bispo. Em resumo, essa obra não é explorada por seu potencial abjeto ou pelo que ela pode revelar em relação à história psiquiátrica ou da arte. Assim, nosso desafio, quanto à maneira como a obra de Bispo é compreendida atualmente, é que nós, como curadores e historiadores da arte, confessemos que as convenções da história da arte e das práticas de exposição não revelam verdades essenciais, atemporais, e que essas convenções, quando aplicadas à produção criativa de pacientes psiquiátricos, não são nem neutras nem naturais[110]. Em vez disso, elas impõem diferentes linguagens de ordem e episteme ao trabalho, uma ordem e uma episteme que o paciente nunca reivindicou.

Finalmente, é devido aos debates já citados e à problemática que sua obra evidencia que Bispo continua como parte de uma história da arte brasileira, de forma inquestionável. Para Morais, sua obra chegou "de uma vez só, inteira, concluída, plenamente realizada"[111]. A afirmação ecoa, involuntariamente, o relato do próprio Bispo: "Um dia eu simplesmente apareci."[112] Se o artista e sua obra simplesmente apareceram, seu legado serviu para continuamente derrubar as suposições normativas sobre os sãos e os loucos, o estatuto da arte e o que a arte pode fazer. O desafio da obra de Bispo reside nas obrigações paradoxais que ela traz ao espectador contemporâneo: o imperativo de se engajar numa análise crítica e contextual da obra e, ao mesmo tempo, reconhecer a subjetividade cindida de Bispo, para preservar a obra por sua extraordinária expressão criativa e ao mesmo tempo reconhecer o sofrimento psíquico do sujeito e suas abjetas condições materiais.

CENA

O ator olha os papéis que estendo à sua frente, parece não reconhecê-los, põe e tira os óculos, e murmura que desta vez não participa da apresentação – esta é a noite de sua morte. Trocamos algumas palavras e minutos depois, aliviado, vejo-o de volta ao microfone. Mas sua voz, em geral tão trêmula e vibrante, soa agora pastosa e desmanchada. No meio de uma cena em que ele é Caronte, bruscamente atravessa o palco na diagonal e dirige-se à saída do teatro. Na rua, eu o encontro sentado na mais cadavérica imobilidade, balbuciando sua exigência de uma ambulância – chegou a sua hora. Ajoelho-me ao seu lado e ele diz: “Vou para o charco”. Depois a situação se alivia e negociamos: ele aceita um cheesburger do McDonald’s em vez da ambulância. Ouço os aplausos finais vindos de dentro do teatro, e o público começa a retirar-se pela portinhola que dá para a rua, onde estamos eu e ele. O que vêem quando saem é Hades, rei do inferno (meu personagem) ajoelhado aos pés de Caronte morto-vivo, pelo que recebemos uma reverência respeitosa de cada espectador que passa por nós, para quem essa cena íntima parece fazer parte do espetáculo.

PETER PÁL PELBART, “Polifonia inumana no teatro da loucura”. *Jornal do Grupo Tortura Nunca Mais*, ano 24, n. 72, jul. 2010. Disponível em: http://www.torturanuncamais-rj.org.br/jornal/gtnm_72/artigo.html.

5

O MONOLINGUISMO DO GLOBAL

> "Se dois objetos parecem iguais, isso não significa que eles tenham muito em comum – muito menos que eles tenham o mesmo significado."
> Yve-Alain Bois, 2015

Iniciamos este capítulo final com um relato de Jacques Derrida para delinear o que chamamos de monolinguismo do global, um fenômeno que assume várias formas no mundo da história da arte moderna e contemporânea e da curadoria. Em uma palestra na Louisiana State University, em Baton Rouge, para um congresso intitulado "Echoes from Elsewhere", Derrida inicia sua fala pedindo ao público que imagine um sujeito, segundo sua descrição, de cultura francesa, um "cidadão francês [...], um sujeito de cultura francesa", que, num francês perfeito, diz: "Eu não tenho senão uma língua, e ela não é minha."[1] Essa afirmação poderia ser interpretada como incondizente com a aparente competência com a qual o indivíduo fala essas palavras – como se, "num mesmo sopro", essa pessoa tivesse mentido e confessado a mentira[2]. Ou seja, na performance, ele ou ela teria revelado o oposto do conteúdo e da cadência de sua fala de fato. Isso é o que Derrida chama de contradição performativa.

Além de discutir o absurdo filosófico da cena, Derrida explica que não se trata de uma língua estrangeira, mas de uma língua *que não é minha*[3]. Assim, ele afirma como sujeitos competentes em diversas línguas muitas vezes tendem a falar de fato apenas uma. Mas em que essa cena se relaciona com a história da arte moderna e contemporânea e a curadoria? Além disso, considerando o objeto deste estudo, o que significa quando os olhares se voltam para uma arte dita *outsider* justamente quando críticos, curadores e historiadores da arte tentam definir o que constitui a arte na era da "contemporaneidade global"?

* * *

O título da palestra de Derrida era "O monolinguismo do outro", a partir da qual, nos últimos anos, desenvolvemos nossas leituras a respeito da condição, na arte contemporânea, que diagnosticamos como o "monolinguismo do global". O monolinguismo do global, assim eu o entendo, se manifesta, entre outras maneiras, no desenfreado pseudomorfismo que caracteriza muitas exposições de arte contemporânea. Nos anos 1960, Erwin Panofsky cunhou sua própria definição de *pseudomorfose*: "A emergência da forma A, morfologicamente análoga ou idêntica à forma B, embora de modo algum relacionada a ela de um ponto de vista genético."[4] Aqui, Panofsky comparava um sarcófago púnico do século III a.C. com um sarcófago do alto gótico. Embora similares morfologicamente, os processos históricos e as condições de possibilidade que levaram aos dois casos são decididamente diferentes. O historiador da arte moderna Yve Alain-Bois parte de Panofsky para descrever o pseudomorfismo como um tipo de "telescópio histórico"[5] que "continua alimentando empreendimentos curatoriais com grande aclamação". Nesse recurso à pseudomorfose, "a ignorância é essencial: quanto menos se sabe sobre o contexto, a gênese, mais facilmente torna-se vítima do choque da pseudomorfose – o que é outra maneira de dizer que, quanto menos se aborda um objeto com o ceticismo proporcionado pelo pensamento racional, mais se pode deixar a imaginação seguir seu curso"[6]. Para Bois, o ponto central não é que os choques produzidos pelo pseudomorfismo sejam necessariamente ruins, mas que eles se mantêm muitas vezes superficiais em relação ao processo e à história, de forma que, em consequência, mal são "choques" de fato. Tendências pseudomórficas dominantes costumam reivindicar semelhanças de um tipo genético (por exemplo, dois artistas que colecionam sapatos, criam pinturas brancas, pintam com a mesma técnica etc.). Ao longo de seu texto, Bois toma um caminho divergente para demonstrar como semelhanças superficiais podem ser produtivas em relação ao entendimento da arte, e mostra como – por "meios quase semelhantes e com produtos finais quase parecidos" – uma obra de François Morellet e uma de Sol LeWitt transmitem "mensagens totalmente opostas"[7].

A ênfase pseudomórfica que prevalece na semelhança do efeito visual, e não nas diferenças em processo e contexto, se reflete em exposições contemporâneas que reivindicam exibir a arte contemporânea de uma perspectiva global. Consideremos outra cena contemporânea: o surgimento da abstração geométrica na América Latina na exposição *Other Primary Structures*, de Jens Hoffman, no Jewish Museum de Nova York, em 2014.

A exposição original, *Primary Sculptures* (1966), de curadoria de Kynaston McShine, tinha como foco a nova escultura – sobretudo a *minimal art* – de artistas estadunidenses e britânicos, como Donald Judd, Robert Morris e Anthony Caro. "*Other Primary Sculptures* questiona o que teria sido incluído na exposição original se o mundo da arte dos anos 1960 fosse tão global quanto hoje", aponta o texto de divulgação da nova exposição, que indica também a inclusão de "grupos [...] culturais que têm sido marginalizados, suprimidos ou pouco representados no cânone da história da arte ocidental hegemônica"[8]. De fato, o cânone teve uma função repressiva e, felizmente, nos Estados Unidos a história da arte moderna e suas instituições ultrapassaram em larga medida a condição diagnosticada por John Yau em "Please Wait by the Coatroom", no qual identifica o lugar nada prestigioso reservado à arte latino-americana no MoMA de Nova York nos anos 1980 (embora ainda haja muito trabalho crítico a ser feito)[9]. Entre os "outros" artistas, *Other Primary Structures* incluía Lygia Clark, Hélio Oiticica e a singular Gego.

Ainda assim, a exposição foi menos uma abertura ao "outro" do que uma apropriação da obra desse outro numa categoria estética contrária às suas histórias. Por isso o monolinguismo do global é utilizado, aqui, para evidenciar como, na busca por um diálogo global, Hoffmann foca na linguagem visual das formas parecidas. Ao fazer isso, sua ambição curatorial de ser global supera as diferenças que prevalecem no nível dos materiais, das contingências de contexto e dos locais de produção[10]. E ainda, com a emergência do contemporâneo global, construções e poderes hegemônicos não foram simplesmente varridos, mas subsistem sob novas formas. A pretensão de integrar as obras latino-americanas numa categoria de "estruturas primárias" abandona um tipo de controle epistêmico (por exemplo, o cânone dos anos 1960) para inscrevê-las em outro: uma história da arte formal e atemporal, que se vende como contemporânea e global.

Em "O monolinguismo do outro", Derrida também se refere a uma situação histórica na qual "só se entrava na literatura francesa perdendo o próprio sotaque"[11]. Por extensão, podemos dizer que, no caso de *Other Primary Structures*, a abstração venezuelana e o neoconcretismo brasileiro entraram para a categoria de "arte global" ao perderem seus nomes, sua história, sua especificidade cultural. O efeito cumulativo de uma exposição como essa, que se identifica de tal maneira como uma exposição de arte global, é utilizar-se da arte de todas as nações e empregá-las como se se tratasse de arte global, numa exposição que literalmente expõe sua confiança na capacidade que formas parecidas têm de ser entendidas como uma história da arte global, mas cuja origem continua a ser enquadrada na linguagem do Ocidente.

Considerando essa situação, imaginemos o seguinte: uma instituição brasileira – o MAM-RJ, digamos – decide remontar a *Primeira exposição neoconcreta*, de 1959. Como o mundo não era tão "global" no final da década de 1950, os curadores decidem exibir Donald Judd e Robert Morris numa exposição intitulada *Outros Neoconcretismos*. Essa cena, embora obviamente absurda, revela como em *Other Primary Structures* e em outras exposições a linguagem dominante muitas vezes mantém o privilégio e a capacidade de tornar a arte de "outros" compreensível e cognoscível, até mesmo "global", de forma que a produção de conhecimento é revelada como uma via de mão única de apropriação e reafirmação do poder discursivo.

Esses movimentos de assimilação à própria linguagem e a categorias, em vez de fomentarem a descontinuidade e a diferença, manifestam-se de modo semelhante na tendência recente à inclusão da obra de pacientes psiquiátricos modernos em bienais de arte global. Nesses contextos, Bispo do Rosario e outros artistas *outsiders* são legitimados como arte contemporânea, mas às custas de nossa compreensão da especificidade da contemporaneidade de suas obras. Na década de 2010, "loucura", "*outsider*" e "autodidata" tornaram-se o "novo" no circuito contemporâneo global, frequentemente incluídos em exposições nas quais os curadores recorriam à beleza, à poesia e à imaginação como temas unificadores. Assim, resta-nos a pergunta: essas exposições globais, incluindo a exposição de obras de pacientes psiquiátricos nos casos específicos da 55ª Bienal de Veneza (2013) e da 30ª Bienal de São Paulo (2012), dão conta, ou até mesmo se aproximam, das divergentes histórias da crítica e da clínica?[12]

* * *

"Is Everything in My Mind?" é o título do texto curatorial de Massimiliano Gioni para a 55ª Bienal de Veneza, *The Encyclopedic Palace*. Assim como o texto do catálogo, a exposição no espaço principal da Bienal, o Arsenale di Venezia, abre com um modelo arquitetônico de larga escala do imigrante italiano Marino Auriti, radicado no interior da Pensilvânia nos anos 1930. Na década de 1950, após aposentar-se como mecânico de automóveis, Auriti passou anos projetando o que ele chamava de Palácio Enciclopédico (donde o título da Bienal), um museu que abrigaria todo o conhecimento humano e todas as suas descobertas, embora a arte aparentemente não estivesse incluída entre eles. Após entrar com um pedido de patente para seu projeto junto ao órgão americano competente, em 1955, o registro foi concedido a Auriti no ano seguinte[13]. Para Gioni, o modelo de Auriti (que desde 2002 faz parte da American Folk Art Collection) mostra como o "sonho de conhecimento universal, que tudo abrange, surge ao longo da história da arte e da humanidade, um sonho que excêntricos como Auriti compartilham com muitos outros artistas, escritores e cientistas"[14]. Exemplos desses "voos da imaginação" e de "cosmologias pessoais" tornaram-se o princípio curatorial orientador para Gioni, de modo a combinar "obras de arte contemporâneas com artefatos históricos e objetos encontrados", assim como borrar "os limites entre artistas profissionais e amadores, *insiders* e *outsiders*, reunindo obras de arte com outras formas de expressão figurativa"[15].

Se Auriti abria o espaço no Arsenale, evocando o sonho de uma ampla estrutura para organizar uma coleção em comemoração às realizações da humanidade, o segundo local de exposição da Bienal, os Giardini, redirecionava os visitantes a visões internas. Já no começo, encontravam-se expostas 39 reproduções em alta resolução do *Liber Novus*, do psiquiatra suíço Carl Gustav Jung. O volume de fato, por sua vez, repousava numa vitrine no centro do espaço, na penumbra. O livro, que foi inicialmente redigido na década de 1910, é um registro das "visões" ou das "imaginações" nas quais

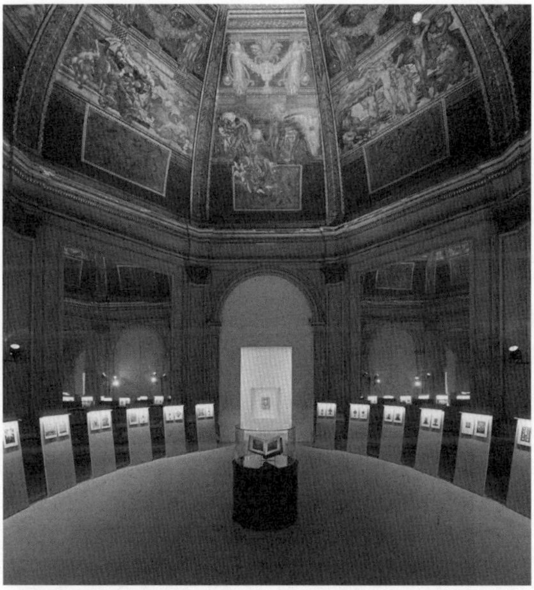

44. *The Encyclopedic Palace* com a exibição do *Livro vermelho* de Carl Jung, 2013. Vista da exposição (na parede do fundo se encontra a máscara mortuária de André Breton feita por René Iché). La Biennale di Venezia, ASAC, Photo Library, Carl Jung, *The Encyclopedic Palace* 2013.

Jung provocava a fantasia durante um estado de consciência. Jung reuniu e em seguida transcreveu esses episódios no volume conhecido hoje como o *Livro vermelho*. Logo atrás do livro, no mesmo campo de visão, estava exposta a máscara mortuária de André Breton, de René Iché (fig. 44). De olhos fechados e lábios franzidos, a máscara literalmente figurava o abandono da realidade externa rumo a mundos interiores.

Recorrendo ao conceito de Jung de imagens primordiais, ou arquétipos, o texto curatorial de Gioni logo descreve como a exposição também incorpora desenhos de Pirinisau, um xamã das ilhas Salomão, pinturas tântricas, imagens abstratas de Hilma Af Klint e o trabalho altamente elaborado de Augustin Lesage (um dos artistas do cânone da *art brut* de Jean Dubuffet; fig. 45). Embora os processos e os propósitos específicos das obras escolhidas incluam produtos de *séances* e encorajem a meditação, Gioni adverte que sua bienal não deve ser pensada como uma exposição do artista como um médium. Em vez disso, as obras desses artistas demonstrariam como "*nós mesmos somos meios*, que canalizam imagens ou, às vezes, se encontram possuídos por imagens"[16]. Dessa forma, Gioni chega a uma discussão sobre a obra de Ryan Trecartin: como se suas instalações propositalmente avassaladoras, que exacerbam de forma mimética as

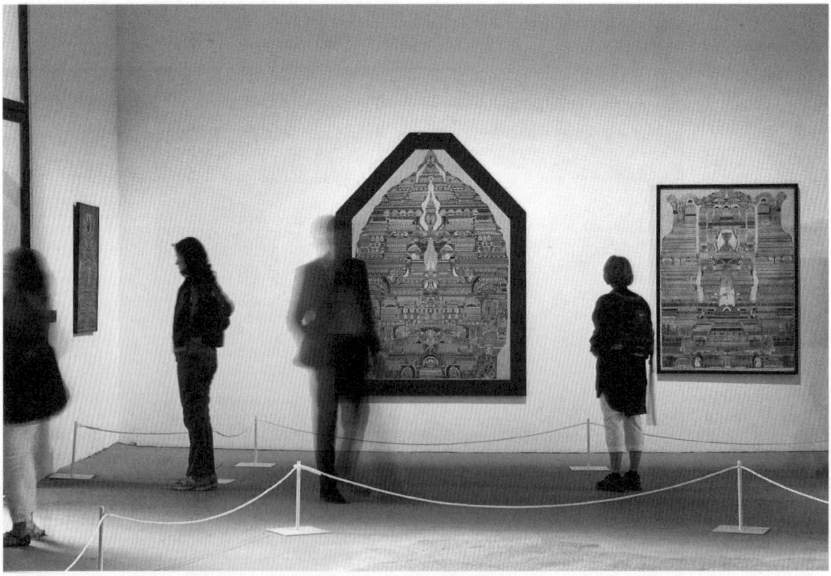

45. *The Encyclopedic Palace* com obra de Augustin Lesage, 2013. Vista da exposição. La Biennale di Venezia, ASAC, Photo Library, Augustin Lesage, *The Encyclopedic Palace* 2013.

relações de identidade e tecnologia contemporâneas, fossem idênticas às contenções composicionais de pinturas tântricas ou às densas composições de Lesage, que, segundo ele, foram-lhe ditadas por sua irmã morta.

Gioni utiliza obras pertencentes à categoria *"outsider art"* para promover sua visão da arte contemporânea num contexto global. Mas o retorno sem crítica a essa categoria, no que se refere à produção criativa de pacientes psiquiátricos – meu foco –, deixa de lado não apenas a história contextualizada tanto do modernismo quanto do contemporâneo, mas também as mudanças nas práticas da psiquiatria – Gioni recorre a Jung como base de sua exposição e de sua concepção curatorial. Essa criação de mitos ressoa claramente nas palavras de Gioni: "Uma sensação de assombro cósmico permeia muitas das obras"; trata-se de "uma mostra sobre obsessões e o poder transformador da imaginação"; a mostra é "uma arquitetura mental tão fantástica quanto delirante"[17]. Embora sua linguagem pareça acomodar essencialmente qualquer coisa de qualquer parte do mundo, Gioni insiste que "o Palácio Enciclopédico não tem objetivos universalistas"[18] e termina com um convite para "tornar realidade nossas imagens interiores"[19]. A exposição aborda assim as complexas relações que as obras de pacientes psiquiátricos historicamente tiveram com a arte moderna e noções de subjetividade artística. Evocando a obra de Hans Prinzhorn, Benjamin Buchloh critica *The Encyclopedic Palace* justamente por buscar "revitalizar um mito de uma criatividade universalmente acessível"[20]. Da mesma maneira, para Lynne Cooke, a estratégia curatorial de Gioni "despoja as obras de qualquer traço das condições materiais e intelectuais que originalmente as imbuíram de significado e valor"[21].

Com o surgimento das visões do inconsciente e do mundo interior como a fronteira final do sistema da arte contemporânea global, o resultado de *The Encyclopedic Palace* foi sugerir uma versão contemporânea da exposição *Magiciens de la terre* (Mágicos da terra), de 1989, um importante precedente que Okwui Enwezor menciona em sua crítica à Bienal[22]. Como se sabe, a partir de registros abundantes da historiografia das práticas de curadoria e de exposição, *Magiciens de la terre* foi uma das primeiras exposições de grande escala a abordar o lugar da arte não ocidental no contexto da história da arte moderna e contemporânea (a primeira exposição a ter realizado esse feito é em geral apontada como a polêmica *"Primitivism" in 20th Century Art: Affinity of the Tribal and the Modern*, em cartaz entre 1984 e 1985 no MoMA). A exposição foi criticada por diversos fatores, sobretudo pela maneira como a seleção de artistas não ocidentais foi motivada por uma projeção primitivista de uma concepção de cultura "autêntica" e "tradicional", ao passo que os artistas do Ocidente foram predominantemente selecionados de centros urbanos modernos, respondendo a contextos cosmopolitas. Essa oposição entre o "outro" autêntico e o artista urbano cosmopolita talvez não seja surpreendente, considerando-se que a coleção de arte pessoal do surrealista André Breton foi uma inspiração para o curador da exposição, Jean-Hubert Martin[23]. Além disso, o enquadramento curatorial de Martin não apenas naturalizava os pressupostos primitivistas subjacentes a suas escolhas, como justamente os exacerbava ao não empregar o termo *artista*, e sim *mágico*, para identificar os criadores convidados a apresentar sua arte. Para a maioria dos críticos contemporâneos, *Magiciens de la terre* marcou "a encarnação de uma atitude neocolonialista que permitiu que o sistema da arte contemporânea colonizasse, comercial e intelectualmente, novas áreas que antes estavam fora desses limites"[24].

Para *Magiciens de la terre*, Martin escolheu três artistas brasileiros, cada qual com uma obra de cunho religioso: Mestre Didi e Ronaldo Pereira Rego fizeram referências explícitas a religiões afro-brasileiras, e Cildo Meireles abordou um capítulo obscuro da história política do país na instalação *Missão/missões: Como construir catedrais* (1987), que, por meio de 800 hóstias, 600 mil moedas e 2 mil ossos de animais pendurados, evoca a colonização religiosa e o custo da exploração humana[25]. Diante dessas decisões curatoriais quanto à arte produzida na região, o crítico de arte colombiano Álvaro Medina mostrou como a exposição "confundiu mágica e artesanato no caso dos latino-americanos"[26].

Vinte e quatro anos depois, os três artistas brasileiros incluídos em *The Encyclopedic Palace* alinhavam-se todos com a temática visionária de Gioni: o *Manto da Apresentação* de Bispo do Rosario foi pendurado acima de uma plataforma que exibia alguns de seus objetos (fig. 46); Paulo Nazareth apresentou uma coleção de produtos comerciais com os nomes dos santos de sua mãe; e Tamar Guimarães e o artista dinamarquês Kasper Akhøj exibiram o filme *A família do Capitão Gervásio* (2013-2014), que relata a viagem psíquica de um médium. Com Guimarães, os espectadores assistiram a um filme cujo tema – visões místicas – permanece como parte de sua produção artística e em suas colaborações com Akhøj, como em *A Minor History of Trembling Matter* (2017). No caso de Nazareth, os espectadores não foram apresentados à sua prática, mais representativa de seu trabalho, de caminhadas longas e transcontinentais[27]. Assim como em *Magiciens de la terre*, a apresentação dessas obras sugere o caráter exótico que subjaz a essas escolhas, de forma que, dos artistas brasileiros, esperou-se chegar a uma identidade cultural que fornecesse uma imagem do país como uma terra de visões espirituais diversas, do esquizofrênico ao devo-

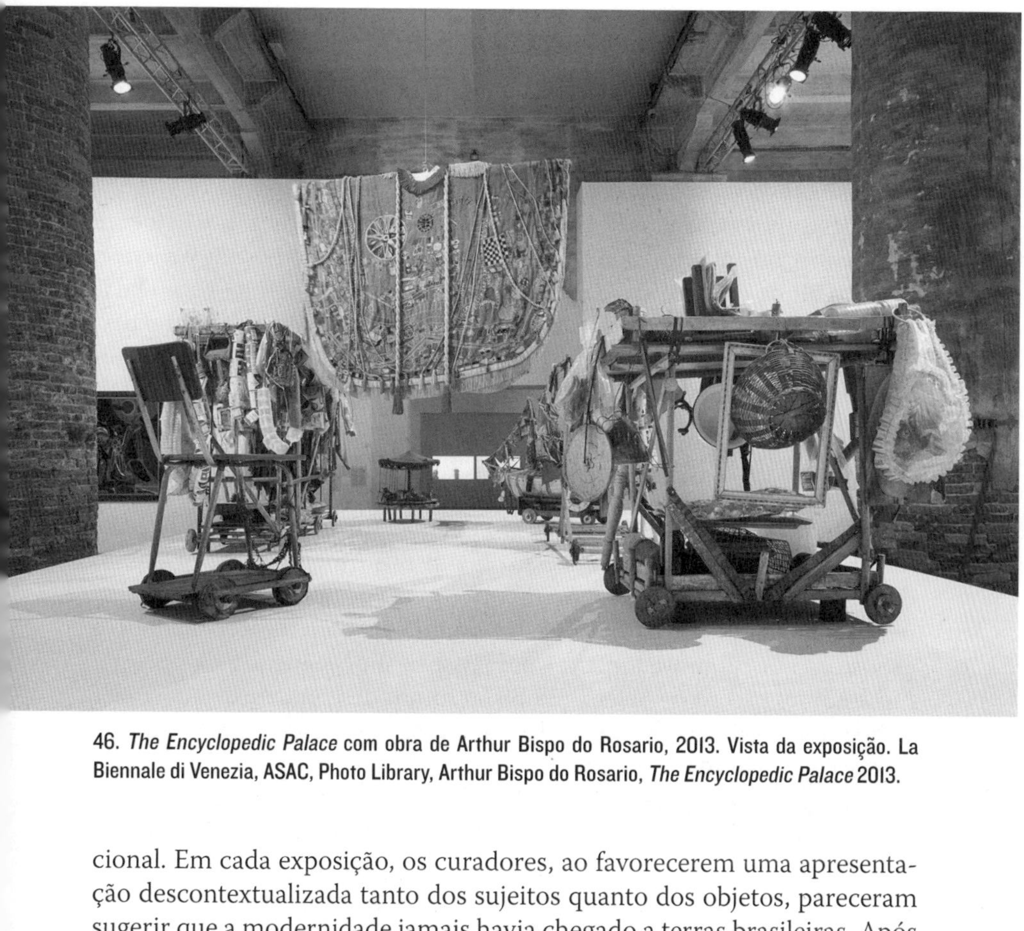

46. *The Encyclopedic Palace* com obra de Arthur Bispo do Rosario, 2013. Vista da exposição. La Biennale di Venezia, ASAC, Photo Library, Arthur Bispo do Rosario, *The Encyclopedic Palace* 2013.

cional. Em cada exposição, os curadores, ao favorecerem uma apresentação descontextualizada tanto dos sujeitos quanto dos objetos, pareceram sugerir que a modernidade jamais havia chegado a terras brasileiras. Após *Magiciens de la terre*, outras exposições, em sintonia com reflexões pós-coloniais, como a *documenta 11* de Enwezor, responderam com uma ênfase na contextualização da prática artística e nas histórias culturais e políticas específicas a seus contextos.

Magiciens de la terre, no entanto, foi um ponto crucial no cenário da arte global. Apesar dos evidentes fracassos, ela de fato deslocou uma oposição entre um sujeito ativo (ocidental) e um sujeito passivo (não ocidental), ao promover uma exposição de "criadores" que recusavam o legado das exposições de objetos silenciosos. O curador e escritor Pablo Lafuente descreve como a exposição iniciou uma "mudança histórica na direção da inclusão do artista como produtor cultural e sujeito ativo no contexto das exposições contemporâneas, em vez de sua inclusão como um sujeito representado (o criador 'indígena' ou 'primitivo') ou a inclusão dos objetos pelos quais ele ou ela é responsável"[28]. Lafuente desenvolve essa mudança histórica num sistema de relações no qual é possível mapear quatro tipos de exposições que lidam com a arte contemporânea numa escala global: "Exposições de objetos contextualizados, exposições de sujeitos contextualizados, exposições de sujeitos descontextualizados e exposições de objetos descontextualizados."[29] Dentro do sistema de relações que Lafuente desenvolve, no entanto, uma concepção estável de subjetividade e agência artística ainda é assumida, o que nos leva à seguinte questão: como lidar com as obras de pacientes psiquiátricos dentro da dialética da contextualização e da descontextualização que define as exposições no circuito global da arte contemporânea?

Em *The Encyclopedic Palace*, Bispo do Rosario foi representado exclusivamente por suas obras, algumas das quais, segundo o catálogo, "lembram a obra de artistas de vanguarda como Arman e Claes Oldenburg"[30]. O local de produção nunca foi levado em conta no espaço de exposição, tampouco o cenário para o qual essa obra de Bispo foi produzida: Deus no dia do Juízo Final. Considerando esses fatores, que tipo de espectador espera-se que o público da Bienal seja? Como essa obra é entendida numa exposição que promove tantas visões pessoais independentes da história? Em resumo, não só os objetos de Bispo foram descontextualizados, mas também sua subjetividade e os fins aos quais ele voltava sua produção criativa foram deixados de lado.

Essa dinâmica de descontextualização abarca igualmente a decisão de Gioni de incluir a obra *Asylum* (2013, fig. 47), da artista contemporânea Eva Kot'átková, na Bienal. Para essa obra, Kot'átková trabalhou com pacientes do Hospital Psiquiátrico de Bohnice, nos arredores de Praga, baseando-se nos modos de comunicação e hierarquias sociais descritos pelos pacientes. A instalação resultante incluía elementos esculturais sugerindo jaulas e paredes – ou seja, uma iconografia do confinamento. Colagens em pequena escala e esculturas combinavam fotografias de pessoas não identificadas com objetos do cotidiano. A cada dia, *performers* colocavam a cabeça e as mãos por buracos abertos, como se tentassem livrar-se do cativeiro. Segundo um crítico, *Asylum* sugeria "um corpo político alternativo projetado em torno de uma visão de um corpo fragmentado, refletindo a perspectiva daqueles que vivem fora da ordem social normativa"[31]. Dessa forma, nos escritos sobre arte a obra de Kot'átková é com frequência descrita como esteticamente surrealista[32].

Assim como no caso dos prontuários que abrem o capítulo 1 deste livro, o *Asylum* de Kot'átková inclui relatórios datilografados dos pacien-

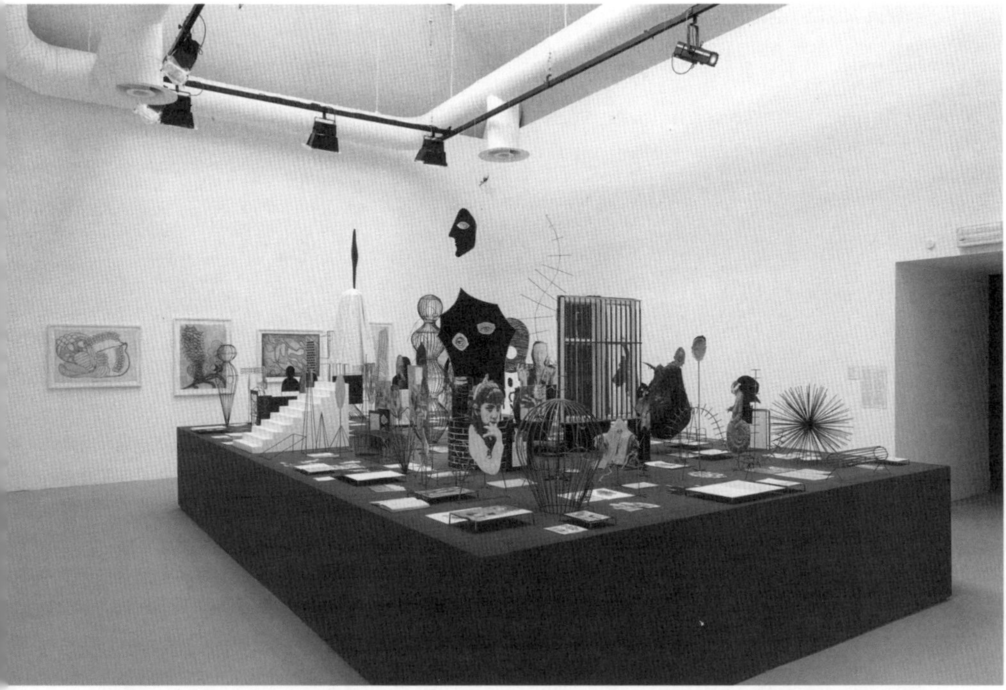

47. *The Encyclopedic Palace* com instalação *Asylum* (2013) de Eva Kot'átková e flores em pastel (anos 1960 e 1970) de Anna Zemánková, 2013. Vista da exposição. La Biennale di Venezia, ASAC, Photo Library, Eva Kotátková, *The Encyclopedic Palace* 2013.

tes, representados aqui como no original: "Um paciente alega que vê fobias, medos e ansiedades voando em torno dele num cômodo. Ele diz que eles vão embora de sua cabeça frequentemente e às vezes se recusam a voltar, e o assustam do lado de fora."[33] "Outro paciente suspeitava que todos os objetos em seu quarto tinham medos escondidos dentro de si mesmos. Ele não confiava no guarda-roupa, no travesseiro, no guarda-chuva porque acreditava que continham algo de ruim. Assim, ele raramente podia utilizar qualquer objeto."[34] Outro relatório, intitulado "Corpo fragmentado", afirma que "alguns pacientes reclamam ou se preocupam com sua própria incompletude. Eles estão convencidos de que seus corpos não se sustentam"[35]. A artista explica: "*Asylum* apresenta um conjunto de medos, ansiedades, fobias e visões fantasmagóricas de pacientes e crianças que sofrem de dificuldades de comunicação ou de inserção em estruturas sociais, um arquivo caótico de visões interiores."[36] Consequentemente, no contexto de *The Encyclopedic Palace*, a instalação parece surrealista tanto em termos estéticos quanto em ambições: Kot'átková colabora com os pacientes, mas a experiência serve de fonte de inspiração para seu trabalho final, no qual o paciente psiquiátrico contemporâneo é refletido, representado, arquivado.

Curiosamente, a mera inclusão da arte *outsider* ou a representação de sujeitos não normativos é muitas vezes interpretada como um progresso na instituição da arte moderna e/ou contemporânea, tal como Gioni deixa claro, em seu texto curatorial, ao argumentar que a Bienal "borra as linhas entre artistas profissionais e amadores, *insiders* e *outsiders*". Mas, assim como no caso das obras ocidentais e não ocidentais selecionadas para *Magiciens de la terre*, a questão novamente não diz respeito a uma simples inclusão ou não, mas a *como* essa inclusão é feita. Em *The Encyclopedic Palace*, um paciente histórico como Bispo foi representado exclusivamente por sua obra, ao passo que pacientes atuais foram representados por Kot'átková, uma artista cuja obra falou em nome desses pacientes. O efeito da instalação de Kot'átková foi ainda mais acentuado pelo fato de que, em torno de *Asylum*, estava exposta a obra histórica de Anna Zemánková, uma série de padrões em pastel que ela produziu durante um estado de transe (ver fig. 47)[37]. Essas justaposições destacam a persistente lógica da exclusão que permeia a exposição de Gioni, apesar da suposta tentativa de borrar os limites. Pacientes psiquiátricos contemporâneos não foram apresentados como sujeitos ativos, tampouco a exposição incluiu obras cujos autores fossem pacientes vivos. A obra de Bispo, produzida dentro da instituição psiquiátrica moderna e contra essa instituição, e a iconografia do confinamento que caracteriza a instalação de Kot'átková apresentam uma concepção moderna (e, portanto, ultrapassada) do hospital psiquiátrico e sua função disciplinar.

No seu esforço de ir além da tradicional exclusão das culturas não ocidentais nas práticas curatoriais dos museus modernos, *Magiciens de la terre*, mesmo assim, manteve certos pressupostos modernos e primitivistas. Da mesma maneira, o interesse global pela arte *outsider* e pela arte dos pacientes psiquiátricos perpetua uma abordagem anacrônica à instituição psiquiátrica e à saúde mental. Se *Magiciens de la terre* foi criticada por não levar em conta as críticas pós-coloniais à autoridade ocidental[38], o *Encyclopedic Palace* de Gioni também deve ser questionado por não levar em conta as críticas à autoridade psiquiátrica e por ter, em vez disso, sustentado uma noção não historicizada de visão interior[39]. No país que sedia a Bienal, esse fato parece ainda mais gritante, considerando o papel central do trabalho do italiano Franco Basaglia na psiquiatria radical e no movimento de desinstitucionalização nas décadas de 1960 e 1970. Basaglia foi fundamental para a aprovação da Lei n. 180, na Itália, que determinava o fim dos manicômios, além de ser uma referência na reforma psiquiátrica no contexto internacional, tendo realizado palestras inclusive no Brasil, das quais a primeira ocorreu em 1978[40]. Ao delinear paralelos estruturais entre as duas exposições, não busco identificar uma ligação homogênea entre elas, mas apontar a persistência de outro mito modernista que acredito não ter provocado o mesmo nível de engajamento crítico e de questionamentos: o fascínio das visões interiores provocado pela arte dos pacientes psiquiátricos.

* * *

"A linguagem é sempre um estado de exposição." Essa frase resume perfeitamente uma das estratégias estéticas dominantes em exposição na 30ª Bienal de São Paulo, *A iminência das poéticas*[41]. Retirada do filme *Methodology* (2011), de Alejandro Cesarco, uma das mais intrigantes obras das mais de 3 mil expostas, a frase é parte de uma conversa em torno das ausências fundamentais – do eu em relação à linguagem, da linguagem em relação ao outro – que frequentemente estruturam narrativa, tempo e relações sociais, respondendo, nesse sentido, ao tema central da Bienal. Tendo em vista uma "iminência da poética", o curador-chefe Luis Pérez-Oramas evoca um tempo de transformação, assim como uma compreensão da comunicação que abarque tanto o que permanece não dito quanto o que pode ser dito no futuro[42]. A produção de Bispo ocupou um dos maiores espaços dedicados a um único artista (fig. 48). A poética curatorial ressoava com seu uso da linguagem como instrumento de mapeamento de seu mundo.

Na Bienal, a própria linguagem – como escrita e fala – predominava na expografia, numa abordagem exemplificada por obras que tratam a linguagem como material. Por exemplo, Franz Mon explora a linguagem visível ao espacializar o texto, como na forma octagonal de sua obra *Mortuarium für zwei Alphabete* (1970), instalação imersiva composta tanto do texto quanto de sua performance gravada. Também em exposição estavam *Card Catalogue* (1996-1997) e *Index* (1999-2000), de Erica Baum, que, justapondo a imagem ao texto ou palavras a números, usam formas tipográficas para produzir poesia visual. Esses e outros artistas também exploraram os modos pelos quais a linguagem falada simultaneamente reforça e desestabiliza o sentido. Embora a materialidade da linguagem fosse uma questão central para muitos artistas da exposição, o desenvolvimento obsessivo da linguagem esteve mais evidente na obra de Bispo, que de certa maneira também era o centro conceitual da Bienal.

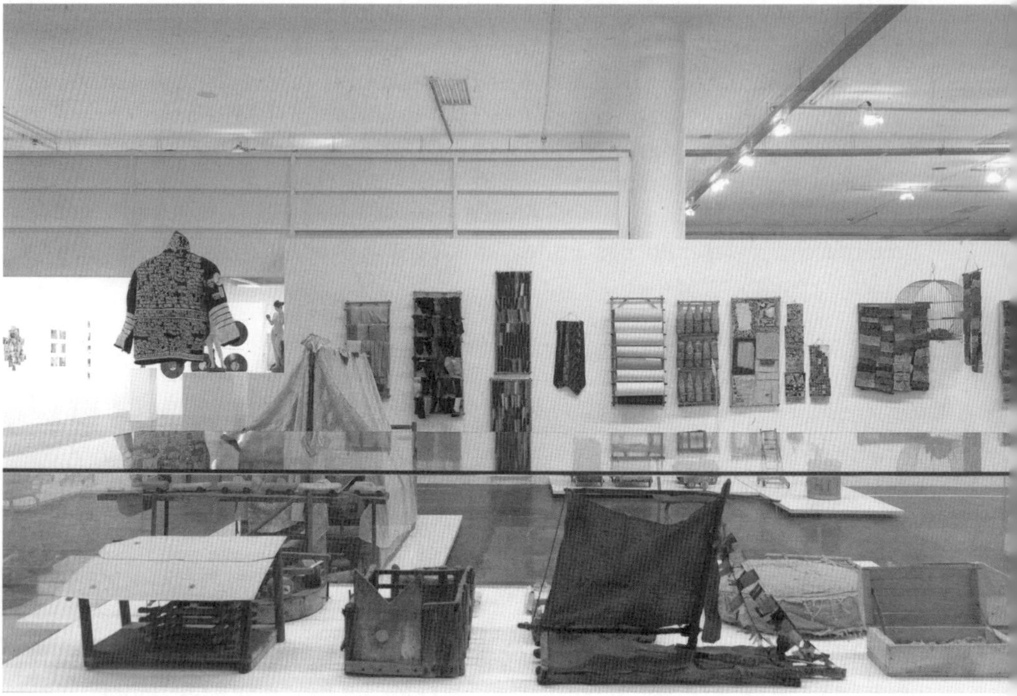

48. *A iminência das poéticas*, 30ª Bienal de São Paulo com obras de Arthur Bispo do Rosario, 2012. Vista da exposição. Fundação Bienal de São Paulo.

Em outras partes da exposição, o uso da repetição formal pelos artistas em suas obras não foi de modo algum restrito à linguagem. Muitos artistas também experimentaram com a categoria de "coleção fotográfica". Nesses casos, um formato em série abarcava uma lógica quase arquivista, com o objetivo de produzir diferentes tipos de conhecimento ou evocar contramemórias como uma alternativa a relatos oficiais da história (por exemplo, August Sander, Iñaki Bonillas). Outras instalações, como a de Roberto Obregón, recorreram aos materiais da natureza. A coleção de pétalas de rosas reais e em aquarela de Obregón lembrava o caráter serial de algumas obras fotográficas da Bienal, mas era motivada por um desejo de um simbolismo universal que comentasse a precariedade da vida e da comunicação.

Numa galeria próxima à de Bispo, a instalação do artista e curador brasileiro f. marquespenteado para a Bienal combinava tecidos e bordados com imagens e esculturas para tratar de questões de gênero e poder na

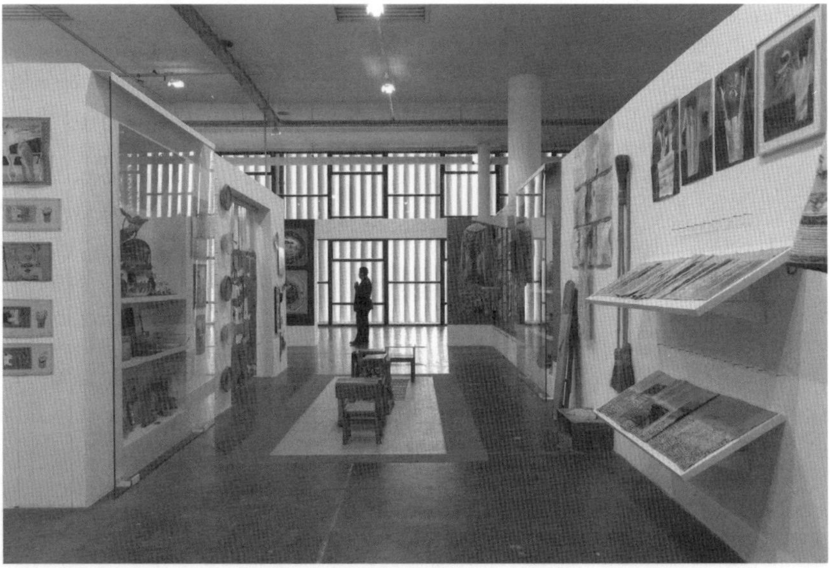

49. *A iminência das poéticas*, 30ª Bienal de São Paulo com instalação de f. marquespenteado, 2012. Vista da exposição. Fundação Bienal de São Paulo.

sociedade (fig. 49). Um visitante, diante dessa obra minuciosamente trabalhada, pergunta: "Esta também é de Bispo do Rosario?" A própria disposição das obras, que, além da similaridade material, estavam dispostas próximas umas às outras, levava a esse tipo de confusão. O que está em questão não é o fato de que Bispo foi incluído na Bienal, mas uma diferença nas práticas institucionais destacadas por sua obra: num contexto psiquiátrico, a produção obsessiva está relacionada ao diagnóstico de uma *condição* clínica, ao passo que as instituições do mundo da arte legitimam a elaboração obsessiva como uma *estratégia* ou *escolha* estética. Assim, retornamos à questão de como a expografia pode tornar legível o contexto psiquiátrico dessas obras. Como apontamos anteriormente, uma produção como a de Bispo não é alheia à história da arte moderna no Brasil, e tais inclusões definem a especificidade do modernismo estético brasileiro e sua institucionalização. Mas a exposição de Bispo na Bienal de São Paulo ao lado de artistas contemporâneos (assim como na Bienal de Veneza de Gioni no ano seguinte) levanta questões importantes sobre a recepção, a apropriação e a agência artística nas configurações de uma cena de arte global.

Essas bienais globais inseriram a arte de Bispo de forma mais ampla no sistema da arte contemporânea. Diferentemente da perpetuação de mitos modernistas em *The Encyclopedic Palace*, no contexto de *A iminência das poéticas*, a visão de Pérez-Oramas da linguagem como operação estrutural – do dito e do não dito – direcionou a atenção para diversos modelos de comunicação, tanto verbais quanto não verbais. Com isso, a exposição também afastou a obra de Bispo de uma compreensão pela via da arte *pop*, da arte conceitual e do *nouveau réalisme*, no contexto da história da arte, e, portanto, das narrativas das práticas curatoriais e da história da arte que rapidamente assimilam a obra de Bispo a esses movimentos. Embora alguns visitantes da exposição tenham caído na armadilha do pseudomorfismo ao verem Bispo ao lado de f. marquespenteado, além de suas semelhanças superficiais, a resistência do curador a qualquer tipo de visão temática unificadora e o uso da linguagem também demonstrou como a linguagem, de saída, já não é nossa.

Baseando-se no corpo e no traço, o educador Fernand Deligny buscou elaborar uma linguagem descritiva que resistisse à domesticação simbólica. Concebida em 1969 no contexto da rede de apoio a crianças autistas que havia fundado na região de Cévennes, na França, Deligny utilizou-se da noção de linhas erráticas para designar movimentos e gestos de crianças autistas, assim como as transcrições desses movimentos e gestos pelos adultos que as acompanhavam. Esses desenhos (alguns dos quais foram selecionados por Pérez-Oramas para a Bienal, fig. 50) incluem folhas de papel transparente que traçam os caminhos de crianças e adultos em diferentes cores e modos. Embaixo dessa folha transparente, era comum que houvesse outra, que revelava um mapa de fundo representando o espaço físico da área atravessada. A respeito dessa prática, Deligny escreve: "Respeitar o ser autista não é respeitar o ser que ele seria na condição de outro; é fazer o necessário para que a rede se trame."[43] Segundo o filósofo Peter Pál Pelbart, não há "nada pior do que isolar o autista da rede para focá-lo como uma 'pessoa', um 'sujeito', a quem faltaria, por exemplo, a linguagem"[44]. O que está em jogo é a maneira como documentar uma linguagem não verbal e distanciar-se de uma visão do sujeito como definido pela linguagem e por concepções unificadas do eu. Considerando que eles "estão expostos, expostos ao Fora, detectando por vezes aquilo que de Nós escapa, aquilo justamente que não *vemos* porque *falamos*, e que eles *enxergam* porque não *falam*", a obrigação ética é não capturar seu modo de ser para a "nossa" linguagem de subjetividade[45]. O significado dessas linhas erráticas não está vinculado à criança ou ao adulto, mas é imanente à estrutura na qual eles são colocados em seu ambiente. No centro de cada folha há, assim, uma ausência fundamental: a criança e o adulto passam a se relacionar por conta de sua produção, mas nenhum dos dois é subjetivamente

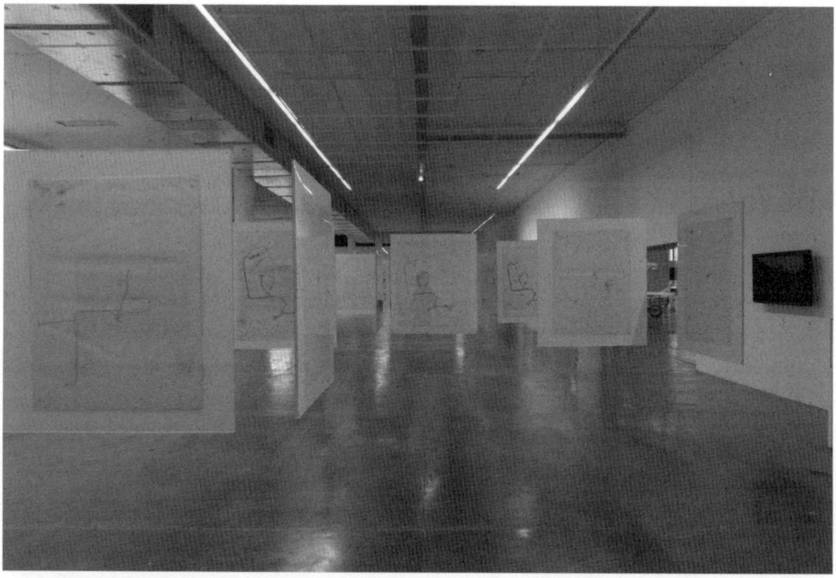

50. *A iminência das poéticas*, 30ª Bienal de São Paulo com as "linhas erráticas" de Fernand Deligny, 2012. Vista da exposição. Fundação Bienal de São Paulo.

expresso na obra final[46]. Essas linhas erráticas, um modo de deslocar a fala logocêntrica e de fornecer um traço de uma humanidade a-subjetiva diferente, permaneceram ausentes do foco curatorial de Gioni sobre visões interiores.

No caso de *A iminência das poéticas*, com frequência a crítica apontou a quantidade quase esmagadora de obras com expografia tabular selecionadas na Bienal. A principal referência dessa estratégia curatorial é o historiador da arte Aby Warburg, que, em *Bilderatlas Mnemosyne* (1927-1929), pendurou imagens – incluindo gestos de amor e combate, do movimento do desejo, do terror, entre outras paixões e classificações – sobre um fundo monocromático, fixando-as nele com pequenos pinos através dos painéis. No centro da coleção de imagens de Warburg estava o que ele chamava de *Pathosformeln*, "fórmulas de páthos", os gestos fundamentais que, segundo ele havia identificado, foram transmitidos desde a antiguidade e se transformaram ao longo do tempo. Ao rastrear a transmissão e a transformação – e, portanto, a sobrevivência – desses gestos, Warburg introduziu uma "dimensão sensível" ao conhecimento, indelevelmente ligada ao caráter "múltiplo, diverso e híbrido de qualquer montagem"[47]. O que o *Bilderatlas Mnemosyne* de Warburg revela, em sua amplitude e escopo, é o fato de que os gestos humanos sobrevivem. Como modelo para a história da arte e, por extensão, para as práticas curatoriais, um tempo tão anacrônico que vai na contramão de uma história da arte que encerra o significado de obras de arte no passado ou revive de maneira mítica seu significado no presente. Assim, a importância do *tableau* – assim como o que o torna uma obra-prima quanto à composição e à narrativa – é substituída por fragmentos que são reunidos, como afirma Georges Didi-Huberman, a serviço de uma "abertura constantemente renovada de possibilidades, de novos encontros, de novas multiplicidades, de novas configurações"[48]. Essa foi, em parte, a aspiração do curador da Bienal de São Paulo: uma imagem de ligações através do espaço e do tempo que poderia levar a novas compreensões da arte e de suas histórias.

A diferença entre a Bienal de Gioni e a de Pérez-Oramas se torna, assim, mais evidente: em termos de concepção curatorial, é a diferença entre a crença nas visões interiores pessoais e a aposta no que a arte pode fazer em relação ao conhecimento[49]. O universalismo negado de Gioni, no fim das contas, produziu um efeito universalizante de tornar "realidade as imagens interiores". Por outro lado, quanto à Bienal de São Paulo, Pérez-Oramas fez um apelo ao *local*: "Arrisco afirmar aquilo em que acredito: *é impossível ser global*."[50] Sua insistência no local era um alívio em meio à crescente pressão para que tudo fosse global, como se um posicionamento tão abrangente como esse em relação à arte fosse sustentável ou desejável, pelos motivos apontados aqui. Apesar de ambos os curadores terem incluído em suas respectivas bienais, dentro de um intervalo de um ano no circuito da arte contemporânea global, obras de pacientes psiquiátricos, essa inclusão difere tanto em relação ao objetivo curatorial quanto a seus efeitos na exposição. Gioni legitimou um retorno acrítico a um estilo figurativo de influência surrealista, como mostram as obras de vários artistas com esquemas corporais alternativos (Friedrich Schröder-Sonnenstern, Guo Fengyi, Cathy Wilkes, Carol Rama, por exemplo). Pérez-Oramas incluiu obras que, de fato, com muita frequência recorriam a uma expografia tabular (como a instalação da obra de Alair Gomes, August Sander e Hans Eijkelboom) que, por vezes, resultava numa mostra homogeneizante. Mas as escolhas foram feitas com o objetivo de sugerir que essas imagens ofereciam uma "*fonte* inesgotável – de uma releitura do mundo"[51]. Certamente, o apelo de Pérez-Oramas à poética oferece a esse leitor um momento de pausa (assim como os momentos de aparente pseudomorfismo da exposição), mas sua exposição deslocou ativamente questões de estilo e subjetividades normativas para insistir em novas articulações de forma e conteúdo que desafiam visibilidades seguras e identidades formadas, como apontado sobretudo na forma com que exibiu as linhas erráticas de Deligny e as crianças autistas[52].

* * *

Na palestra "Aspectos da vida social entre os loucos" (1946), Osório Cesar descreve a vida dos pacientes no manicômio, com foco em momentos de camaradagem e delírio. Em certo ponto, Cesar descreve o grupo musical formado por pacientes do Juquery com experiência em música, e como eles tocavam um repertório diverso durante os períodos de festas e para visitantes importantes. Como acontece frequentemente em tais grupos, alucinações ou crises convulsivas por vezes interrompiam a performance. Embora esses surtos fossem dignos de atenção para Cesar e, provavelmente, preocupantes para os visitantes, ele afirma como os outros músicos, também pacientes, "não se impressionavam com esses imprevistos e continuavam, na maior calma deste mundo, a executar a partitura"[53].

Hoje, esse direito à loucura na vida e no palco está no centro das obras mais relevantes de artistas contemporâneos que abordam a questão da saúde mental, como Javier Téllez e Alejandra Riera. Por meio de sua obra, eles apresentam alternativas críticas à moeda corrente contemporânea da dita arte *outsider* e aos problemas frequentes que acompanham sua apresentação em exposições globais. Consequentemente, voltarei a atenção para a especificidade das práticas artísticas individuais que partem das lições e dos efeitos práticos da psiquiatria radical inspirados em figuras como Antonin Artaud e os psiquiatras François Tosquelles e Jean Oury[54]. Se artistas modernistas com frequência procuraram a essência da arte ou uma pureza de visão na produção de pacientes psiquiátricos, esses artistas contemporâneos instanciam um afastamento da visualidade modernista e rompem com as apropriações curatoriais do objeto de arte *outsider* acabado (e mostrável). Téllez e Riera trabalham em colaboração com pacientes psiquiátricos do presente e reavaliam a história da psiquiatria por diversos meios: em filmes ficcionais que flertam com o gênero documentário por meio do uso de "atores reais", no caso de Téllez, ou através de uma experiência de cinema que evoca práticas de vida além da imagem, no caso de Riera[55].

Em vez de representar visões interiores ou falar em nome de outros, suas obras revelam diferentes modos de ser e de subjetivação, de modo que subjetividades estáveis jamais são presumidas ou acriticamente reproduzidas.

Em 2008, Téllez lança o filme *Caligari und der Schlafwandler* (Caligari e o sonâmbulo), inspirado no clássico do cinema mudo *Das Cabinet des*

Dr. Caligari (O gabinete do dr. Caligari, 1920), de Robert Wiene[56]. O filme original abre com Francis, o narrador do conto moldura, para então traçar a história dentro da história através de uma série de cenas, como *tableaux*, que introduzem o *showman* e hipnotizador Caligari e o sonâmbulo Cesare, que está sob seu controle. Caligari usa Cesare para cometer assassinatos, que têm, como uma das vítimas, Alan, amigo e rival de Francis, que então busca vingar o assassinato. Entre suas muitas interpretações, o filme apresenta a triangulação de conflitos entre o homem mais velho (Caligari) e o mais novo (Francis) e sua competição pelo amor de Jane. Além disso, considerando o tema explícito do filme, de um Caligari manipulador e poderoso, e o contexto histórico de sua produção (a República de Weimar nos anos 1920), *O gabinete do dr. Caligari* foi interpretado alegoricamente como "a imagem premonitória de uma longa linhagem de tiranos, uma imagem da ditadura militar alemã e seu domínio hipnotizante e demoníaco sobre uma população sonâmbula"[57]. Ainda assim, como observa o historiador do cinema Thomas Elsaesser, a narrativa confunde as leituras freudianas e alegóricas por meio de seu status híbrido, como evidenciado pelo "choque de cenários expressionistas, objetos realistas e atuação naturalista"[58].

A versão de Téllez também abre com um conto moldura no qual um homem, sentado em um banco, lê em um livro: "Silêncio, por favor. Esta noite nós nos atuaremos para vocês. [...] Não há nenhum perigo de que esses dramas se esgueirem para dentro de suas preciosas vidas."[59] Passando assim para os créditos iniciais, em seguida veem-se cinco sujeitos sentados num cinema quase vazio. Eles também estão prestes a assistir ao mesmo filme que nós. As cenas seguintes intercalam o filme dentro do filme e os planos médios de cada membro do público. Esse segundo filme começa com um cientista que, vestindo uma cartola e uma capa (como Caligari no original), fala aos pés da Torre Einstein, em Potsdam, identificada no filme de Téllez como a Torre dos Tolos. Esse Caligari explica que apresentará um sonâmbulo do planeta Slave Star (Estrela Cativa). Numa cena mais adiante, um assistente médico acompanha Cesare, o sonâmbulo, ao consultório de Caligari. O diálogo de Caligari com o sonâmbulo ocorre por meio de perguntas e respostas escritas alternadamente num quadro-negro. "Qual é o seu problema?", ao que Cesare responde: "Eu quero acordar." "Você escuta vozes?", a resposta de Cesare: "Não sempre. Às vezes" (fig. 51). Cesare explica que é um extraterrestre, o suficiente para Caligari considerar que ele deveria ser internado num hospital. Até então, havia poucos diálogos falados no filme dentro do filme, considerando a visualização do diálogo como texto escrito. Quando os dois protagonistas sobem as escadas da torre rumo ao observatório solar, ouve-se num *voice-*

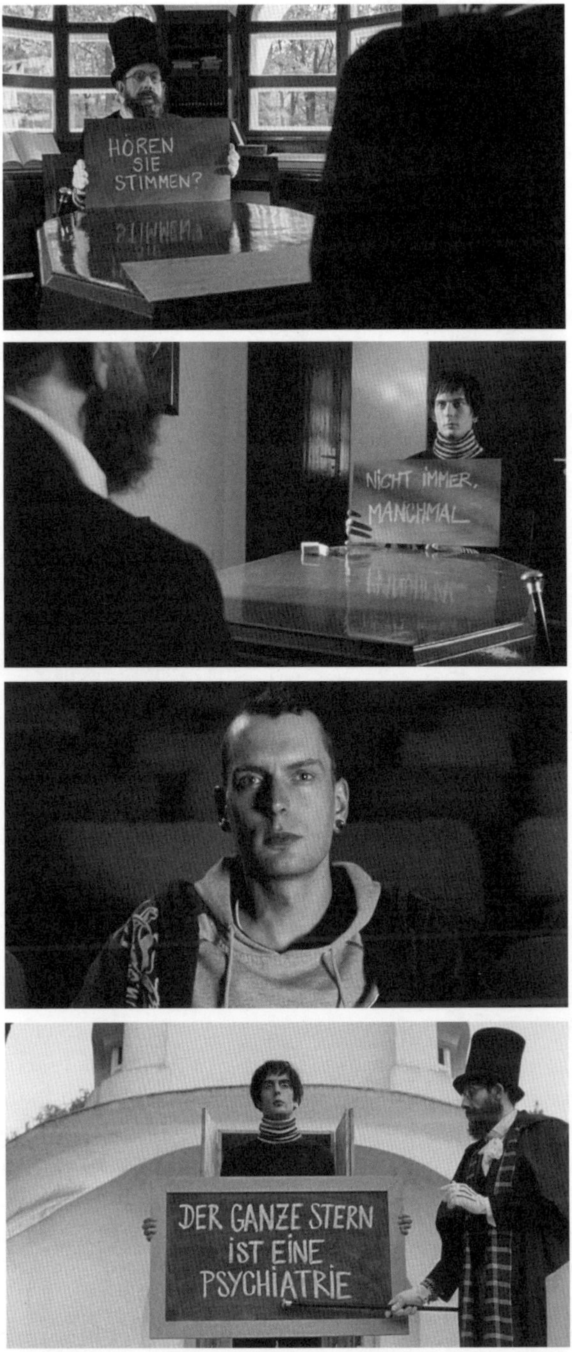
HÖREN SIE STIMMEN?
NICHT IMMER, MANCHMAL
DER GANZE STERN IST EINE PSYCHIATRIE

51. Javier Téllez, *Caligari e o sonâmbulo*, 2008. Ampliações de cenas. Cortesia do artista.

-over: "Sei que estou tendo um episódio psicótico quando sinto que estou num filme diferente." O filme então corta para um dos cinco membros do público, que se parece muito com Caligari. Conforme Caligari e Cesare sobem as escadas, a voz continua: "Quando o estado normal volta, é um pouco mais fácil viver."

Assim como no filme que lhe serviu de inspiração, a versão de Téllez se desenrola com intertítulos que anunciam os vários atos da obra, incluindo "Die Hypnose" (A hipnose), "Erwache" (Acorde), "Slavenstern" (Estrela Cativa), "Erdkunde" (Geografia) e "Die Therapie" (A terapia)[60]. Em "Estrela Cativa", por exemplo, Caligari pergunta a Cesare se há hospitais psiquiátricos no planeta, e em "A terapia", o próprio Caligari, preso a uma camisa de força, é submetido a um interrogatório por um médico que veste um jaleco branco, significante do poder psiquiátrico. Ele pergunta: "Você ainda procura extraterrestres?", sugerindo que a autoridade de Caligari é baseada apenas na fantasia. Considerando essas mudanças na perspectiva e na identificação dos papéis entre médico e paciente, são e insano, a produção de Téllez mantém ainda mais similaridades estruturais com o filme original. Em *O gabinete do dr. Caligari*, um diretor de hospício se revela um hipnotizador louco, mas, como diretor de hospício, Caligari em última análise retorna a esse status distinto no conto moldura. Em vez de elucidar a história por meio da narração de Francis, o conto, pelo contrário, complica a narrativa com a internação de Francis e o papel de Caligari como psiquiatra encarregado de curá-lo de seu delírio. Para Elsaesser, disso resulta que "ninguém nunca sabe exatamente em que narrativa se está a qualquer momento"[61]. Consequentemente, tanto no original quanto no filme dentro do filme de Téllez, o desafio para o espectador é separar uma história "verdadeira" de sua potencial fabricação delirante.

A psiquiatria, assim como o multiperspectivismo da narrativa, foi certamente um elemento-chave nas escolhas de Téllez para o *remake* desse filme em particular. Mas o filme de Téllez vai ainda além disso. Cerca de 12 minutos se passam quando alguém fala num *voice-over*: "Ouço frequentemente vozes quando estou sozinho em casa, e Cesare, cujo papel eu desempenho, também ouve vozes." Nesse momento, o público (caso ainda não soubesse) é explicitamente exposto ao fato de que os atores no filme dentro do filme são os mesmo cinco indivíduos que foram filmados no cinema assistindo ao filme (fig. 51). Nesse contexto, é essencial o fato de que Téllez produziu seu filme em colaboração com pacientes-atores não profissionais numa série de oficinas que ele conduziu na Vivantes Klinikum Neukölln, em Berlim. Henry Buttenberg faz o papel de Cesare; Hanki, o de Caligari; Eckehard Ide abre o conto moldura; Christoph Wendler é o médico, e Swen Zoembick, um assistente médico. Se a Bienal de Gioni mostra uma história aparentemente cristalizada da instituição psiquiátrica moderna e o surgimento da arte dos pacientes nesse contexto, Téllez coloca essa história em relação (e de forma totalmente consciente), mas, em sua prática artística, ele insiste no papel de pacientes psiquiátricos como produtores coculturais. Téllez assistiu ao Caligari original com os pacientes-atores diversas vezes, e todos participaram da escrita do roteiro. Assim como em outras obras colaborativas de Téllez, os pacientes-atores foram envolvidos em todas as etapas de produção, do desenvolvimento da sinopse ao *casting* e a decisões quanto a atuações, de modo que, com o próprio trabalho e a própria criatividade, eles tornaram o filme de terror de Weimar uma narrativa de ficção científica de criação deles.

Sobre sua colaboração com pacientes-atores, Téllez explica: "Gosto de trabalhar com pacientes nessa fronteira, na qual eles possam continuar a ser eles mesmos, mas, ao mesmo tempo, sendo possuídos pelos personagens que eles criaram."[62] Assim, a obra de Téllez de certa maneira vai ao encontro da história da autoperformance na obra de diretores neorrealistas italianos ou dos franceses do *cinéma vérité*, que ativamente buscavam os efeitos fora do roteiro que ocorriam com a escalação de atores não profissionais[63], donde o status dos pacientes como "atores reais" que lidam com suas próprias condições dentro do filme. Téllez intercala o filme dentro do filme ficcional com os registros sonoros dos pacientes a respeito de suas próprias condições, e esses relatos de suas experiências são essenciais ao efeito crítico do filme. Devido a esse status de relato em primeira pessoa, os *voice-overs* não diegéticos servem de importante ligação de volta à realidade dos pacientes como espectadores de fato do filme dentro do filme e como uma via de conscientização para os espectadores fora do filme. Como escreve Shoshana Felman a respeito do testemunho, ele "não pode ser simplesmente retransmitido, repetido ou relatado por outro sem perder a função"[64]. Diferentemente dos registros textuais de Kot'átková das falas dos pacientes em *Asylum*, que classificam e arquivam, o filme de Téllez afirma o direito ao discurso por meio dos relatos em primeira pessoa de pacientes-atores reais, incluindo sua fala tanto como escolha estética quanto como imperativo ético.

Apesar da participação no *remake* de um filme histórico, o discurso dos pacientes-atores reais não oferece nenhum acesso facilitado ou transparente para a autorrepresentação pessoal. Em outras palavras, os testemunhos de suas condições não estão ali para cumprir a função de afirmações da verdade, mas afirmações performativas que oferecem um possível modo de acesso para uma verdade enunciada dentro da ficção cinematográfica.

Assim, *Caligari und der Schlafwandler* não busca revelar "a verdade" por meio de uma "realidade a ser vista" ou mesmo ouvida. Em vez disso, o filme coloca o "problema da realidade" através da mudança de papéis dos atores e de uma linguagem cinematográfica que une um modo de apresentação ficcional aos efeitos de um realismo crítico[65]. O objetivo de Téllez certamente jamais foi apresentar uma cura para a loucura, mas, em suas próprias palavras, "curar os sãos de sua lucidez"[66].

* * *

Enquanto Téllez se volta para as possibilidades críticas do emprego de pacientes-atores reais em uma ficção cinematográfica, questionando as fronteiras entre o normal e o patológico em filmes como o seu *Caligari und der Schlafwandler*, Alejandra Riera propõe o que ela chama de "documento-filme" (*film-document*) para ir além dos limites do que um filme registra e resistir à determinação categórica de papéis tanto na tela quanto fora dela. Riera inicia um ensaio de maio de 2014 com a seguinte pergunta: *Et que nous disent certaines images?* (e o que nos dizem certas imagens?), referindo-se à fotografia que abre o texto: o psiquiatra François Tosquelles vestido de preto, de pé e descalço num telhado. Acima de sua cabeça, num gesto de exibição, ele segura uma escultura de Auguste Forestier, um paciente cujas esculturas fantásticas entraram para as crônicas e a coleção de *art brut* de Dubuffet[67]. Confinado a uma instituição psiquiátrica, Forestier desenvolveu seus próprios meios de viagem imaginária, com elaborados barcos, como o que segura Tosquelles, e outras criaturas mágicas e aladas.

Forestier era paciente no hospício de Saint-Alban, onde Tosquelles desenvolvia a teoria e a prática da psicoterapia institucional, uma abordagem terapêutica influenciada pelo marxismo e pela psicanálise lacaniana, que entendia o hospital, sua arquitetura, atividades, pacientes e equipe como um "coletivo de cura"[68]. O cuidado era administrado não apenas aos indivíduos considerados "loucos", mas também à própria instituição e às relações sociais ali produzidas, desenvolvendo situações (como nos vários clubes) pelas quais os pacientes eram responsáveis. (De fato, Tosquelles, Georges Canguilhem, Paul Éluard e Tristan Tzara foram todos exilados na pequena cidade de Saint-Alban durante a guerra, de modo que suas experiências durante a ocupação tiveram um profundo impacto em suas críticas às condições mentais, incluindo seus diagnósticos e tratamentos. Mais tarde, em 1951, Frantz Fanon iniciou sua residência médica no asilo.) O ensaio de Riera também descreve La Borde, clínica psiquiátrica fundada no Vale do Loire, na França, em 1953, local que passou a visitar a partir de

2009. Assim, o texto é, além de um relato de seu aprendizado na clínica, uma homenagem ao psiquiatra Jean Oury, fundador de La Borde, que havia falecido em maio daquele ano. Oury, que trabalhou com Tosquelles em Saint-Alban, também havia cuidado de Forestier. Riera, em relação a seu próprio trabalho colaborativo em La Borde e à psicoterapia institucional pela qual é conhecida, invoca os *moments-lieux* (momentos-lugares) que foram inventados coletivamente, momentos que deslocaram divisões entre aquele que cuida e aquele que é cuidado, entre saudável (são) e doente (louco), para reconfigurar o conjunto de relações e dinâmicas de cuidado[69]. Ao longo do modo específico de expor seu ensaio, Riera confere, na fotografia de Tosquelles e na obra de Forestier que ele exibe, o status de um tal momento-lugar, destacando como a fotografia sugere que ser humano é uma experiência de estar "em relação *com*" e se questionando sobre como alcançar "uma transmissão de práticas, sem imagens-ícones"[70]. Escrito um ano após as visões interiores e a volta do impulso figurativo na *art brut* da Bienal de Veneza, o ensaio de Riera coloca em primeiro plano uma história psiquiátrica diferente, mas contígua, e o papel das obras dos pacientes nesse contexto[71], com um cuidado estético e ético com as relações e com o que excede a representação.

Nas páginas que ainda nos restam, voltamo-nos para < ... - *histoire(s) du présent* - ... >, documentation d'une expérience, [... - 2007-2011 - ...], que Riera produziu em colaboração com a Cia. Teatral Ueinzz, em São Paulo[72]. Estabelecida em 1997, a Ueinzz inclui filósofos, pacientes psiquiátricos, terapeutas, performers e "normopatas", dentre os quais o filósofo Peter Pál Pelbart. Nos programas de teatro, no entanto, os nomes dos atores nunca são categorizados dessa maneira: eles são, antes de mais nada, atores individuais que participam de uma proposição teatral[73]. Assim, com suas diferentes subjetividades, cada apresentação da Ueinzz inclui momentos nos quais um ator pode não seguir o roteiro. Estejam eles representando *Daedalus* ou *Gravidade zero*, o ator pode recusar participar ou entrar num estado paranoico, como narrado na cena que precede este capítulo. Como filme-documento, < ... - *histoire(s) du présent* - ... > registra principalmente momentos da Ocupação Ueinzz de setembro de 2009, quando Riera e a companhia transformaram o SESC-SP num espaço para leituras, experimentação e ensaios para sua adaptação para o teatro de *Finnegans Wake* (1939), de James Joyce. Juntos, eles habitaram o espaço por 12 dias.

Como filme, < ... - *histoire(s) du présent* - ... > inclui apenas algumas cenas da performance *Finnegans Ueinzz*, assim como sua apresentação itinerante pelas ruas da cidade, que une o final do filme com seu começo, numa espécie de *loop* joyceano. Essas cenas são intercaladas com filmagens de uma visita em grupo à fábrica da Volkswagen em Kassel, Alemanha, em 2007, assim como cenas nas quais o grupo joga uma bola imaginária e invisível nas ruas em frente ao Salon des Réfusés, organizado paralelamente à *documenta 12* em Kassel naquele mesmo ano. Ao incluir ações fora do recorte temporal da ocupação, o filme é um testemunho dos anos durante os quais os envolvidos acompanharam uns aos outros na vida e no trabalho de um modo impossível de ser reduzido aos 12 dias da ocupação. A filmagem que documenta a Ocupação Ueinzz, cerca de três quartos de < ... - *histoire(s) du présent* - ... >, demonstra o interesse de Riera em capturar os momentos entre ensaios e leituras, momentos que excedem as formas representacionais de uma instituição cultural[74]. Assim, o filme se passa em grande parte em *medium shots* e *close ups*, visões parciais e enquadramentos inusuais (muitos deles com foco no chão, com uma voz de fundo). No espaço escuro do SESC, acompanhamos a transformação do espaço por meio de visões fragmentadas de fotografias penduradas ao longo do espaço, textos escritos numa coluna de concreto, a tinta branca nas janelas do prédio e um anagrama diagramado em giz no chão (do qual falaremos mais adiante).

O filme também registra e faz parte de um contínuo afrouxamento de papéis supostamente fixos – como a função de diretor, cinegrafista, artista, zelador, terapeuta, paciente psiquiátrico, ator e o público –, além de dissolver os espaços designados de cada um desses papéis. O filme expõe explicitamente essa transformação aos 18 minutos, quando se veem *close-ups* do chão sendo limpo enquanto a câmera segue o movimento do esfregão. As cenas seguintes revelam duas zeladoras trabalhando, vestindo uniformes brancos e luvas: Zilda Maria dos Santos varre o chão e Luzinete Riveiro Alves passa o pano. Aos 20 minutos, elas refazem esses gestos, mas sem suas ferramentas de trabalho (fig. 52). Ambas movem os braços para a frente e para trás como numa dança, enquanto os espectadores do filme ouvem Jean Oury em um *voice-over* falando sobre o silêncio e a criação estética (Oury foi um dos convidados da Ocupação Ueinzz). Na cena seguinte, quem filma é Thomas Bauer, o engenheiro de som, enquanto Riera toma a vassoura e Luzinete observa através de uma lata de café modificada, como se filmasse a mesma cena com uma segunda câmera inventada. Luzinete, Zilda e uma terceira zeladora, Silvana Aparecida dos Santos, abandonaram seus uniformes para unir-se às atividades da ocupação, iniciando a reconfiguração de papéis de que depende em parte o significado de < ... - *histoire(s) du présent* - ... >[75]. Essas mulheres, que, antes de *Finnegans Ueinzz*, jamais haviam visto uma peça de teatro encenada na

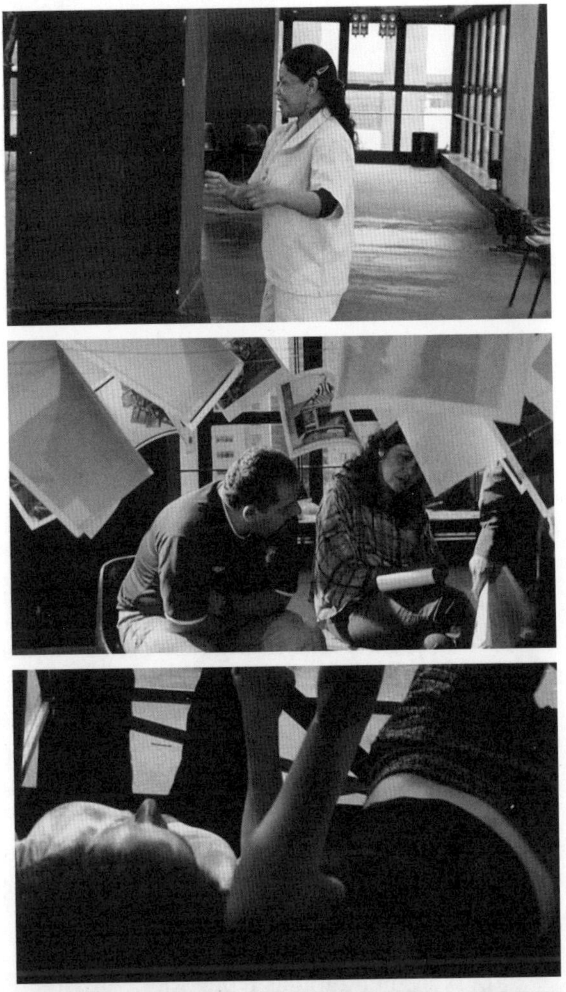

52. Imagens extraídas por Kaira M. Cabañas do filme de Alejandra Riera com a Cia. Teatral Ueinzz, <... - *histoire(s) du présent* - ...>, *documentation d'une expérience*, [... - 2007-2011 - ...]. Color, 35 mm, 110 min.

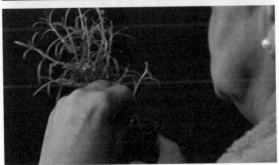

própria instituição na qual trabalham, participaram do que Riera descreve como o "aqui e agora" da experiência criada "no" grupo e "através" do grupo[76]. Os gestos dos trabalhos dessas mulheres se tornaram uma dança, e, ao longo da ocupação, outros participantes tomaram a vassoura para limpar o local. No filme, também vemos a vassoura ser utilizada para varrer as imagens penduradas no espaço acima, como se a vassoura pudesse desempenhar uma função diferente, até mágica. Certamente, essa transformação da responsabilidade no apoio de um cuidado comum está no cerne da ética de La Borde e, por extensão, da Ocupação Ueinzz: compartilhar os papéis e as responsabilidades, em vez de simplesmente designá-las[77].

Em outra cena, o grupo discute como gestos são também palavras. Aqui, Riera mira no que Antonin Artaud buscava no teatro: uma linguagem na qual "o gesto e a fala ainda não foram separados pela lógica da representação"[78]. Uma sequência na parte final do filme mostra como o grupo destrói o espaço da representação teatral de maneira que afirma o desejo de Artaud e ao mesmo tempo efetua o que a câmera de Riera realiza por meio de seus enquadramentos fragmentados e parciais. Eles desmontam a área reservada ao público, separam assentos individuais, viram o andaime de lado e o utilizam como suporte. Começam a andar, rastejar, escalar a estrutura de metal (fig. 52), de forma que lembra as coreografias características de performances do Judson Dance, como *Floor of the Forest* (1970) de Trisha Brown. Em < *... - histoire(s) du présent - ...* > essa cena também parece responder a um comentário anterior de Luzinete, que (agora vestindo suas roupas do dia a dia), aos 22 minutos do filme, diz: "Quem diria o que um corpo pode fazer."

O texto de Luzinete decorre de uma longa lista de legendas que foram relacionadas às fotografias penduradas e que Riera distribuiu aos participantes. Sua proposta, baseada no anagrama sobre arte e filme de Maya Deren (1946), era utilizar esses textos e imagens como modo de colocar em prática uma diferente forma de leitura do anagrama. Depois de cerca de uma hora e 18 minutos, vemos Alexandre e Paula, ambos membros do Ueinzz, sentados sob as fotografias (fig. 52), enquanto outros dois participantes e Riera leem os eixos dos anagramas (por exemplo, "a natureza das formas", "as formas da arte", "a arte da cinematografia")[79], enfatizando suas relações não hierárquicas e combinatórias. Ao longo do filme, as legendas servem de múltiplos pontos de referência para as imagens, que ocupam um status provisório entre *o que foi* e *o que será* através de suas discussões e da lógica associativa que adia infinitamente significados estabelecidos.

A questão dos papéis, como eles são habitados e transformados, retorna de uma forma diferente por volta de 1 hora e 20 minutos do filme.

Riera fala em espanhol, e Erika Inforsato, uma das fundadoras do Ueinzz, traduz sua fala para o português para os outros participantes[80]. Durante a conversa, surge um momento de tensão no qual se escuta:

ALEXANDRE: Se ela [Riera] cria ou não, isso é problema dela...
ERIKA: Ela tá dizendo que não gosta bem de arte nem de política.
[...]
ALEXANDRE: Mas ela faz arte, ela é artista! Ela é artista!
ERIKA (traduzindo Riera): Se ela é artista, você é o quê?
RIERA (em espanhol): ¿Y la mujer que limpia, ella que es?

Alexandre questiona não apenas o papel de Riera como artista, mas também a arte e a política e a quem elas servem (o termo que ele usa é *manipulam*). Riera rebate suas observações, sobretudo seu caráter identitário (*Ela é artista!*), e volta a atenção para a zeladora que se uniu à ocupação e, portanto, para a implicação de sua participação em uma mudança subjetiva, um *tornar-se*, diferente das restrições evocadas por Alexandre. Riera continua, em espanhol: "Y cuando me voy de aquí, la mujer que limpia es la mujer que limpia [...] y yo la artista soy la artista era mejor que no venga." Essa cena não representa uma simples oposição entre arte e vida. Riera conscientemente manteve essa cena para mostrar como o "espaço-tempo-lugar" que o Ueinzz cria – por mais frágil e efêmero que seja – possibilita que Alexandre expresse seu sofrimento e sua frustração com as relações políticas e sociais existentes fora do teatro, onde tais oposições subentendem a realidade "normal"[81].

Pouco depois desse diálogo, veem-se *close-ups* de algumas fotografias penduradas sendo queimadas com um isqueiro. Essas ações desafiam a natureza representacional das imagens, enquanto, numa cena seguinte, ouve-se a recomendação para "imagine um sistema de visão que excluísse o enquadramento da câmera". Cerca de 14 minutos depois, observamos cenas que respondem a essas instruções por meio de várias propostas para uma visão desfamiliarizada, que usa os apetrechos de visão incluídos ao longo do filme (como a câmera inventada de Luzinete mencionada anteriormente). Em dado momento, um membro do grupo vê o espaço através de suas chaves, que ele gira em suas mãos. Outro membro vê a "realidade" através de um disco com buracos, e ainda outro, Adélia Faustino, espia através dos galhos de uma pequena planta e suavemente gira um de seus delicados galhos como se girasse a manivela de uma câmera (fig. 52). Aqui, a identificação primária com essas câmeras imaginárias se mantém em suspenso. Como espectadores do filme, não vemos as imagens que essas câmeras "gravam", mas testemunhamos a gravação de um experimento que explora as possibilidades de significado do cultivo de um desenquadramento coletivo da visão.

Se o cinema como instituição é uma forma específica de governamentalidade, a "conduta da conduta" – tal como já o descrevi, na esteira de Michel Foucault –, Riera experimenta com o filme como uma arte de governo de modo a configurar o cinema de outra maneira[82]. Para Riera, o filme não é uma coisa (o rolo do filme) ou o aparelho de projeção (projetor, luzes, tela) com os quais as imagens visuais do filme se materializam. Sua prática inclui o próprio filme, técnicas de filmagem e de edição de imagem e som, mas também as experiências que "sempre já começaram e continuam depois e fora do filme"[83]. Na experiência cinematográfica de Riera, ela inventa um paralelo com o trabalho da psicoterapia institucional que lhe serve de inspiração. Além disso, seu filme-documento mostra uma possibilidade de prática artística que não se apropria das obras dos pacientes nem idealiza erroneamente visões interiores ou outros estados psíquicos. O filme-documento procede por meio do que Riera retém (imagens icônicas) e do que ela recusa (papéis categorizados), mas também por meio do que ela afirma: relações éticas: "Para nós, tratava-se de um filme sobre a alegria de estar junto, de compor com aquilo que nós somos... recrear espaços nos quais outras ficções tocam a realidade, trabalhando com o material e as condições afetivas de nosso estar junto no próprio momento da experiência e da filmagem."[84]

Pode-se pensar que o filme-documento de Riera *cuida* do cinema de tal modo que ela lhe permite se relacionar com outros modos de ser de forma a reconfigurar as relações sociais produzidas em suas imagens, mas também fora da tela – as condições afetivas e materiais a que ela se refere e das quais a produção cinematográfica faz parte. Assim, conscientemente mantém uma distância crítica das práticas dominantes e dos modos de exibição no sistema da arte contemporânea global, conscientemente expondo os limites da cena artística global e sua inabilidade de lidar com o que não é concebido dentro desse contexto e para esse contexto. De fato, sua rara participação em eventos de arte "globais" tem sido marcada pela presença fugitiva de sua obra, o que, para mim, constitui parte de sua recusa direta do "monolinguismo do global" com o qual este capítulo se inicia[85]. A prática experimental e documental de Riera flerta com uma realidade frágil e flutuante, buscando modos de transmitir uma experiência de estar-lá-com (*être-là-avec*), evocando novamente Oury[86]. Ela inventa lugares, *moments-lieux*, cujos significados e efeitos não podem ser totalmente previstos.

CODA

O direito à loucura e o que podemos aprender com os loucos são pontos centrais das produções teatrais da Cia. Teatral Ueinzz, tema do filme-documento de Alejandra Riera descrito no capítulo 5. Em 10 de novembro de 2013, assisti à performance da Ueinzz *Cais de Ovelhas*, durante a qual uma atriz saiu do palco para dar um beijo em algumas pessoas de sua família que estavam sentadas na primeira fila. Para mim, que assistia pela primeira vez a um espetáculo da companhia, esse momento específico de abandono do roteiro se deu como uma convincente reversão do que é convencionalmente entendido como representação *versus* vida. Durante uma performance da Ueinzz, testemunhamos como atores entram e saem do personagem num tempo que não é o da representação, mas o tempo do ator, que pode abandonar seu papel para participar de uma cena diferente, parar de falar no meio de um monólogo, ir embora do teatro ou entrar na vida "real" por meio de uma expressão de amor, com um beijo. Dessa maneira, o que o público "normal" vivencia durante uma das performances da Ueinzz é a vida imanente e o desejo no palco.

Para Peter Pál Pelbart, a Ueinzz representa "uma maneira de perceber, de sentir, de vestir-se, de colocar-se, de mover-se, de falar, de pensar, de perguntar, de oferecer-se ou subtrair-se ao olhar ou à escuta do outro, ou ao seu gozo".[1] Assim, os performers, que incluem filósofos, usuários de psiquiatria, terapeutas e atores, revelam algo a mais. Com suas ações, que saem do enquadramento do roteiro e seus parâmetros restritivos – ou seja, a ideia de que ele é algo a ser seguido –, eles produzem momentos em que a potência de vida é destacada. Participamos do tempo do outro, tornando-nos assim também outro, por meio de uma forma teatral na qual o outro pode ser e também se tornar. Em resumo, desaprendemos e aprendemos com outras maneiras de ser no mundo[2].

AGRADECIMENTOS

Este livro é, em muitos aspectos, também resultado de meu trabalho na exposição *Specters of Artaud: Language and the Arts in the 1950s*, de curadoria minha e de Frédéric Acquaviva, no Museo Nacional Centro de Arte Reina Sofía em 2012. A exposição foi essencial para o presente estudo devido não só a seu escopo transatlântico, mas especialmente devido a seu envolvimento com o tema arte moderna e loucura. Gostaria de agradecer ao diretor artístico do museu, Manuel Borja-Villel, o contínuo apoio ao meu trabalho, assim como a confiança em mim depositada neste meu primeiro trabalho de curadoria. Com a pesquisa realizada para a exposição, aprendi que o trabalho da psiquiatra brasileira Nise da Silveira foi essencial para a recepção de Artaud no Rio de Janeiro. Portanto, foi necessário que eu lidasse intelectualmente com uma disjunção não resolvida entre os comentários no âmbito da crítica e da clínica a respeito de Artaud e seu legado.

Embora de forma inconsciente no começo da escrita de *Aprender com a loucura*, meus temas de pesquisa anteriores também surgiriam. O *nouveau réalisme* surgiu como uma importante referência nas críticas à produção de Arthur Bispo do Rosario. Posteriormente, no contexto da França, a concepção e a promoção da *art brut* por Jean Dubuffet, por exemplo, também desempenharam um importante papel nestas páginas, sobretudo numa abordagem das descontinuidades entre os contextos culturais da Europa e do Brasil referentes à exposição e ao apoio à arte de usuários de psiquiatria.

Considerando o panorama de momentos e lugares abordados por este estudo, devo agradecer a diversas instituições. Este livro só foi possível graças à Fundação de Amparo à Pesquisa do Estado do Rio de Janeiro, que apoiou minha indicação como professora visitante na Pontifícia Universidade Católica do Rio de Janeiro (PUC-Rio), período em que grande parte desta pesquisa foi realizada. Assim, agradeço aos professores Ana Kiffer e Karl Erik Schøllhammer, do Departamento de Letras, o acolhimento à minha pesquisa e às minhas aulas na universidade. Fui beneficiada por uma bolsa Getty Research Scholar Grant no início de minha pesquisa e, mais recentemente, na Universidade da Flórida (UF), por uma Scholarship Enhancement Fund Grant, do Departamento de Pesquisa, assim como por um apoio à publicação do College of the Arts e da School of Art and Art History. O Barr Ferree Publication Fund, do Departamento de Arte e Arqueologia da Universidade de Princeton, contribuiu com os custos referentes ao uso de imagens. O fato de a escrita deste livro ter ocorrido em tempo hábil se deu graças ao apoio da Creative Capital/Andy Warhol Foundation Arts Writers Grant. Vivian Crockett, assistente de pesquisa, também foi de essencial importância para as tarefas relacionadas à pesquisa e à permissão de uso de imagens, sempre com sua característica perspicácia e bom humor.

Sou especialmente grata a todos aqueles que tiveram a confiança de compartilhar comigo seus conhecimentos, tanto práticos quanto teóricos, sobre a relação entre arte e loucura, arte e cuidado, assim como arte e cultura brasileiras, num sentido mais amplo: Gina Ferreira, Lula Wanderley e Luiz Carlos Mello compartilharam seus conhecimentos de inúmeras maneiras. Também foram bastante instrutivas as conversas e as correspondências com Ieda Britto, Baptiste Brun, Amy Buono, Flavia Corpas, Sophie Cras, Heloise Espada, Heloisa Ferraz, Ana Linnemann, Felipe Meres (que também me ajudou na preparação das imagens do livro), Luiz Camillo Osorio, Amilcar Packer, Peter Pál Pelbart, Alejandra Riera, Javier Téllez e Joaquin Terrones – cada qual tendo contribuído com o projeto de várias maneiras. Também devo agradecer a outros colegas e amigos o incentivo e as reflexões geradas: Frédéric Acquaviva, Alexander Alberro, Carol Becker, Sérgio Bessa, Julien Bismuth, Sonja Boos, Jesús Carrillo, Jean-Pierre Criqui, Mela Dávila, Pascal Feinte, Donald Johnson-Montenegro, Kellie Jones, Branden W. Joseph, Aleca Le Blanc, Jay Levenson, Thomas Y. Levin, Sarah Lookofsky, Ivone Margulies, Kiki Mazzucchelli, Kent Minturn, W. J. T. Mitchell, Adele Nelson, Iñaki Estella Noriega, Adriano Pedrosa, Gabriel Pérez-Barreiro, Daniel Quiles, Guthrie Ramsey, Jorge Ribalta, Jimmy Robert, Rebecca Siegel, P. Adams Sitney, Irene Small, Doris Sommer, Daniel Steegmann, Ana Wambier e Giovanna Zapperi. Agradeço também a colaboração de Suzanne Hudson, tanto em nossas conversas que antecederam o simpósio "Critical, Clinical, Curatorial", que organizei com o apoio da Harn Eminent Scholar Chair in Art History da UF, quanto em nosso trabalho no seminário "Art: Creative Care", no Sterling and Francine Clark

Art Institute. Foi uma sorte ter trabalhado com um grupo tão engajado de pesquisadores e profissionais nesses eventos, a cujas instituições organizadoras também agradeço. Considerando toda a minha dívida acumulada, não é de surpreender que *Aprender com a loucura* seja também um registro de meu diálogo com colegas, alunos e amigos, e os modos como eles influenciaram, talvez inconscientemente, a forma final deste livro.

Esta pesquisa também se deu em coleções e arquivos de diversas instituições, em diversos continentes. No Brasil, incluem-se nesta lista o Acervo da Fundação Biblioteca Nacional; Arquivos Históricos Wanda Svevo (antigo Arquivo Bienal); Biblioteca e Centro de Documentação, Museu de Arte de São Paulo Assis Chateaubriand; Centro Cultural do Ministério da Saúde; Centro de Documentação Cultural "Alexandre Eulálio" da Universidade Estadual de Campinas; Centro de Documentação e Memória da Universidade Estadual Paulista; Instituto de Estudos Brasileiros; Instituto Municipal de Assistência a Saúde Juliano Moreira; Museu Bispo do Rosario Arte Contemporânea; Museu de Arte Contemporânea da Universidade de São Paulo; Museu de Arte Moderna do Rio de Janeiro; Biblioteca Paulo Mendes Almeida e Centro de Estudos Luís Martins, Museu de Arte Moderna de São Paulo; Museu de Imagens do Inconsciente e Museu Osório Cesar, Hospital Psiquiátrico do Juquery. Na Europa, consultei as coleções do Archiv Acquaviva, Berlim; Bibliothèque Kandinsky do Centre Pompidou, Paris; Centre d'étude de l'expression do Centre Hospitalier Sainte-Anne, Paris; Collection de l'art brut, Lausanne; Museo di antropologia criminale Cesare Lombroso, Università di Torino, Turim, e a Sammlung Prinzhorn em Heidelberg. Finalmente, nos Estados Unidos, importantes fontes de pesquisa foram encontradas nas seguintes instituições: Beinecke Rare Book and Manuscript Library da Universidade de Yale; Getty Research Institute; Museum of Modern Art de Nova York e New York Public Library. Devo imensamente às equipes de bibliotecários e arquivistas de todas essas instituições. Nesse contexto, gostaria de mencionar especificamente Bianca Bernardo, Pier Paolo Bertuzzi Pizzolato, Léia Cassoni, Sabine Hohnholz, Ana Paula Marques, Vincent Monod, Priscilla Moret, Marize Parreira, Fernando Piola, Pamela Sant Anna e Aline Siqueira, pela atenção dada às necessidades de minha pesquisa. Também agradeço a Vera Pedrosa por ter facilitado o meu acesso ao arquivo de seu pai.

Meus agradecimentos também a Susan Bielstein, editora da University of Chicago Press, pelo diálogo e apoio ao projeto e à minha pesquisa, de forma mais ampla. Também devo agradecer especialmente à excelente equipe de editoria e produção da University of Chicago Press, incluindo James Whitman Toftness e Katherine Faydash, assim como os dois leitores anônimos que comentaram o manuscrito deste livro e apoiaram sua publicação. Ao designer gráfico Matt Avery, devo a sofisticação do design deste volume. Desde minha chegada à UF, meus colegas foram de um imenso apoio. Agradeço a Melissa Hyde, que atuou como minha mentora no corpo docente, assim como a Ashley Jones, Guolong Lai, Maria Rogal, Elizabeth Ross, Maya Stanfield-Mazzi, a diretora Lynn Tomaszewski e Sergio Vega da School of Art and Art History; Charles Perrone e Andréa Ferreira do Department of Spanish and Portuguese Studies; e Philip J. Williams, diretor do Center for Latin American Studies.

Finalmente, agradeço imensamente aos amigos e colegas que responderam muito atenciosamente aos vários aspectos deste trabalho: Elizabeth Azen, José Falconi, Sérgio B. Martins e Katja Zelljadt. Meus agradecimentos também a Jennifer Josten, Ana Magalhães, Fernanda Pitta e Rachel Silveri por lerem (frequentemente mais de uma vez) e comentarem os capítulos, assim como a Matheus Rocha Pitta, que me acompanhou em visitas a coleções psiquiátricas em toda parte. Cada uma dessas pessoas apoiou minha dedicação a esse material. No processo de pesquisa e de escrita, o dia a dia é igualmente importante. Este livro não teria sido possível sem meus pais, Humberto e Hermys, assim como a compreensão de minha família, meu irmão, Alex, e queridos amigos. Além destes, conto também meus zelosos vizinhos no Rio de Janeiro, Laercio Redondo e Birger Lipinski. Obrigado pelo carinho que vocês trouxeram ao meu cotidiano. Esta pesquisa também me levou de forma imprevista até meu parceiro de vida, Jesús Fuenmayor. Querido Jesús: Te dedico el libro. Yo más.

NOTAS SOBRE O TEXTO

Os capítulos deste livro baseiam-se no material apresentado nos cursos de pós-graduação ministrados por mim na Pontifícia Universidade Católica do Rio de Janeiro e na Universidade da Flórida, assim como nas palestras apresentadas no Centre Allemand d'histoire de l'art, Centre Pompidou, College Art Association, Getty Research Institute, Ludlow 38/Goethe Institute, Museu de Arte Contemporânea da Universidade de São Paulo (MAC-USP), Museum of Modern Art de Nova York (MoMA), Museo Nacional Centro de Arte Reina Sofía (MNCARS), o colóquio "New Worlds: Frontiers, Inclusion, Utopias", organizada pelo Comité international d'Histoire de l'art no Rio de Janeiro, o seminário "The Legacy of Latin American Avant-Gardes: Looking Back/Looking Forward", organizado por Kiki Mazzucchelli para o ARCOmadrid e Universidade de Chicago. Este volume também desenvolve trabalhos anteriores publicados por revistas acadêmicas, como *Les Cahiers du Musée national d'art moderne* (n. 129), *October* (n. 153), *O que nos faz pensar* (n. 40) e a revista *Artforum* (dez. 2012), quanto por outras instituições, incluindo MASP, MoMA e MNCARS. Agradeço aos alunos, ao público, aos organizadores, aos curadores e aos editores de cada uma dessas instituições o apoio a esta obra.

É importante observar que, por vezes, pacientes-artistas foram referidos apenas pelo primeiro nome. Isso ocorre, em parte, devido às práticas psiquiátricas da época, que frequentemente mantinham uma anonimidade parcial dos pacientes em publicações, e também devido à prática comum no Brasil de referir-se a figuras públicas pelo primeiro nome, tal como "Hélio" ou "Nise", em vez de "Oiticica" ou "Silveira".

CRÉDITOS DE IMAGENS

Todos os esforços foram feitos para identificar e entrar em contato com os detentores de direitos das obras e fotografias reproduzidas nestas páginas. Pedimos desculpas em caso de qualquer omissão ou possível erro. Detentores de direitos não listados aqui ou nas legendas das imagens devem entrar em contato com a autora para que sejam listados em edições futuras.

As imagens são cortesia das seguintes instituições e pessoas: Alice Brill / Acervo Instituto Moreira Salles (figs. 18-20; capa); Arquivo Histórico Wanda Svevo / Fundação Bienal de São Paulo (figs. 15-17); Biblioteca Museu de Arte Moderna de São Paulo (fig. 41); Acervo da Fundação Biblioteca Nacional – Brasil (figs. 27, 29); Coleção Museu de Arte Contemporânea da Universidade de São Paulo (figs. 23, 26); Coleção Museu Bispo do Rosario Arte Contemporânea / Prefeitura da Cidade do Rio de Janeiro (figs. 34, 37, 43); Coleção Patricia Phelps de Cisneros (figs. 25, 31); Collection de l'art brut, Lausanne (figs. 9-10); Arquivo Histórico Wanda Svevo / Fundação Bienal de São Paulo (figs. 48-50); Fundo Flávio de Carvalho, CEDAE (fig. 6); Acervo do Instituto Municipal Juliano Moreira (figs. 11, 38-39); La Biennale di Venezia, ASAC, Photo Library (figs. 44-47); Museu de Imagens do Inconsciente (figs. 13, 21, 24, 28, 30); Museo Nacional Centro de Arte Reina Sofía (fig. 33); Núcleo de Acervo, Memória e Cultura, Museu Osório Cesar, Hospital Psiquiátrico do Juquery (figs. 1-4); coleção particular (figs. 5, 8, 12, 22, 35); Javier Téllez (fig. 51).

Créditos de fotografias

© AUTVIS, Brasil, 2023/Coleção MAC-USP (fig. 23); Alice Brill / Acervo Instituto Moreira Salles (figs. 15-20); Amélie Blanc, Atelier de numérisation – Ville de Lausanne (fig. 10); Digital Image © The Museum of Modern Art / Nova York / Scala, Florença (fig. 32); © The Estate of Geraldo de Barros (fig. 25); © The Estate of Ivan Serpa (fig. 26); © Estate of Waldemar Cordeiro (fig. 31); Francesco Galli (figs. 45-46); Giuseppe Pocetti, Atelier de numérisation – Ville de Lausanne (fig. 9); Joaquín Cortés e Román Lores, Museo Nacional Centro de Arte Reina Sofía, Madrid (fig. 33); Jean Manzon (fig. 36); Kaira M. Cabañas (figs. 14, 42); © Leo Eloy / Fundação Bienal de São Paulo (figs. 48-50); © Man Ray Trust, 2015, AUTVIS, Brasil, 2023 (fig. 7); © Prinzhorn Collection, University Hospital Heidelberg (fig. 40); Roberto Marossi (figs. 44, 47); © Soichi Sunami (1885-1971) (fig. 32).

NOTAS

Apresentação

1. Joel Birman, *A psiquiatria como discurso da moralidade*. Rio de Janeiro: Graal, 1978.
2. Silvana Jeha e Joel Birman, *Aurora, memórias e delírios de uma mulher da vida*. São Paulo: Veneta, 2002.
3. Veja, por exemplo, Lula Wanderley, *No silêncio que as palavras guardam*. Org. Kaira M. Cabañas. São Paulo: n-1edições, 2021; Gina Ferreira e Ana Maria Jacó-Vilela (org.), *Cinema na praça: Intervenção na cultura/ Transformando o imaginário social da loucura: Relatos de experiências em saúde mental*. São Paulo: All Print, 2012; Tania Rivera, *Lugares do delírio*. São Paulo: n-1 edições/SESC (no prelo); Elisabeth Araújo Lima, *Arte, clínica e loucura*. São Paulo: Summus, 2009; e Suely Rolnik, *Lygia Clark: De l'œuvre à l'événement*. Nantes: Musée des beaux-arts de Nantes, 2005.
4. Eu poderia invocar como exemplo o fascismo brasileiro contemporâneo e o abandono deliberado do campo da saúde mental, para nem mencionar sua hostilidade para com a cultura em geral.
5. Michel Foucault, "La folie, l'absence d'oeuvre". *La table ronde*, 1964, incluído como apêndice à segunda edição de *Histoire de la folie*, em 1972.
6. Nunca foi essa a posição de Deleuze e Guattari em relação à loucura. Menos preocupados com uma topografia da alteridade do que com os movimentos infinitos a que ela dá vazão, mas que virtualmente irrompem por toda parte, conseguiram preservar e fazer render as virtudes de um pensamento esquizo, nômade. O Fora, do qual dependeria o pensamento, designa para eles menos um espaço situado além de uma fronteira do que uma força de arrebatamento, fonte de desterritorialização.
7. A extensão desmedida dos meus comentários a respeito dela se deve provavelmente ao fato de ter eu participado do referido projeto, na qualidade de membro da Cia. Teatral Ueinzz.

8. Alejandra Riera, *Maquetas-sin-calidad*. Barcelona: Fundació Antoni Tapiès, 2005.
9. Riera evoca suas tentativas como implicando o "dar lugar-dar espaço".
10. Giorgio Agamben, *La communauté qui vient: théorie de la singularité quelconque*. Paris: Seuil, 1990.

Introdução: Rumo ao desconforto

1. Michel Foucault, *The History of Madness*. 1961. Trad. Jonathan Murphy e Jean Khalfa. London: Routledge, 2006, p. 18 [ed. bras.: *História da loucura na Idade Clássica*. Trad. José Teixeira Coelho Netto. São Paulo: Perspectiva, 1978, p. 25]. (Todas as citações seguem o texto da edição consultada. Foram mantidos assim o estilo e a grafia da edição. N. da E.)
2. Ibid., p. 120 [p. 138].
3. Ibid., p. 536 [p. 582].
4. Ibid., p. 537 [p. 584]. Ênfase no original.
5. A análise de Foucault sugere que, se a loucura surge na pintura ("contemporânea à obra", como ele explica), não é devido ao tema dessa pintura. O que ele identifica como o "novo triunfo da loucura", pelo menos para nós, se encontra na imensa singularidade das obras desses artistas, cujas linguagens visuais escapam à classificação psicológica e à linguagem discursiva-descritiva.
6. Michel Foucault, "What Is an Author?" (1969), in: *Language, Counter-Memory, Practice: Selected Essays and Interviews*. Org. Donald F. Bouchard. Trad. Donald F. Bouchard e Sherry Simon. Ithaca, NY: Cornell University Press, 1980, p. 113-38.
7. M. Foucault, *History of Madness*, op. cit., p. 537 [p. 584]. Ênfase no original.
8. Ibid., p. 536 [p. 583].
9. Foucault, citado em Jacques Derrida, "Cogito and the History of Madness" (1963; data da palestra no Collège Philosophique), in: *Writing and Difference*. 1967. Trad. Alan Bass. London: Routledge, 2001, p. 40 [ed. bras.: "*Cogito* e História da Loucura", in J. Derrida, *A escritura e a diferença*. Trad. Maria Beatriz M. N. da Silva, Pedro L. Lopes e Pérola de Carvalho. 4. ed. rev. e ampl. São Paulo: Perspectiva, 2009, p. 48].
10. Foucault responde ao "Cogito and the History of Madness" de Derrida com "My Body, This Paper, This Fire" (1972), reproduzido em *History of Madness*, op. cit., p. 550-74. Derrida responde, por sua vez, com "'To Do Justice to Freud': The History of Madness in the Age of Psychoanalysis" (1992), publicado por ocasião de um volume comemorativo do trigésimo aniversário da obra de Foucault. Publicado em inglês em *Critical Inquiry*, v. 20, n. 2, p. 227-66, inverno 1994. Para uma abordagem crítica do debate entre Foucault e Derrida sobre a loucura, ver, por exemplo, Shoshana Felman, "Madness and Philosophy or Literature's Reason", in: "Graphesis: Perspectives in Literature and Phi-

losophy". *Yale French Studies*, vol. esp., n. 52, p. 206-28, 1975; e Roy Boyne, *Foucault and Derrida: The Other Side of Reason*. London: Routledge, 1990.

11. J. Derrida, "Cogito and the History of Madness", op. cit., p. 41-42 [p. 50]. Finalmente, o que está em questão em Derrida não é o fato de a loucura ter sido expulsa da idade clássica, mas que a loucura *sempre seja* interna à razão.

12. Nise da Silveira preferia usar o termo "cliente" a pacientes (um termo que também uso quando discuto seu trabalho).

13. Com curadoria de Harald Szeemann, *Bildnerei der Geisteskranken, Art Brut, Insania Pingens* foi apresentada no Kunsthalle Bern em 1963, sendo essa a primeira vez que as obras de Prinzhorn foram expostas após o período nazista. Quatro anos mais tarde, *L'art brut* no Musée des arts décoratifs, expôs 700 obras de 75 criadores, todos da coleção de Dubuffet.

14. Cesare Lombroso, *Genio e follia* (1864). O título seguinte, *L'uomo di genio* (1888), defende a ideia de que o gênio artístico é uma forma de insanidade hereditária, que Lombroso fundamenta ao reunir uma coleção de arte psiquiátrica.

15. Este artigo tem duas versões. A primeira, intitulada "A propósito da exposição Malfatti", foi publicada no jornal *O Estado de S. Paulo* em 20 de dezembro de 1917. A segunda versão, com o título já citado, foi incluída em *Ideias de Jeca Tatu*. São Paulo: Revista do Brasil, 1919. Ver o texto em: http://www.mac.usp.br/mac/templates/projetos/educativo/paranoia.html.

16. Para um panorama da relação entre a arte dos loucos, a arte moderna e o discurso da degeneração no começo do século XX, ver John M. MacGregor, *The Discovery of the Art of the Insane*. Princeton, NJ: Princeton University Press, 1989, esp. p. 161-66. Sobre a convergência desses temas no contexto brasileiro, ver Ana Gonçalves Magalhães, "Apontamentos para uma reflexão sobre a relação entre vanguarda e arte do inconsciente". *Revista Brasileira de Psicanálise*, n. 46, p. 137-48, 2012.

17. Maria Heloisa Corrêa de Toledo Ferraz, *Arte e loucura: Limites do imprevisível*. São Paulo: Lemos Editorial, 1998; e Luiz Carlos Mello, *Nise da Silveira: Caminhos de uma psiquiatra rebelde*. Rio de Janeiro: Automatica, 2014. Pelo destaque a coleções de museus de arte e ciências, ver também a tese de doutorado de Eurípedes Gomes da Cruz Junior, *Do asilo ao museu: Ciência e arte nas coleções da loucura*. Tese de doutorado. UNIRIO, Rio de Janeiro, 2015.

18. Lucia Riley e José Otávio Pompeu e Silva (org.), *Marcas e memórias: Almir Mavignier e o ateliê de pintura de Engenho de Dentro*. Campinas: Komedi, 2012.

19. Ver, por exemplo, Walter Melo, *Nise da Silveira*. Rio de Janeiro: Imago; Brasília: Conselho Federal de Psicologia, 2001, v. 4 (Pioneiros da Psicologia Brasileira; coord. Ana Maria Jacó-Vilela e Marcos Ribeiro Ferreira); Elizabeth Araújo Lima, *Arte, clínica e loucura: Território em mutação*. São Paulo: Summus; FAPESP, 2009; e Gustavo Henrique Dionisio, *O antídoto do mal: Crítica de arte e loucura na modernidade brasileira*. Rio de Janeiro: Ed. Fiocruz, 2012.

20. Ao longo deste livro, utilizo "crítico e clínico" também para evocar a obra *Crítica e clínica* de Gilles Deleuze (1993), embora os contornos do presente estudo, assim como meu uso do termo *clínico* (referindo-se primeiramente à história psiquiátrica), difiram do escopo e da premissa desse estudo. Deleuze argumenta que toda obra literária implica uma forma de vida e deve ser avaliada tanto crítica quanto clinicamente. Assim, o foco de sua análise se encontra no modernismo na literatura e em autores que inventam uma língua dentro da língua (por exemplo, Herman Melville, Walt Whitman, D. H. Lawrence, Samuel Beckett, Leopold von Sacher-Masoch, Alfred Jarry, Lewis Carroll), abordando assim também as consequências de quando o delírio é reduzido a um estado clínico. Ver Gilles Deleuze, *Essays Critical and Clinical*. Minneapolis: University of Minnesota Press, 1997.

21. Como prática na curadoria contemporânea, a justaposição de obras de pacientes psiquiátricos à arte moderna e contemporânea é de longa data no Brasil, como mostra este livro. Isso não significa, no entanto, que essa prática curatorial não apresente questões problemáticas no presente. Mais recentemente, durante a fase final da escrita deste volume, o Museu de Arte do Rio apresentou a exposição Lugares do delírio (2017), idealizada por Paulo Herkenhoff, com curadoria da psicanalista Tania Rivera. A mostra reunia obras de uma ampla variedade de artistas, de Cildo Meireles e Anna Maria Maiolino a pacientes-artistas como Bispo do Rosario e Raphael Domingues. Quanto à curadoria, Rivera escreve: "A intenção é colocar em suspenso a delimitação entre o normal e o dito 'louco'. A arte e a loucura têm em comum a força de transformação da realidade e isso está representado na exposição." Embora curadores de arte contemporânea incorporem com frequência a obra de artistas *outsiders* à linguagem formal ou a movimentos de história da arte (tema abordado nos caps. 4 e 5), neste sentido, Rivera, na qualidade de psicanalista como curadora, atribui uma "força" transformadora a todas as obras em exposição, consequentemente despojando as obras de sua especificidade na história da arte e na história da instituição psiquiátrica, assim como o sentido da produção dos pacientes nesse contexto. Ver *o press release* do MAR para Lugares do delírio em http://www.museudeartedorio.org.br/sites/default/files/release_lugares_do_delirio.docx_2.pdf. Acesso em: 7 nov. 2017.

22. Embora não se tenha atualizado, neste livro, as ortografias antigas dos textos citados, isso não vale para o nome de Arthur Bispo do Rosario. A grafia correta do nome do artista é "Rosario", sem acento. Embora ele tenha sido escrito com acento em numerosas exposições e publicações a seu respeito, o Museu Bispo do Rosario Arte Contemporânea (mBrac) adotou a grafia não acentuada depois que pesquisas biográficas concluíram que, nas certidões de batismo e nascimento do artista, seu nome era escrito sem acento.

23. Rosalind Krauss, citada em Catherine de Zegher, "A Subterranean Chapter of Twentieth-Century Art History", in: *The Prinzhorn Collection: Traces upon the Wunderblock*. New York: Drawing Center, 2000, p. 4-5. Krauss em parte parafraseia e cita diretamente Yve-Alain Bois, Denis Hollier, Rosalind Krauss e Hubert Damisch, em: "A Conversation with Hubert Damisch". *October*, v. 85, verão 1998, esp. p. 6 e 10. Ênfase de Krauss, como citada em De Zegher.

24. Ver J. M. MacGregor, *Discovery of the Art of the Insane*, op. cit.; e Sarah Wilson, "From the Asylum to the Museum: Marginal Art in Paris and New York, 1938-68", in: *Parallel Visions: Modern Artists and Outsider Art*. Catálogo de exposição. Los Angeles: Los Angeles County Museum of Art; Princeton, NJ: Princeton University Press, 1992, p. 120-49.

25. Ver o artigo de Allison Morehead, "The Musée de la folie: Collecting and Exhibiting chez les fous". *Journal of the History of Collections*, p. 1-27, 2010, esp. p. 14.

26. Krauss, citada em De Zegher, "Subterranean Chapter...", op. cit., p. 5. Nos termos de Krauss: "A Coleção Prinzhorn é o mais distante que se pode estar daquele modelo de instalação artística. Para mim, esta é a sua relevância atual."

27. Ver Rosalind E. Krauss, "Reinventing the Medium". *Critical Inquiry*, v. 25, n. 2, p. 289-305, inverno 1999; R. E. Krauss, *"A Voyage on the North Sea": Art in the Age of the Post-Medium Condition*. London: Thames and Hudson, 2000; e R. E. Krauss, *Under Blue Cup*. Cambridge, MA: MIT Press, 2011.

28. Krauss, citada em De Zegher, "Subterranean Chapter...", op. cit., p. 5.

29. Mário Pedrosa, *Arte, necessidade vital*. Rio de Janeiro: Casa do Estudante do Brasil, 1949. Sobre a relação de Pedrosa com a arte de pacientes, ver o texto de minha autoria "Una voluntad de configuración: El arte virgem", in: *Mário Pedrosa: De la naturaleza afectiva de la forma*. Madrid: Museo Nacional Centro de Arte Reina Sofía, 2017; e também o cap. 3 deste volume.

30. Pedrosa também organizou *Museu de Imagens do Inconsciente*, livro no qual oferece uma história do museu e do papel pioneiro da psiquiatra Nise da Silveira nas atividades expressivas, assim como entradas sobre obras de pacientes específicos, como Diniz e Dominguez. Mário Pedrosa, Ferreira Gullar, Sérgio Milliet e Nise da Silveira, *Museu de Imagens do Inconsciente*. Rio de Janeiro: Fundação Nacional de Arte, 1980.

31. Mário Pedrosa, "O novo MAM terá cinco museus" (1978), reimpresso em *Política das artes. Textos escolhidos/Mário Pedrosa*. Org. Otília Beatriz Fiori Arantes. São Paulo: Edusp, 1995, p. 309. Tal tendência para o universalismo permanece a uma distância histórica e conceitual de, por exemplo, André Malraux em "Le musée imaginaire" (O museu imaginário), 1947, que descontextualizava os objetos de arte do mundo para determinar seu significado por meio da justaposição de detalhes fotográficos. André Malraux, "Museum without Walls", in: *The Voices of Silence*. Princeton, NJ: Princeton University Press, 1978, p. 21. Em 1958, por volta da época em que as ideias de Malraux começavam a ganhar proeminência, Pedrosa propôs a Oscar Niemeyer um museu de cópias em Brasília, que não teria que competir com instituições menos precárias e, ao mesmo tempo, permitiria uma apresentação de todas as histórias da arte. Ver Mário Pedrosa, "Projeto para o museu de Brasília" (1958), reimpresso em *Política das artes/Mário Pedrosa*, op. cit., p. 287-94. A proposta de Pedrosa é provavelmente influenciada pelas exposições de reproduções organizadas pelo Museu de Arte Moderna de Nova York, que naquele ano foram montadas no Brasil. Ver Helouise Costa, "Museus imaginários no pós-guerra: O programa de exposições didáticas da seção de arte da Biblioteca Municipal de São Paulo (1945-1960)", *Colóquio Labex Brasil-França: Uma história da arte alternativa: Outros objetos, outras histórias – Da história colonial ao pós-modernismo*. Org. Ana Gonçalves Magalhães, Thierry Dufrêne e Jens Baumgarten. São Paulo: MAC-USP, 2016. http://www.mac.usp.br/mac/conteudo/academico/publicacoes/anais/labex_br_fr/pdfs/4_Labex_helouisecosta.pdf.

32. Pietro M. Bardi, "Pedrosa crítico". *Diário de São Paulo*, 23 jan. 1950, recorte do arquivo de Mário Pedrosa, Acervo da Fundação Biblioteca Nacional, Brasil.

33. Quanto a essa formulação de Bardi, deve-se atentar para as sutis diferenças entre sua concepção de "popular" e "vernacular". Este, pelo menos no contexto italiano, é compreendido como o fundamento da cultura classicizante italiana, enquanto o popular, na crítica modernista, está mais relacionado ao que se entende por tradições não ocidentais. Ver também a discussão em Claudia Lazzaro, "Forging a Visible Fascist Nation: Strategies for Fusing Past and Present", in: *Donatello among Blackshirts: History and Modernity in the Visual Culture of Fascist Italy*. Org. Claudia Lazzaro e Roger J. Crum. Ithaca, NY: Cornell University Press, 2005, esp. p. 27-31. Embora não se refira diretamente a Bardi, Lazzaro afirma: "A Itália fascista geralmente é diferenciada da Alemanha nazista no sentido em que Mussolini permitia, e até incentivava, a coexistência de uma multiplicidade de tendências artísticas, do tradicionalista ao modernista, do representacional ao abstrato... A maioria dos artistas e dos arquitetos não foi nem totalmente distanciada do fascismo nem totalmente posta a seu serviço" (p. 14). Meu agradecimento a Ana Gonçalves Magalhães por ter-nos indicado esse estudo.

34. Ainda é necessário um aprofundamento nas pesquisas para entender as convergências e as divergências na teoria e na prática entre essas duas figuras-chave da história da arte no Brasil. Além do MASP, nos anos 1950 a revista *Habitat* e o Instituto de Arte Contemporânea (IAC, 1952-1953) foram essenciais para a circulação das ideias de Bardi de uma cultura nacional moderna que envolvia design, arte e arquitetura e diferentes formas de artesanato popular. A ênfase na arte popular no MASP atingiu seu auge com a exposição inaugural do novo prédio na avenida Paulista, *A mão do povo brasileiro* (1969), que reunia arte popular brasileira de diversas regiões. As ideias iniciais para essa exposição já estavam presentes de certa forma no Pavilhão Bahia para a 5ª Bienal de São Paulo em 1959, idealizado por Lina Bo Bardi e Martim Gonçalves. Ver o catálogo da exposição organizada por Bardi dez anos mais tarde no MASP: *Arte no Brasil: Uma história de cinco séculos*. São Paulo: MASP, 1979. Ver também Luciano Migliaccio, "Pietro Maria Bardi in Brazil: Art History, Criticism, and Chronicle", nos anais da conferência *Modernidade latina: Os italianos e os centros do modernismo latino-americano/*

Latin Modernity: The Italians and the Centers of South American Modernism. São Paulo: MAC-USP, 2013. http://www.mac.usp.br/mac/conteudo/academico/publicacoes/anais/modernidade/pdfs/LUCIANO_ING.pdf.

35. Embora além do escopo do presente estudo, durante os anos da ditadura militar brasileira, a figura do louco repetidamente surgiu na arte vanguardista, de *O louco* (1971), de Waltercio Caldas, e *Zero Cruzeiro* (1974-1978), de Cildo Meireles, que mostra um indígena krahô de um lado e um paciente psiquiátrico do outro, a Artur Barrio, que, após vagar pelo Rio de Janeiro, acaba internado no Instituto Philippe Pinel. As representações e as performances da loucura se tornaram uma forma que os artistas encontraram para apontar a irracionalidade subjacente ao regime militar brasileiro, instituído em abril de 1964. Essas obras contrastam com o desenvolvimento por Lygia Clark de uma arteterapia não institucional durante seu período em Paris e, posteriormente, no Brasil. A justaposição dessas práticas distintas mas concorrentes destaca os diferentes contextos de cada uma delas, uma vez que o estado militar brasileiro não só recorria à internação de pacientes como também ressuscitava violentas práticas psiquiátricas como formas de "lidar" com dissidentes políticos, ao passo que protestos antipsiquiátricos abriam novos caminhos para a exploração de terapias alternativas na França e no contexto internacional. Assim, Clark não era a única em Paris a utilizar a terapia como material artístico. Em um ensaio publicado após a primeira edição deste livro, abordo sua obra à luz do letrista Isidore Isou e sua crítica da psiquiatria e as propostas de programas de saúde mental alternativos que ele e Maurice Lemaître apresentaram na esteira de Maio de 1968. Ver "Art without Art", in: Kaira M. Cabañas, *Immanent Vitalities: Meaning and Materiality in Modern and Contemporary Art. Studies on Latin American Art.* Berkeley: University of California Press, 2021, cap. 4; e sua versão anterior, publicada em Kaira M. Cabañas, "The Artist as Therapist: Isidore Isou and Lygia Clark", in: *Lost, Loose and Loved: Foreign Artists in Paris 1944-1968.* Madrid: Museo Nacional Centro de Arte Reina Sofía, 2018.

36. Hugo Denizart, *O prisioneiro da passagem.* Rio de Janeiro: Centro Nacional de Produção Independente, 1982. Filme em cores, disponível para consulta em "Hugo Denizart: O prisioneiro da passagem", YouTube (30 min 22 s), postado por alexandre oliveira, https://www.youtube.com/watch?v=PjgP1LYLZOU.

37. Ao referir-me às práticas atuais, atualizo a terminologia para "usuários da psiquiatria".

38. Ver "Marcel Réja: Critic of the Art of the Insane", in: J. M. MacGregor, *Discovery of the Art of the Insane*, op. cit.

39. Marcel Réja, *L'art chez les fous: Le dessin, la prose, la poésie.* Paris: Société du Mercure de France, 1907, p. 13.

40. Ibid., p. 25.

41. Ibid., p. 44.

42. Dupla consciência é um conceito cunhado por W. E. B. Du Bois e posteriormente elaborado por Paul Gilroy para descrever a cultura negra transatlântica.

Carol Armstrong também desenvolveu esse conceito para analisar a prática de fotógrafas mulheres.

43. Kaira M. Cabañas, "Monolingualism of the Global", ensaio em resposta ao painel "Politics of the Performing Eye: Kinetic Art, Op Art and Geometric Abstraction in a Trans-National Perspective", College Art Association Annual Conference, Washington, DC, 4 fev. 2016. Aqui ecoo James Elkins, que escreve: "A arte de todas as nações continua a ser interpretada com as mesmas ferramentas da história da arte da Europa ocidental e da América do Norte do século XX", em "Can We Invent a World Art Studies?", in: *World Art Studies: Exploring Concepts and Approaches*. Org. Kitty Zijmans e Wilfried van Damme. Amsterdam: Valiz, 2008, p. 113.

44. Meu uso do termo *provincializar* é inspirado em Dipesh Chakrabarty, *Provincializing Europe: Postcolonial Thought and Historical Difference*. Princeton, NJ: Princeton University Press, 2000.

45. As exposições The Arts in Therapy e Occupational Therapy: Its Function and Purpose foram montadas nas galerias do auditório. Essas exposições são essenciais para Hudson em seu futuro livro *Better for the Making: Art, Therapy, Process*, no qual ela oferece um relato histórico em resposta a uma pergunta direta mas evasiva: "Quando e sob quais circunstâncias as pessoas nos Estados Unidos passaram a acreditar que fazer arte era bom para elas?" Citado na página do Arts Writers Grant Program, http://www.artswriters.org/grant/grantees/grantee/suzanne_hudson.

46. A transcrição original, intitulada "Images from the Region of the Pueblo Indians of North America" (1923), foi publicada pela primeira vez em 1938, nove anos após a morte de Warburg, como "A Lecture on Serpent Ritual". *Journal of the Warburg Institute*, v. 2, p. 277-92, 1938-1939. Ver Aby M. Warburg, *Images from the Region of the Pueblo Indians of North America*. Trad. Michael P. Steinberg. Ithaca, NY: Cornell University Press, 1995. De fato, o método de Warburg foi recentemente objeto de um grande interesse acadêmico. Para minha pesquisa, foi também relevante o livro de Georges Didi-Huberman, *Atlas: How to Carry the World on One's Back*. Madrid: Museo Nacional Centro de Arte Reina Sofía, 2011. A obra de Warbug também serviu de inspiração para curadores de arte contemporânea que incluíram obras de pacientes psiquiátricos em suas exposições. Ver Luis Pérez-Oramas, "The Imminence of Poetics (A Polyphonic Essay in Three or More Voices)". *Catalogue Thirtieth Bienal de São Paulo: The Imminence of Poetics*. São Paulo: Fundação Bienal de São Paulo, 2012.

47. Michel Foucault, "For an Ethic of Discomfort" (1979), in: Michel Foucault, *Power*. 1994. Org. James D. Faubion. Trad. Robert Hurley. In: *Essential Works of Foucault 1954-1984*. New York: New Press, 2000, v. 3, p. 448.

48. Michel Foucault, *Psychiatric Power: Lectures at the College de France, 1973-1974*. 2003. New York: Palgrave Macmillan, 2006.

Capítulo I: *Tableaux* clínicos-artísticos

1. O Museu Osório Cesar foi inaugurado em 1985. Em 2006, sua sede institucional foi fechada, e recentemente reabriu suas portas como Museu de Arte Osório Cesar, em 2020. Ver: Bianca Ludymila Peres, "Museu Osório Cesar é sim de Franco da Rocha e será restaurado". *Franco Notícias*, 2 jun. 2015, http://franconoticias.com.br/museu-osorio-cesar-e-sim-de-franco-da-rocha-e-sera-restaurado.html. O acervo do museu – tanto as obras de arte quanto o registro de documentos – estava hospedado temporariamente no antigo prédio do Pavilhão Feminino 1, num espaço denominado Núcleo de Acervo, Memória e Cultura, Museu Osório Cesar, Hospital Psiquiátrico do Juquery, onde consultamos os arquivos.
2. A primeira lobotomia foi executada sob a orientação do neurologista português António Egas Moniz em 1935. A primeira terapia de eletrochoques foi administrada três anos depois, em 1938, pelo professor italiano Ugo Cerlitti e seu colega Lucio Bini.
3. Natural da Paraíba, Cesar sobrevivia em São Paulo graças a aulas particulares de violino. Ver sua breve biografia em: Maria Heloisa Corrêa de Toledo Ferraz, "O pioneirismo de Osório César", in: *Arte e inconsciente: Três visões sobre o Juquery: Fotos de Alice Brill, desenhos de Lasar Segall e obras de pacientes internados*. São Paulo: Instituto Moreira Salles, 2002; e Maria Heloisa Corrêa de Toledo Ferraz, "Osório César", in: *Juquery: Encontros com a arte*. São Paulo: Sesc Pompeia, 1998. Cesar estudou primeiramente odontologia (1915) e então medicina, graduação iniciada em São Paulo mas completada na Faculdade de Medicina da Praia Vermelha, do Rio de Janeiro, em 1925, ano em que retornou definitivamente para São Paulo.
4. Ver documentos no Núcleo de Acervo, Memória e Cultura, Museu Osório Cesar, Hospital Psiquiátrico do Juquery.
5. Ver: Osório Cesar, "Advertência", in: *A expressão artística nos alienados: Contribuição para os estudos dos símbolos na arte*. São Paulo: Oficinas Gráficas do Hospital do Juquery, 1929.
6. O. Cesar, *A expressão artística nos alienados*, op. cit., p. 68.
7. Osório Cesar, "A arte primitiva nos alienados (1924): Manifestação escultórica com caráter simbólico feiticista num caso de síndrome paranoide", republicado na *Revista Latinoamericana de Psicopatologia Fundamental*, São Paulo, v. 10, n. 1, 2007, p. 118-30. Publicado originalmente em *Memórias do Hospital de Juquery*, São Paulo, v. 1, n. 1, 1924, p. 111-25. Nesse contexto, a proposta de Cesar era estudar não essas práticas isoladamente, mas compará-las às criações artísticas de crianças e "primitivos". Três anos depois, com Durval Marcondes, seu colega no hospital, publicou "Sobre dois casos de estereotipia gráfica com simbolismo sexual", ilustrado com seis desenhos de dois pacientes aos quais se aplicaram teorias freudianas e junguianas, reivindicando uma correspondência exata entre as manifestações artísticas dos pa-

cientes e os símbolos sexuais freudianos. Osório Cesar e Durval Marcondes, "Sobre dois casos de estereotipia gráfica com simbolismo sexual". *Memórias do Hospital de Juquery*, São Paulo, v. 3-4, n. 3-4, p. 161-65, 1927. *Memórias do Hospital de Juquery* era uma publicação médica de circulação limitada.

8. A construção do novo manicômio começou em 1895, com capacidade para 800 leitos. A inauguração se deu em maio de 1898. O estabelecimento principal do hospital incluía duas seções, uma para homens e outra para mulheres, cada qual com quatro pavilhões. Ali havia também a primeira colônia de agricultura para homens. Ver: Franco da Rocha, *Hospício e colônias de Juquery: Vinte anos de assistência aos alienados*. São Paulo, 1912. Cópia consultada no Núcleo de Acervo, Memória e Cultura, Museu Osório Cesar, Hospital Psiquiátrico do Juquery.

9. Ibid., p. 6.

10. Para um resumo do funcionamento organizacional do Juquery em 1912, ver ibid., p. 45.

11. Ibid., p. 18.

12. Ver discussão em: Laure Murat, *The Man Who Thought He Was Napoleon: Toward a Political History of Madness*. 2011. Trad. Deke Dusinberre. Chicago: University of Chicago Press, 2014, p. 42. Para uma excelente história da psiquiatria francesa no século XIX, ver: Jan Goldstein, *Console and Classify: The French Psychiatric Profession in the Nineteenth Century*. Cambridge: Cambridge University Press, 1987.

13. Michel Foucault, *Psychiatric Power: Lectures at the Collège de France, 1973-1974*. Trad. Graham Burchell. New York: Palgrave Macmillan, 2006, p. 152. De fato, Pinel foi de tamanha importância para a psiquiatria brasileira que uma expressão popular para designar "louco" em português brasileiro é "pinel".

14. Ver: Maria Clementina Pereira Cunha, *O espelho do mundo: Juquery, a história de um asilo*. 1986. São Paulo: Paz e Terra, 1988, p. 85-86.

15. Ibid., p. 93.

16. Ibid., p. 103.

17. Marcel Réja, *L'art chez les fous : Le dessin, la prose, la poésie*. Paris : Société du Mercure de France, 1907, p. 174.

18. Ibid.

19. Linha de fuga, conceito desenvolvido por Deleuze e Guattari em *Mil platôs*, designa uma possibilidade infinitesimal de fuga. "Line of flight" é a tradução para o inglês feita por Brian Massumi de *ligne de fuite*, na qual *fuite* significa o ato de fugir ou esquivar-se. Gilles Deleuze e Félix Guattari, *A Thousand Plateaus: Capitalism and Schizophrenia*. Trad. Brian Massumi. Minneapolis: University of Minnesota Press, 1987, p. xvii.

20. Esse artigo tem duas edições. A primeira, com o título "A propósito da exposição Malfatti", foi publicada no *Estado de S. Paulo* em 20 de dezembro de 1917. A segunda edição, com o título citado acima, foi incluída no livro *Ideias de Jeca Tatu*. São Paulo: Revista do Brasil, 1919.

21. Osório Cesar, *A expressão artística nos alienados: Contribuição para o estudo dos símbolos na arte*. São Paulo: Oficinas Gráficas do Hospital do Juquery, 1929.

22. Pernambucano também concluiu algumas pesquisas sobre a arte dos pacientes no começo da década de 1920 no Hospital da Tamarineira, mas, até onde sabemos, essa pesquisa não foi publicada. Posteriormente, em 1923, Silvio Moura apresentou sua tese a esse respeito no Rio de Janeiro, mas a distribuição de sua obra foi limitada. Ver: Arley Andriolo, "A 'psicologia da arte' no Olhar de Osório Cesar: Leitura e escritos". *Psicologia, Ciência, e Profissão*, v. 23, n. 4, p. 74-81, 2003.

23. Osório Cesar, "Advertência", p. xxi. O livro foi resultado de seis anos de estudo, no qual o autor reconhece o apoio do segundo diretor do hospital, o médico Antônio Carlos Pacheco e Silva, como essencial para o estabelecimento da biblioteca e do museu.

24. Ver: Franco da Rocha, "Valiosas apreciações sobre este trabalho". *Folheto de divulgação da obra de Osório César*, n.d., citado em Maria Heloisa Corrêa de Toledo Ferraz, *Arte e loucura: Limites do imprevisível*. São Paulo: Lemos Editorial, 1998, p. 47-48.

25. Ver as entradas no catálogo *Brasil: Psicanálise & modernismo*. São Paulo: MASP, 2000.

26. Carta de Sigmund Freud a Osório Cesar, 10 jan. 1927, Núcleo de Acervo, Memória e Cultura, Museu Osório Cesar, Hospital Psiquiátrico do Juquery. (Tradução minha.)

27. Tarsila do Amaral também produziu ilustrações para o livro *Osório César, misticismo e loucura: Contribuição para o estudo das loucuras religiosas no Brasil*. São Paulo: Oficinas Gráficas do Hospital do Juquery, 1939.

28. Oswald de Andrade, *Manifesto Antropófago*. Em 1925, *A Revista de Minas Gerais* publicou uma transcrição da primeira palestra de Sigmund Freud nos Estados Unidos, em 1910, tornando-se também um importante veículo de disseminação do pensamento de Freud.

29. Oswald de Andrade utiliza a figura indígena como modo de sintetizar passado e presente e o movimento em direção a um futuro que leva em conta a realidade sociocultural do Brasil. Ver: Benedito Nunes, *Antropofagia alcance de todos*. Rio de Janeiro: Civilização Brasileira, 1972, p. xxxvi-liii.

30. O. Cesar, *A expressão artística nos alienados*, op. cit., p. 6.

31. Ibid., p. 39.

32. Ibid., p. 66.

33. Paciente O, citado por O. César, in: ibid., p. 66-67.

34. O. Cesar, *A expressão artística nos alienados*, op. cit., p. 68.

35. Ibid., p. 70. Ele também compara outra de suas obras com a arte japonesa primitiva.

36. Ibid., p. 27.

37. Ibid. Nas páginas seguintes, ele discute seu estudo de 1927 com Marcondes. Ver nota 7.

38. O. Cesar, *A expressão artística nos alienados*, op. cit., p. 33.

39. Ibid., p. 1. Nas décadas de 1920 e 1930 no Brasil, a preocupação com a saúde mental era grande, movida por ideias de degeneração e eugenia. Frequentemente associada ao Movimento de Higiene Mental, a ideia era melhorar a saúde mental ao unir psiquiatria e psicologia a cientistas sociais, educadores e administradores públicos. A Liga Brasileira de Higiene Mental foi fundada em 1923 no Rio de Janeiro, revelando tendências fascistas próximas às da psiquiatria nazista. Em São Paulo, em 1926, a Liga Paulista de Higiene Mental, com sede no Juquery, revelava uma orientação diversa entre eugenia e psicanálise. Por outro lado, no Recife, o psiquiatra Ulysses Pernambucano incentivava a participação da comunidade e a ação social e terapêutica, também resultando em projetos para a construção de uma escola para indivíduos "excepcionais". Para uma discussão mais aprofundada, ver a seção "A higiene mental", de Eleonora Haddad Antunes, em Eleonora Haddad Antunes, Lúcia Helena Siqueira Barbosa e Lygia Maria de França Pereira (org.), *Psiquiatria, loucura e arte: Fragmentos da história brasileira*. São Paulo: Edusp, 2002, p. 88-94.

40. Georges Didi-Huberman, *Invention of Hysteria: Charcot and the Photographic Iconography of the Salpêtrière*. 1982. Trad. Alisa Hartz. Cambridge, MA: MIT Press, 2003, p. 49.

41. Jean-Martin Charcot e Paul Richer, *Les démoniaques dans l'art*. Paris: Place de l'École de Médecine, 1887.

42. J.-M. Charcot, "Preface", em *Les démoniaques dans l'art*, op. cit., p. xi. O texto em francês diz: "Nous retrouvons dans la figure du possédé tout un ensemble de caractères et des signes que le hasard seul n'a pu réunir, et des traits si précis que l'imagination ne saurait les avoir inventés." Com *Les démoniaques*, Charcot mantém as contingências da escolha artística sob controle para afirmar o conhecimento produzido em suas fotografias montadas. Segundo todos os relatos, ele era um homem de competência artística e "gosto", mas, ao voltar-se para a história da arte, acabou por confessar inadvertidamente o artifício da doença e seus procedimentos.

43. Désiré Magloire Bourneville e Paul M. Régnard (fotógrafo), *Iconographie photographique de la Salpêtrière: (Service de M. Charcot)*. Paris: Progrès Médical, 1876-1880; e J.-M. Charcot e Albert Londe (fotógrafo), *Nouvelle iconographie de la Salpêtrière*. Paris: Lecrosnier et Babé, 1888-1892.

44. Hans Prinzhorn, *Artistry of the Mentally Ill*. 1922. Trad. Eric von Brockdorff. New York: Springer-Verlag, 1995, p. 262. Sobre a recusa de Prinzhorn a aplicar a psicanálise a essa arte, ver John M. MacGregor, "Hans Prinzhorn and the German Contribution", in: *The Discovery of the Art of the Insane*. Princeton, NJ: Princeton University Press, 1989, p. 203. Embora a *Bildnerei der Geisteskranken* (1923) compartilhe com *L'Art chez les fous*, de Marcel Réja, uma atenção à qualidade estética da arte dos pacientes, o estudo de Prinzhorn se destaca pela apresentação do material publicado e sua subsequente recepção. Encadernado em tecido preto com letras brancas em relevo, suas 350 páginas incluíam 187 ilustrações e 20 imagens em chapas. Antes dessa publicação, nenhum livro havia reunido um material visual tão rico da arte dos pacientes e em tão alta qualidade. Dois anos depois, Vinchon publicaria *L'art et la folie* (1924), com apenas 28 ilustrações,

45. Os seis impulsos que Prinzhorn identifica como características dominantes na arte dos pacientes (e na arte em geral) incluem o impulso para a expressão de sentimentos interiores, ludicidade de expressão, elaboração ornamental, padrões de ordem, cópias obsessivas e o desenvolvimento de complexos sistemas simbólicos (entretanto ele evitava fortemente investigar as implicações simbólicas das obras). Ver: H. Prinzhorn, *Artistry of the Mentally Ill*, op. cit., p. 14.

46. Para Prinzhorn, a distinção entre artista e artista-paciente estava na falta de contato com a humanidade deste último: "O esquizofrênico [...] é destacado da humanidade, e por definição não deseja nem é capaz de retomar contato com ela. Se pudesse fazer isso, ele estaria curado. [...] Percebemos em nossas imagens o completo isolamento autista e o terrível solipsismo que em muito excede os limites da alienação psicopata, e acreditamos que ali encontramos a essência da configuração esquizofrênica." H. Prinzhorn, *Artistry of the Mentally Ill*, op. cit., p. 266. Ele também reconhece "a relação particularmente próxima de um grande número de nossas imagens com a arte contemporânea" (p. 270). Cesar, ao abordar a diferença entre a arte de seus pacientes e a do artista vanguardista, sustenta que este se aproxima da "estética do primitivo" com o objetivo explícito de criticar as convenções acadêmicas na arte. Em 1934, ele escreve: "O futurismo viu quebrar as cadeias do classicismo, estribando-se nas manifestações artísticas dos primitivos. [...] As escolas vanguardistas, atormentadas pelo segredo da emoção, procuravam no seu início desfazer toda e qualquer manifestação das coisas que pudesse se identificar com a vida real. Quiseram, assim, acabar com os sólidos princípios do academismo." Osório Cesar, *A arte nos loucos e vanguardistas*. Rio de Janeiro: Flores e Mano, 1934, p. 21. Cópia consultada no Arquivo Pessoal Nise da Silveira, MII, Rio de Janeiro.

47. Prinzhorn afirma que biografias são "insuficientes" e reivindica o fato de que a "objetividade de históricos médicos é facilmente destruída. Imagens, por outro lado, são representações objetivas e expressivas, e um observador que revela com clareza suas premissas teóricas pode alcançar um grau mais alto de objetividade em sua interpretação." H. Prinzhorn, *Artistry of the Mentally Ill*, op. cit., p. 237-40. Consequentemente, os "impulsos" psicológicos de Prinzhorn tiveram pouca utilidade numa tentativa de diagnóstico que levaria das imagens a uma condição clínica específica. Nas páginas finais de seu estudo, ele enfatiza os resultados "modestos" e como "não podemos dizer com certeza se uma imagem foi feita por uma pessoa com doenças mentais somente porque tem essa ou aquela característica". Prinzhorn, *Artistry of the Mentally Ill*, op. cit., p. 265.

48. Para mais detalhes, ver: Bettina Brand-Claussen, "The Collection of Works of Art in the Psychiatric Clinic, Heidelberg–from the Beginnings until 1945", in:

Beyond Reason, Art and Psychosis: Works from the Prinzhorn Collection. London: Hayward Gallery, 1996, p. 9-11.

49. O estudo de Prinzhorn continha obras produzidas de 1890 a 1922. Cesar provavelmente utilizou-se de obras produzidas de 1923, ano de sua chegada ao Juquery, a 1929, ano da publicação de *A expressão artística nos alienados*.

50. O. Cesar, *A expressão artística nos alienados*, op. cit., p. 35.

51. Cesar escreveu para quase todos os jornais de grande circulação, como o *Diário da Noite*, *Diário de São Paulo*, *Jornal de Notícias*, *Diário Nacional*, *Folha da Manhã*, *O Estado de S. Paulo* e *A Gazeta*. Ver: M. H. C. de T. Ferraz, *Juquery: Encontros com a arte*, op. cit., p. 12.

52. Ver: J. Toledo, *Flávio de Carvalho: O comedor de emoções*. São Paulo: Brasiliense; Campinas: Ed. da Unicamp, 1994, p. 147; e "Uma exposição de cartazes no Clube dos Artistas Modernos". *Diário da Noite*, 15 jul. 1933, entre outros recortes do Fundo Flávio de Carvalho, Centro de Documentação Cultural "Alexandre Eulálio" (CEDAE), IEL-Unicamp.

53. Ver: Raquel Carneiro Amin e Lucia Reily, "'Mês das Crianças e dos Loucos': Um olhar sobre a exposição paulista de 1933". *ARS*, São Paulo, v. 11, n. 22, 2013, p. 130. Carvalho também estava profundamente envolvido no estudo da percepção das crianças, assunto que foi tema de diversas palestras suas, incluindo "A percepção da criança", em uma exposição de arte produzida por crianças da Grã-Bretanha na Galeria Prestes Maia, em São Paulo.

54. J. Toledo, *Flávio de Carvalho*, op. cit., p. 162. Nesse contexto, ele também menciona estudos dedicados à obra de Klages.

55. O Clube dos Artistas Modernos foi fundado em 24 de novembro de 1932 no mesmo edifício da residência e do ateliê de Flávio de Carvalho. Nesse prédio, situado na rua Pedro Lessa, n. 2, também estavam os ateliês de Emiliano di Cavalcanti, Antônio Gomide e Carlos Prado, o que fornecia aos membros do CAM um espaço próximo ao local em que eles desenvolviam suas respectivas práticas. O espaço principal do CAM era reservado para exposições, palestras, concertos, apresentações de dança, funcionando também como sala de leitura, uma pequena livraria e um bar. Seus vários comitês, dedicados a funções administrativas e várias disciplinas, da pintura à música, incluíam grandes nomes do círculo cultural: Tarsila Amaral, Anita Malfatti, Sérgio Milliet, entre muitos outros. Numa circular do CAM, redigida toda em letras minúsculas, o objetivo da instituição é descrito da seguinte maneira: "um grupo de artistas modernos resolveu fundar um pequeno clube para os seguintes fins: reunião, modelo coletivo, assinatura das melhores revistas sobre arte, manutenção de um pequeno bar, conferências e exposições, formação de uma biblioteca sobre arte, defesa dos interesses da classe. o clube alugará um salão que ocupa um andar inteiro e é suficiente para 120 pessoas. o nosso orçamento mostra que poderemos iniciar as atividades alugando imediatamente a sede com 45 sócios; e esperamos o seu apoio. queira devolver o talão em baixo devidamente assinado para: clube dos artistas modernos - rua pedro lessa n° 2 - são paulo. envie um exemplar a um amigo modernista. gomide -

di cavalcanti - carlos prado - flávio de carvalho". Citado em J. Toledo, *Flávio de Carvalho: O comedor de emoções*, op. cit., p. 131; o original foi publicado em *Diário da Noite*, São Paulo, 24 dez. 1932.

56. "Club dos Artistas Modernos". *Base: Revista de arte, técnica e pensamento*, n. 1, ago. 1933, p. 24.

57. Em *A Platéa*, é descrito como "o clube é laboratorio mesmo e esperam que de lá sáia qualquer coisa de importante ". *A Platéa*, 20 jul. 1933, p. 3.

58. A palestra de Pedrosa é geralmente considerada sua primeira incursão na crítica de arte. Marcada para 16 de junho de 1933, para coincidir com a exposição no CAM das xilogravuras da artista alemã, "Käthe Kollwitz e o seu modo vermelho de perceber a vida" (publicado posteriormente como "As tendências sociais da arte e Käthe Kollwitz"), a fala insiste num papel social e político ativo da arte. Pedrosa delineia os contornos de uma estética marxista em modos que refletem seu profundo engajamento político. Ver: "As tendências sociais da arte e Käthe Kollwitz" (1933), republicado em *Política das artes. Textos escolhidos/Mário Pedrosa*. Org. Otília Beatriz Fiori Arantes. São Paulo: Edusp, 1995-1998, v. 1, p. 35-56. Mais tarde, o foco de Pedrosa passou das propriedades formais da arte a uma análise da resposta estética (ver cap. 3). Ao mesmo tempo, no entanto, ele incorporou a arte produzida por pacientes psiquiátricos em seu entendimento do conceito de Gestalt.

59. Ver: Walter Zanini, *A arte no Brasil nas décadas de 1930-40: O Grupo Santa Helena*. São Paulo: Nobel; Edusp, 1991, p. 36-41.

60. Daryle Williams, *Culture Wars in Brazil: The First Vargas Regime, 1930-1945*. Durham, NC: Duke University Press, 2001, p. 7.

61. Para mais detalhes, ver: Raquel Carneiro e Lucia Reily, "O 'Mês das Crianças e dos Loucos': Um olhar sobre a exposição paulista de 1933". *ARS*, v. 11, n. 22, p. 123-42. Como também aponta o artigo, há discrepâncias quanto ao termo utilizado pela imprensa para referir-se ao evento (alguns chamam o "Mês" de "Semana"), assim como diferentes informações sobre os palestrantes, suas contribuições e as datas nas quais participaram. A ideia inicial do CAM era publicar todas as palestras, o que ocorreu apenas com três, por iniciativa individual. Assim, hoje, as falas de Cesar, Marcondes e Pacheco e Silva são ferramentas de estudo disponíveis para delinear os contornos discursivos do evento, assim como as várias abordagens quanto ao tema. Segundo um anúncio do evento na imprensa da época, o programa incluía: 13 de setembro, dr. Pedro de Alcântara, "Interpretações dos desenhos de crianças e o seu valor pedagógico"; 19 de setembro, dr. Durval Marcondes, "Psicanálise dos desenhos dos psicopatas"; 26 de setembro, dr. A. C. Pacheco e Silva, "A arte e a psiquiatria através dos tempos"; 3 de outubro, dr. Neves Manta, "Marcel Proust literária e psicanaliticamente"; 10 de outubro, dr. Fausto Guerner, "O louco sob o ponto de vista da psicologia geral"; e 17 de outubro, sr. José Kliass, "A música nos alienados". Ver: "Crianças-artistas, doidos artistas". *Rumo*, n. 5-6, set.-out. 1933, p. 29. Recortes do Fundo Flávio de Carvalho, CEDAE.

62. "Estudo comparativo entre a arte de vanguarda e a arte dos alienados" foi publicado no ano seguinte como *A arte nos loucos e vanguardistas.* Sigmund Freud, citado em Osório Cesar, *A arte nos loucos e vanguardistas.* Rio de Janeiro: Flores e Mano, 1934, p. 25.

63. Cesar descreve uma escultura de argila com uma cabeça grande e um rosto liso, como o de uma máscara, um nariz grande e uma boca aberta, lábios grossos e olhos deformados, que, segundo ele, são lembranças de uma infância que "surgem do subconsciente e que elle [o paciente] plasmou no barro em estylizações deformadas, constituindo symbolos freudeanos". Aqui, assim como o artista "são", complexos infantis são libertados do inconsciente e fixados nos exageros e nas monstruosidades formais de uma obra. Embora o processo seja reivindicado como o mesmo, a ênfase permanece no estudo dos símbolos, assim como nas reivindicações de atavismo e arcaísmo inspiradas pelo texto "Totem e Tabu", de Freud (1913). O. Cesar, *A arte nos loucos e vanguardistas*, op. cit., p. 45-46.

64. Ver os recortes do Fundo Flávio de Carvalho, CEDAE.

65. A *Folha da Noite*, por exemplo, reproduziu uma obra da fala de Marcondes, mas não se sabe se essa obra, que representa uma "catedral dos assombros", também constava na exposição. Essa imagem foi posteriormente reproduzida, ao lado de três outras, na versão publicada da palestra na *Revista da Associação Paulista de Medicina.* Ver: "A psychanalyse dos desenhos dos doentes mentaes". *Folha da Noite*, 19 set. 1933, p. 8, recorte do Fundo Flávio de Carvalho, CEDAE, e Durval Marcondes, "A psicanálise dos desenhos dos psicopatas". *Revista da Associação Paulista de Medicina*, v. 3, n. 4, p. 175-82, out. 1933. Matérias de jornais, além de publicações da mesma época de psiquiatras (especialmente de Cesar), fornecem fontes adicionais sobre o que mais poderia estar em exibição no CAM, fossem eles objetos ou imagens projetadas. Os álbuns de recortes da imprensa de Carvalho, uma documentação minuciosa da recepção da exposição, confirmam que a imprensa reproduzia com mais frequência as obras dos pacientes que as das crianças.

66. "Clube dos Artistas Modernos: Um laboratório de experiências para a arte moderna". *Rumo*, n. 4, ago. 1933, p. 16.

67. "Club dos artistas modernos". *Base: Revista de arte, técnica e pensamento*, n. 2, set. 1933, p. 48.

68. "A interpretação de desenhos de crianças e o seu valor pedagógico". *Folha da Noite*, 8 set. 1933. Recorte do Fundo Flávio de Carvalho, CEDAE.

69. "Prosseguem as conferências sobre os desenhos de alienados". *Correio de São Paulo*, 26 set. 1933, p. 4, recorte do Fundo Flávio de Carvalho, CEDAE. No começo da década de 1930, a recepção das obras dos pacientes era amplamente afirmativa, como demonstra o material já citado. Sem polêmicas, as matérias de jornal reafirmavam a todo momento as reivindicações das ligações existentes entre arte moderna e a arte dos loucos. Mesmo antes da abertura da exposição, a imprensa já havia escrito sobre essas correlações, também quanto à arte das crianças, como algo positivo: "O mez dos loucos e das crianças' [...] a maior realização do Clube dos Artistas Modernos, pois é importantissima a ligação notada entre os desenhos de creanças, desenhos de loucos e a arte moderna." "Clube dos Artistas Modernos". *A Gazeta*, 12 jul. 1933, p. 5.

70. "Curiosa exposição de trabalhos artísticos de loucos e crianças no Clube dos Artistas Modernos". *Correio de São Paulo*, 7 set. 1933, p. 6. O mesmo sentimento expresso no trecho citado também é registrado em *Rumo*, n. 5-6, set.-out. 1933, p. 29. Recortes do Fundo Flávio de Carvalho, CEDAE.

71. No artigo "Crianças artistas, doidos-artistas", publicado em *Rumo*, o autor escreve: "Alli appareceram os desenhos das crianças e dos loucos com uma espontaneidade absoluta, e um completo desinteresse pelas fórmas rigidas da arte acadêmica." *Rumo*, n. 5-6, set.-out. 1933, p. 29. Recorte do Fundo Flávio de Carvalho, CEDAE.

72. Ver: D. Williams, *Culture Wars in Brazil*, op. cit., p. 54-60. Também em 1931 permitiu-se, pela primeira vez e a contragosto, que artistas modernistas expusessem suas obras no Salão Nacional, incluindo Anita Malfatti, Emiliano Di Cavalcanti e artistas associados ao movimento modernista pós-1922, como Tarsila do Amaral, Cícero Dias e Ismael Nery.

73. "Curiosa exposição de trabalhos artísticos de loucos e crianças no Clube does Artistas Modernos". *Correio de São Paulo*, 7 set. 1933, p. 6. Carvalho toma a arte das crianças como um modelo de pura inventividade e "espontaneidade absoluta", posicionamento compartilhado com seus contemporâneos na Europa, que também associavam, em termos de estilo, as obras das crianças com a dita arte dos loucos. Flávio de Carvalho, citado em "Crianças-artistas, doidos-artistas", p. 29. Sobre a relação de artistas europeus e a arte de crianças, ver: Jonathan Fineberg, *The Innocent Eye: Children's Art and the Modern Artist*. Princeton, NJ: Princeton University Press, 1997.

74. "Clube dos Artistas Modernos: Um laboratório de experiências para a arte moderna". *Rumo*, n. 4, ago. 1933, p. 16.

75. Flávio de Carvalho, *Experiência n. 2: Realizada sobre uma procissão de Corpus Christi: Uma possível teoria e uma experiência*. 1931. Rio de Janeiro: Nau, 2001, p. 16.

76. Ibid., p. 19.

77. Ibid., p. 31. Em vez de um relato objetivo, Carvalho confessa os diversos elementos que deformam sua narrativa, de múltiplos eventos às suas escolhas entre eles, lembrando e apreciando alguns mais do que outros.

78. Como escreve seu biógrafo J. Toledo, Carvalho "mantinha-se irrequieto e imaginativo, pensando em colocar em prática uma miríade de experiências psicológicas que o mantivessem permanentemente ligado ao tema '*freudiano*' que sempre lhe interessara". J. Toledo, *Flávio de Carvalho*, op. cit., p. 87 (destaque no original).

79. De 1918 a 1922, período que passou na Durham University, na Inglaterra, Flávio de Carvalho interessou-se por autores como René Descartes e Baruch de Espinosa e também por teóricos contemporâneos como Freud, Bronisław Malinowski e James Frazer. Ver: J. Toledo, *Flávio de Carvalho*, op. cit., p. 29

80. Sobre a percepção do surrealismo por artistas e poetas no Brasil, ver: Thiago Gil, *Uma brecha para o surrealismo*. São Paulo: Alameda, 2015. O estudo minucioso de Gil também detalha como a primeira exposição de Cícero Dias, em junho de 1928, foi realizada não apenas simultaneamente a um congresso de psicanálise no Rio de Janeiro, mas também no mesmo local em que ele ocorria, o prédio da Policlínica.

81. D. Williams, *Culture Wars in Brazil*, op. cit., p. 53.

82. F. de Carvalho, *Experiência n. 2*, op. cit., p. 51.

83. Para uma lista de espaços de exposição, ver: B. Brand-Claussen, "Collection of Works of Art in the Psychiatric Clinic", op. cit., p. 16 e 23n81.

84. Em 1922, ano de sua publicação, Max Ernst levou o livro à França. Assim como Breton, ele não era estranho à loucura. Durante seus estudos em Bonn, Ernst frequentou palestras de psiquiatria e viu uma coleção de arte de pacientes. Breton, por sua vez, teve contato com pacientes psiquiátricos quando trabalhou como assistente no centro psiquiátrico do Segundo Exército Francês, em Saint-Dizier, na Primeira Guerra Mundial, com soldados profundamente afetados pela guerra. Sua experiência com a guerra e com os soldados, expostos de forma abrupta a outra realidade, foi decisiva em sua crítica da realidade contemporânea e na crescente racionalização da vida cotidiana ao longo da década de 1920.

85. Ver: Auguste Armand Marie, "L'art et la folie". *Revue scientifique*, v. 67, n. 13, jul. 1929, p. 395.

86. A *Exposition des artistes malades* incluía um catálogo com o subtítulo "Catalogue des œuvres d'art morbide". Ver discussão em: Ingrid von Beyme, "Asylum Art as the 'True' Avant-Garde? The Surrealist Reception of 'Mad Art'", in: *Surrealismus und Wahnsinn/Surrealism and Madness*. Org. Thomas Röske e Ingrid von Beyme. Heidelberg: Wunderhorn, 2009, p. 154-58. Prinzhorn publicou o artigo "À propos de l'art des aliénés" na revista belga *Variétés* em 1929, que é provavelmente o próprio texto que Breton leu na época. Além disso, a publicação da revista ocorreu cerca de seis semanas antes da exposição na Max Bine. Entre as traduções na década de 1930 estão as de Ernst Jolowicz, que traduziu seções do livro de Prinzhorn para pequenas reuniões no hospital Sainte-Anne em Paris. Posteriormente, em 1955, Meret Oppenheim traduziu o capítulo sobre August Natterer para a revista *Medium*. A tradução completa para o francês foi publicada em 1984. Ver: Thomas Röske, "Inspiration and Unreachable Paradigm – L'art des fous and Surrealism", também em *Surrealismus und Wahnsinn/Surrealism and Madness*, op. cit., p. 18n9 e 12.

87. Ver: Ingrid von Beyme, "Asylum Art", op. cit., p. 154. Von Beyme aponta a discrepância entre os números do catálogo da Max Bine e os da lista escrita à mão no arquivo Prinzhorn. Sua pesquisa possibilitou identificar as obras que foram expostas e em que partes da exposição (p. 156). Hoje, os reminiscentes da Auguste Marie Collection podem ser encontrados na Prinzhorn Collection e na Collection de l'Art Brut em Lausanne. Ver também Alisson Morehead, "The *Musée de la folie*: Collecting and Exhibiting *chez les fous*". *Journal of the History of Collections*, v. 23, n. 1, p. 101-26, 2011, esp. p. 120.

88. Imagens dessas obras foram publicadas sem comentários em *La révolution surréaliste*, n. 12, 15 dez. 1929. No período de 1936 a 1947, obras de pacientes também foram incluídas em exposições surrealistas. Sobre a coleção particular de Breton, ver: Alain Jouffroy, "La collection de André Breton". *L'œil*, v. 10, p. 32-39, out. 1955. Ver também as ilustrações em: *André Breton: La beauté convulsive*. Paris: Centre Georges Pompidou, 1991.

89. Em 1936, o *marchand* Charles Ratton apresentou objetos encontrados e objetos surrealistas ao lado da arte dos loucos em sua galeria na *Exposition des objets surréalistes*. Ver: I. von Beyme, "Asylum Art", op. cit., p. 160. Essa exposição foi essencialmente ignorada pelos críticos de arte e é discutida com mais frequência na literatura crítica em relação à inclusão de objetos tribais de diversos países. Ingrid von Beyme, no entanto, identificou uma das obras de pacientes da coleção de Breton entre os objetos incluídos na exposição. Sobre essa exposição, no que diz respeito a conceitos surrealistas do objeto que incluem o sexual (Freud), a mercadoria (Marx) e o tribal (etnografia), ver: Romy Golan, "Triangulating the Surrealist Fetish". *Visual Anthropology Review*, v. 10, n. 1, p. 50-65, 1994. No mesmo ano, obras similares eventualmente surgiriam em Londres para a *International Surrealist Exhibition*, na Burlington Galleries.

90. O engajamento político dos surrealistas era amplamente ignorado pelo MoMA e suas publicações, que enquadravam o movimento como uma fuga da vida moderna e suas exigências. O movimento também estava ligado à moda e à publicidade, de tal forma que Salvador Dalí se tornou o rosto do surrealismo nos Estados Unidos. Ver: Sandra Zalman, "The Vernacular as Vanguard: Alfred Barr, Salvador Dalí, and the U.S. Reception of Surrealism in the 1930s". *Journal of Surrealism and the Americas*, v. 1, p. 44-67, 2007. É nesse contexto que Greenberg situa o artista e o surrealismo no ensaio "Vanguarda e kitsch" (1939), no qual escreve: "A preocupação principal de um pintor como Dalí é representar os processos e os conceitos de sua consciência, não o processo de seu meio." Ver: Clement Greenberg, *Art and Culture: Critical Essays*. Boston: Beacon Press, 1961, p. 7n2.

91. Szecsi promoveu a arte dos doentes mentais e mostrou sua coleção na Midtown Gallery, em Nova York. Ver: *Surrealismus und Wahnsinn/Surrealism and Madness*, op. cit., p. 168n41. O catálogo de *Fantastic Art, Dada, Surrealism* contém reproduções das caixas de Breton, um desenho de Albert G. (o Baron de Ravallet) e uma aquarela de August Klett (uma obra-chave reproduzida no escritório de Prinzhorn que Szecsi recebeu como parte de uma troca).

92. Alfred H. Barr Jr., introdução a *Fantastic Art, Dada, Surrealism*. 1936. 2. ed. New York: MoMA, 1937, p. 12-13. Publicado originalmente em janeiro de

1937 como "A Brief Guide to the Exhibition of Fantastic Art, Dada, Surrealism". O próprio programa curatorial de Barr para o museu aponta para um desenvolvimento diferente, que excede, por exemplo, seu diagrama modernista: *Fantastic Art* foi seguida de *American Folk Art* e *Masters of Popular Painting*, em 1938.

93. Emily Genauer, "Real Value of Dada and Surrealist Show Rests on Few Good Pictures: Drawings by Lunatic Asylum Inmates as Good as Most of the 700 Items in Museum's Fantastic Exhibit". *New York World Telegram*, 12 dez. 1936.

94. Katherine Dreier a Alfred Barr, 27 fev. 1937, Fantastic Art files, "Folder: #55.2, United States A-H", MoMA archives.

95. Katherine Dreier a Alfred Barr, 16 fev. 1937, Fantastic Art files, "Folder: #55.2, United States A-H", MoMA archives.

96. Katherine Dreier, carta a Alfred Barr, 27 fev. 1937, Fantastic Art file, "Folder: #55.2, United States A-H", arquivo do MoMA. Ênfase no original. Dreier escreve sobre a popularidade do livro *Great Works of Art* de R. W. Ruckstull (1825), cujo objetivo autoproclamado era "atingir a insanidade, a farsa e a degeneração no movimento artístico modernista" e promover a boa pintura americana. R. W. Ruckstull, *Great Works of Art and What Makes Them Great*. New York: Garden Publishing, 1925. A esse respeito, ver: S. Zalman, "Vernacular as Vanguard", op. cit., p. 51, 63-64 e 64n40-41.

97. Em uma entrevista, Dreier responde a uma pergunta sobre as diferenças entre o desenho de um artista moderno e o de um louco, referindo-se a como as pinturas deste último são "desequilibradas" e como "produzem o fantástico, mas não podem produzir arte". Ela se refere também a seu encontro com Hans Prinzhorn. Ver a transcrição da entrevista de Katherine S. Dreier para Anne Hard, "Let's Talk It Over". *WJZ*, Nova York, 25 jan. 1937; Katherine S. Dreier, Papers/Société Anonyme Archive, YCAL MSS 101, caixa 61, pasta 1.667, Biblioteca Beinecke de livros raros e manuscritos, Yale University; e Katherine S. Dreier citada em "Exhibits by Insane Anger Surrealist". *New York Times*, 19 jan. 1937.

98. Em 1943, o departamento de educação do MoMA organizou o programa "The Arts in Therapy and Occupational Therapy: Its Function and Purpose" nas galerias do auditório, mas essas exposições, organizadas pelo Armed Services Program, promoviam a arte como ferramenta de reabilitação para membros deficientes das forças amadas, com modelos de artistas praticantes para serem usados em oficinas de terapia (discutiremos essas exposições brevemente no cap. 3).

99. Ver, por exemplo: André Breton, "Crisis of the Object" (1936) e "Surrealist Exhibition of Objects" (1936), in: *Surrealism and Painting*. Trad. Simon Watson Taylor. Boston: Museum of Fine Arts, 2002; e "Surrealist Situation of the Object" (1935), em André Breton, *Manifestos of Surrealism*. Trad. Richard Weaver e Helen R. Lane. Ann Arbor: University of Michigan Press, 1972.

100. Sobre a recepção de Prinzhorn por Ernst, ver: Thomas Röske, "Max Ernst's Encounter with Artistry of the Mentally Ill", in: *Surrealismus und Wahnsinn/*

Surrealism and Madness, op. cit., p. 154-58. Sobre sua crítica da psiquiatria, ver: Antonin Artaud, carta não assinada, "Lettre aux Médecins-Chefs des Asiles de Fous". *La révolution surrealiste*, n. 3, p. 29, 15 abr. 1925.

101. Ernst já havia incluído, nos círculos de vanguarda europeus, desenhos de crianças, esculturas africanas, objetos encontrados e desenhos de pacientes na exposição dadaísta de Colônia, em 1919.

102. Gaston Ferdière, *Les Mauvaises Fréquentations*. Paris: Jean-Claude Simoën, 1978, p. 136. O panfleto de oito páginas da exposição lista 60 artistas, mas não menciona a coleção de Ferdière. Ver: *Surrealismus und Wahnsinn/Surrealism and Madness*, op. cit., p. 168n43. No pós-guerra, obras de pacientes também foram expostas na Galerie Maeght, em julho de 1947, na exposição organizada por Duchamp e Breton. Entre as obras se encontrava o revólver de madeira de Pujolle, e o catálogo incluía três objetos da coleção de Ferdière.

103. Adam Jolles, *The Curatorial Avant-Garde: Surrealism and Exhibition Practice in France, 1925-1941*. University Park: Pennsylvania State University Press, 2013, p. 8. Ainda assim, como explica Jolles, a imprensa contemporânea se referia com frequência à exposição como tendo algo da estética de um salão de vendas, contrariando as intenções dela.

104. Devo esta formulação a Von Beyme, "Asylum Art", op. cit., p. 160.

105. A. Breton, "Crisis of the Object", op. cit., p. 279.

106. Ver: Peter Bürger, "The Lure of Madness", in: *Surrealismus und Wahnsinn/ Surrealism and Madness*, op. cit., p. 42 e 44; e Alfred H. Barr Jr., introdução a *Fantastic Art, Dada, Surrealism*. 1936. 2. ed. New York: MoMA, 1937, p. 12-13.

107. Em uma entrevista, Breton descreve o interesse surrealista na arte das crianças e na arte dos loucos porque elas vêm "do inconsciente" e são "livres de censura". Ver: "Surrealism: Interview with André Breton". *Cultura*, v. 1, n. 5, p. 9, fev.-mar. 1939, republicado em *Flávio de Carvalho*. São Paulo: MAM-SP, 2010, p. 97-98.

108. Ver discussão em: D. Williams, *Culture Wars in Brazil*, p. 47, 63 e 82.

109. *Diário de São Paulo*, 24 set. 1936, republicado em Denise Mattar, *Flávio de Carvalho: 100 anos de um revolucionário romântico*. Rio de Janeiro: Centro Cultural Banco do Brasil, 1999, p. 71-73.

110. Max Nordau, um dos discípulos alemães de Lombroso, forneceu aos nazistas um conceito psiquiátrico de degeneração que poderia ser aplicado a uma variedade de sujeitos. Em seu livro de 1892, *Entartung* (Degeneração), ele afirma que "degenerados não são sempre criminosos, prostitutas, anarquistas e lunáticos, eles são frequentemente escritores e artistas". Citado em J. M. MacGregor, *The Discovery of the Art of the Insane*, p. 238.

111. Citado em J. M. MacGregor, *The Discovery of the Art of the Insane*, op. cit., p. 241. Ziegler também defendia que diretores de museus alemães haviam traído a nação alemã ao colecionarem e exibirem essas obras.

112. Segundo Sabine Hohnholz (curadora e arquivista) e Thomas Röske (diretor) da Coleção Prinzhorn, a montagem de 1937 de *Entartete Kunst*, em Munique, incluía exclusivamente arte moderna. Conversas conosco em 15 e 17 de junho de 2016. Ver também: B. Brand-Claussen, "Collection of Works of Art in the Psychiatric Clinic", op. cit., p. 18.

113. Hal Foster, *Compulsive Beauty*. Cambridge, MA: MIT Press, 1997, p. 120.

Capítulo 2: Criatividades comuns

1. Jean Dubuffet, citado em Lucienne Peiry, *Art Brut: The Origins of Outsider Art*. 1997. Trad. James Frank. Paris: Flammarion, 2001, p. 11.

2. Jean Dubuffet, *L'art brut préféré aux arts culturels*. Paris: Galerie René Drouin, 1949, n.p.

3. Ibid.

4. Ibid.

5. Hans Prinzhorn, *Artistry of the Mentally Ill*. 1922. Trad. Eric von Brockdorff. New York: Springer-Verlag, 1995, p. 228. Ênfase minha.

6. John M. MacGregor, "Art brut chez Dubuffet: An Interview with the Artist. 21 August 1976". *Raw Vision*, v. 7, p. 42, 1993, republicado em *Prospectus et tous écrits suivants*. Paris: Gallimard, 1995, v. 4, p. 40-58. Dubuffet visitou a Coleção Prinzhorn pela primeira vez em setembro de 1950 e criou uma extensa lista com a qual avaliava as obras. Ver o catálogo da exposição *Dubuffets Liste: Ein Kommentar zur Sammlung Prinzhorn von 1950*. Heidelberg: Wunderhorn, 2015.

7. Devido à falta de apoio financeiro e a desacordos entre seus membros, Dubuffet encerrou a Compagnie de l'art brut em 1951.

8. André Breton, "L'art des fous, la clé des camps". *Cahiers de la Pléiade*, v. 6, p. 101-03, out.-inv. 1948-1949.

9. Jean Dubuffet, *L'art brut préféré aux arts culturels*, op. cit.

10. A coleção de Ferdière havia sido exposta no ano anterior, em 1945, no Musée Denys Puech, em Rodez. Três objetos da coleção de Ferdière também foram expostos na primeira *Exposition internationale du surréalisme* pós-guerra, organizada por Marcel Duchamp e André Breton na Galerie Maeght, em julho de 1947. Ver Sarah Wilson, "From the Asylum to the Museum: Marginal Art in Paris and New York, 1938-68". *Parallel Visions: Modern Artists and Outsider Art*. Catálogo de exposição. Los Angeles: Los Angeles County Museum of Art; Princeton, NJ: Princeton University Press, 1992, p. 122, 131.

11. A. Lomont, "Succès fou du vernissage à Sainte-Anne". *Libération*, 16 fev. 1946.

12. "L'art chez les fous". *La Presse*, 19 fev. 1946, reproduzido em Anne-Marie Dubois, *De l'art des fous à l'œuvre d'art*. Paris: Édite; Centre d'étude de l'expression, 2009, v. 1, p. 271.

13. Ibid.; e "La peinture des fous a paru bien sage". *Le Figaro*, 17-18 fev. 1946.

14. G. J., "Vernissage chez les fous". *L'Aurore*, 16 fev. 1946.

15. Robert Volmat, *L'art psychopathologique*. Paris: Presses Universitaires de France, 1956, ver p. 5-7.

16. E. Duvivier, *Images de la folie*, 1950. Filme em cores (16 min), http://www.canal-u.tv/video/cerimes/images_de_la_folie.8378.
17. R. Volmat, *L'art psychopathologique*, op. cit., p. 135.
18. Ibid., p. 266. Ênfase no original.
19. As obras dos pacientes de Silveira foram apresentadas com o apoio de seu colega Maurício de Medeiros.
20. R. Volmat, *L'art psychopathologique*, op. cit., p. 11.
21. Volmat destaca o fato de que os 54 desenhos e pinturas de dez pacientes do Juquery apresentados por Cesar foram a única coleção no contexto brasileiro a não surgir de uma configuração de ateliê de grupo. R. Volmat, *L'art psychopathologique*, op. cit., p. 11.
22. Ver Osório Cesar a Jean Dubuffet, 13 abr. 1949, arquivo: "Albino Braz Correspondence". Collection de l'art brut, Lausanne; e a carta de Dubuffet a Paulo Emilio Sales Gomes, na qual ele concorda com a avaliação de Cesar da obra e explica como o psiquiatra "enviou(-lhe) uma coleção de originais que são, eles mesmos, livres de qualquer influência externa, e dentre os quais há uma série de desenhos coloridos, (do) mesmo autor, muito interessante e notável". Jean Dubuffet a P. E. Salez-Gomes [*sic*], 13 jul. 1949, arquivo: "Brésil". Collection de l'art brut, Lausanne.
23. Michel Thévoz, *Art brut*. New York: Rizzoli, 1976, p. 9-10. Lucienne Peiry, sucessora de Thévoz na direção (2001-2011), por vezes também mantém o mito do status subversivo da obra, por exemplo, quando escreve: "Essas obras criadas na obscuridade têm destruído o mundo da arte, abrindo uma brecha no começo do século XX por meio da qual surgiria uma violenta subversão: *art brut*." Ou, ao se referir à busca de Dubuffet, ela explica: "As formas artísticas que atraíam Dubuffet se situavam a 1 milhão de quilômetros de distância dos modelos culturais tradicionais. Essas obras eram criadas em lugares remotos e brotavam da exclusão e do confinamento." Lucienne Peiry, *Art Brut: The Origins of Outsider Art*, op cit., p. 33, 42.
24. Em 20 de outubro, Cesar abriu a série com a fala "Expressões artísticas dos alienados". Biblioteca e Centro de Documentação, MASP.
25. Em 1942, discutiu-se também a criação de um Salão de Arte dos Alienados, que faria parte da Segunda Semana de Arte Moderna. Ver Maria Heloisa Corrêa de Toledo Ferraz, *Arte e loucura: Limites do imprevisível*. São Paulo: Lemos Editorial, 1998, p. 57.
26. Assim como o diretor do museu, Pietro Maria Bardi (cuja obra foi recentemente eclipsada por um crescente interesse na arquitetura e na expografia de Lina Bo Bardi), Cesar promoveu um conceito de museu de arte que incentivava o desenvolvimento de programas educacionais, assim como a educação estética dos estudantes. Cesar elogiou o diretor do museu e os cursos do MASP em "O Museu de Arte e as suas realizações pedagógicas". *Folha da Noite*, 16 fev. 1948; e novamente em "Cursos regulares de História da Arte". *Folha da Noite*, São Paulo, 20 abr. 1948.

27. Nos anos 1947-1949, o espaço de exposição temporária e o pequeno auditório localizavam-se no primeiro andar do edifício, com galerias para exposições didáticas rotativas e a coleção permanente, que eventualmente seria transferida para o segundo andar, com a transformação e a expansão do museu em 1950.
28. Hoje a instituição se chama Instituto Municipal Nise da Silveira.
29. Ver Luiz Carlos Mello, *Nise da Silveira: Caminhos de uma psiquiatra rebelde*. Rio de Janeiro: Automatica, 2014. Sobre a relação de Silveira com Artaud, ver meu epílogo em *Specters of Artaud: Language and the Arts in the 1950s*. Org. Kaira M. Cabañas. Madrid: Museo Nacional Centro de Arte Reina Sofía, 2012, p. 224-29.
30. Ver Ferreira Gullar, *Nise da Silveira: Uma psiquiatra rebelde*. Rio de Janeiro: Prefeitura da Cidade do Rio de Janeiro; Relume Dumara, 1996; e também o catálogo *Nise da Silveira: Caminhos de uma psiquiatra rebelde*. Curitiba: Museu Oscar Niemeyer, 2009.
31. Em 1956, décadas antes de a lei brasileira exigir a desinstitucionalização dos doentes mentais, Silveira participou da fundação da Casa das Palmeiras, um instituto de reabilitação portas abertas que continua a usar atividades de expressão. Os clientes (pacientes) que frequentam a Casa das Palmeiras realizam trabalhos criativos, que são assinados, datados e arquivados para estudos posteriores. Embora o estudo científico se mantenha em relação a esse lugar de terapia ocupacional, foi ali que Silveira pôs em prática o uso de animais, sobretudo gatos, no tratamento do sofrimento psíquico. Ela os chamava de "coterapeutas".
32. Em maio de 1952, Silveira fundou o Museu de Imagens do Inconsciente, que, sob a direção de Luiz Carlos Mello, dedica-se à preservação das obras dos clientes. Estudos sobre o ateliê de pintura no Engenho de Dentro publicados no campo da psicologia ou da terapia ocupacional incluem: Gustavo Henrique Dionisio, *O antídoto do mal: Crítica de arte e loucura na modernidade brasileira*. Rio de Janeiro: Ed. Fiocruz, 2012; *Marcas e memórias: Almir Mavignier e o ateliê de pintura de Engenho de Dentro*. Org. Lucia Riley e José Otávio Pompeu e Silva. Campinas: Komedi, 2012; José Otávio Pompeu e Silva, *A psiquiatra e o artista: Nise da Silveira e Almir Mavignier encontram as imagens do inconsciente*. Dissertação de mestrado, Unicamp, Campinas, SP, 2006; e Walter Melo, *Nise da Silveira*. Rio de Janeiro: Imago; Brasília: Conselho Federal de Psicologia, 2001, v. 4. (Pioneiros da Psicologia Brasileira).
33. Lourival Gomes Machado a Almir Mavignier, 9 set. 1949, Arquivos Históricos Wanda Svevo (antigo Arquivo Bienal), São Paulo (ênfase minha). A correspondência existente parece indicar que Gomes Machado preparou sua carta a Mavigner no mesmo dia em que recebeu uma carta de Silveira com seu prefácio ao catálogo, assim como informações sobre um possível transporte das obras. Nise da Silveira a Lourival Gomes Machado, 3 set. 1949.
34. Almir Mavignier a Lourival Gomes Machado, 20 set. 1949, Arquivos Históricos Wanda Svevo, São Paulo.

35. *9 artistas de Engenho de Dentro do Rio de Janeiro*. São Paulo: MAM-SP, 1949, n.p.
36. Discussões puramente estéticas como essa continuam ainda hoje, como no catálogo da exposição *Raphael e Emygdio: Dois modernos no Engenho de Dentro*, no Instituto Moreira Salles. Em seu ensaio para o catálogo da exposição, o crítico e historiador da arte Rodrigo Naves apresenta o contexto psiquiátrico no qual as obras foram produzidas apenas para afirmar que, a respeito da internação de Emygdio de Barros, "um dos maiores artistas brasileiros ficou excluído de nossa história da arte" (p. 97). Seguindo uma análise formal das pinturas, ele continua: "Poucas vezes na arte brasileira as cores tiveram tanta importância e força estrutural como na pintura de Emygdio de Barros" (p. 99). Naves, no entanto, acaba reduzindo as condições que determinaram os usos e as escolhas de cores do paciente a uma simples nota de rodapé: "No final da década de 1960, por vezes, Emygdio de Barros usa apenas alguns poucos pigmentos (amarelo, preto, vermelho), por falta de material artístico no ateliê de pintura do Engenho de Dentro" (p. 98n3). Assim, a estrutura de seu texto revela uma tensão entre formalismo crítico (no corpo do texto) e um relato do contexto psiquiátrico (nas notas de rodapé). Ao fazer isso, ele revela a difícil relação que essas obras têm com a história da arte, a subjetividade artística, assim como sua concepção de autonomia da arte. Ver "Emygdio de Barros: O sol por testemunha", in: *Raphael e Emygdio: Dois modernos no Engenho de Dentro*. São Paulo: Instituto Moreira Salles, 2012, esp. p. 97-99. No caso de Naves, ele interpreta as obras como modernistas, e assim reforça sua posição como crítico modernista e, por extensão, a historiografia da arte modernista no Brasil. Esse posicionamento contrasta com o recente surgimento das obras de pacientes no circuito global contemporâneo, como na 55ª Bienal de Veneza, onde, como explica Benjamin Buchloh, as obras de pacientes serviram "para revitalizar um mito de criatividade universalmente acessível". Ver Benjamin H. D. Buchloh, "The Entropic Encyclopedia". *Artforum*, v. 52, n. 1, set. 2013, p. 312. Voltaremos ao comentário de Buchloh à 55ª Bienal de Veneza no cap. 5.
37. Ver a discussão em Hal Foster, "Blinded Insights", in: *Prosthetic Gods*. Cambridge, MA: MIT Press, 2004, p. 192-223.
38. Osório Cesar, "A arte dos loucos", São Paulo, out. 1949, recorte de imprensa do Acervo da Sociedade Amigos do MII.
39. Mário Yahn, "Sobre a criação de uma Seção de Arte no Hospital do Juquery". *Boletim de Higiene Mental*, São Paulo, n. 66, p. 2, fev. 1950.
40. Mário Yahn, "Pintores sem saber". *Habitat. Arquitetura e artes no Brasil*, São Paulo, n. 2, p. 27, jan.-mar. 1951.
41. Ver o estudo de Maria Heloisa Corrêa de Toledo Ferraz, *Arte e loucura*, op. cit. Antes disso, em 1943, uma oficina de pintura foi organizada como parte dos vários programas de praxiterapia do hospital. Nesse momento, Cesar começou a acompanhar as obras dos pacientes (ver p. 57-58).

42. Ver a resposta de Mário Yahn a Robert Volmat, 18 abr. 1951, reproduzida em Anne-Marie Dubois, *De l'art des fous à l'œuvre d'art*. Paris: Édite; Centre d'Étude de l'Expression, 2009, v. 3, p. 210-13.
43. Sérgio Milliet, *Maria Leontina*, Galeria Domus, 1950, Biblioteca Paulo Mendes Almeida e Centro de Estudos Luís Martins, MAM-SP.
44. Ver as críticas citadas em Ismael Assumpção, *Aspectos evolutivos da pintura de Maria Leontina Franco da Costa*. Dissertação de mestrado. USP, São Paulo, 1982, p. 30-34.
45. Maria Leontina, citada em ibid., p. 31.
46. *Exposição de artistas alienados*, 1951, cópia da Biblioteca Paulo Mendes Almeida e Centro de Estudos Luís Martins, MAM-SP.
47. Osório Cesar, "L'art chez les aliénés dans l'hôpital de Juquery", reproduzido em *Les Annales médico-psychologiques*, dez. 1952, p. 726, cópia dos Archives du Centre d'Étude de l'Expression, Centre Hospitalier Sainte-Anne. Por outro lado, as obras que ele havia escolhido para a *Exposition internationale d'art psychopathologique*, em 1950, eram, segundo ele, criadas espontaneamente no hospital, portanto produzidas fora do ateliê e antes de sua formalização em 1949.
48. Ibid., p. 726. Ênfase minha na frase "um mundo interior diferente do nosso".
49. Os outros artistas da exposição listados no programa mas não representados nessas fotografias incluem Sara, José Teófilo, Maria, Benedito, Zulmira, Isolina, José R. e Rubens. Duas outras fotografias mostram obras de Haydée e Braz, mas as etiquetas indicam *Exposição do Congresso de St. Anne* e não *Exposição de artistas alienados*, assim como nas outras obras documentadas. Arquivos Históricos Wanda Svevo, São Paulo.
50. O apoio do MASP-SP à abstração contrasta com o apoio de Pietro Maria Bardi a tendências mais figurativas na arte. Embora influenciado pela perspectiva da arte moderna, Bardi pensava o MASP como moderno quanto a seu programa e posicionamento, mas não se dedicava exclusivamente à arte moderna ou à abstração. Esse posicionamento também deve ter influenciado sua recepção de 102 obras amplamente figurativas da coleção de Osório Cesar pelo MASP em 1974 (voltarei a essa doação nas páginas seguintes). Em relação à arte dos pacientes psiquiátricos, Bardi parece estar em consonância com a pesquisa de Cesar, ao apoiar a produção criativa dos pacientes nas amplas categorias estético-estilísticas comparativas que Cesar identifica em *A expressão artística nos alienados: Contribuição para o estudo dos símbolos na arte*. São Paulo: Oficinas Gráficas do Hospital do Juquery, 1929. Não é certo, no entanto, onde as obras produzidas por pacientes psiquiátricos se enquadram na concepção de Bardi de história da arte. Seu livro de 1958, *Pequena história da arte*, inclui obras do artista autodidata José Antonio da Silva, mas nenhuma obra de paciente. Ver P. M. Bardi, *Pequena história da arte: Introdução ao estudo das artes plásticas*. São Paulo: Melhoramentos, 1958.

51. Ver o estudo sobre a demografia do Juquery do fim do século XIX à década de 1930: Maria Clementina Pereira Cunha, *O espelho do mundo: Juquery, a história de um asilo*. 1986. São Paulo: Paz e Terra, 1988, esp. p. 109-61.
52. Ver o artigo de Rosa Cristina Maria de Carvalho no qual ela reúne o escasso material relacionado a esses anos, 1949-1957, quando artistas profissionais auxiliaram na organização da seção de arte. Rosa Cristina Maria de Carvalho, "Arte e psiquiatria: Um diálogo com artistas plásticos no Hospital Psiquiátrico de Juquery". *ArtCultura*, v. 12, n. 21, p. 165-80, jul.-dez. 2010, esp. p. 172-79. Essas imagens estão entre as primeiras reportagens fotojornalísticas de Brill, que, embora amiga de Leontina, a respeito de sua visita ao Juquery, afirma: "Eu não sei quem me convidou mas aquela era minha fase de fazer fotorreportagens." Alice Brill, citada em *Arte e inconsciente: Três visões sobre o Juquery: Fotos de Alice Brill, desenhos de Lasar Segall e obras de pacientes internados*. São Paulo: Instituto Moreira Salles, 2001[?], p. 8. De acordo com Carvalho, as imagens deveriam ser publicadas em *Habitat*, o que seria plausível, uma vez que Pietro Maria e Lina Bo Bardi eram também os editores e o MASP já havia incluído obras dos pacientes de Cesar na *Primeira exposição de arte do Hospital do Juquery* em 1948.
53. Ver M. H. C. de T. Ferraz, *Arte e loucura*, p. 80.
54. Ver S. Wilson, "From the Asylum to the Museum", op. cit., p. 141.
55. Sobre a conexão de sua obra com a psiquiatria social, ver Osório Cesar "Aspectos da vida social entre os loucos". *Revista do Arquivo Municipal*, São Paulo, Departamento de Cultura, v. 105, n. 12, p. 7-24, 1946. Em 1957, Cesar já não insistia nas obras dos pacientes como uma produção espontânea, e recorreu a um teste de aptidão artística: "Há um teste para verificar a vocação artística do doente. Às vezes, ela é inata e não se desenvolveu na vida normal, por falta de condições materiais. Por intermédio do teste vamos encontrar, em alguns doentes, grandes artistas." Osório Cesar, "A arteterapia transforma loucos em exímios artistas plásticos". *Correio Paulistano*, São Paulo, 11 set. 1957, citado em M. H. C. de T. Ferraz, *Arte e loucura*, op. cit., p. 80.
56. Osório Cesar, "Na cidade dos esquecidos, o trabalho reconquista a memória". *A Gazeta*, 6 set. 1957, citado em M. H. C. de T. Ferraz, *Arte e loucura*, op. cit., p. 96. Ao longo dos anos 1950, ele organizou várias exposições em São Paulo e em outras regiões do Brasil, incluindo uma segunda no MASP em 1954 e outra no MAM-SP em 1955. Para a segunda exposição no MAM-SP, Cesar organizou-a com Clélia Rocha da Silva, que orientava a Seção de Artes Plásticas na época. A exposição incluía pinturas, impressões e cerâmicas feitas por pacientes. As obras de cerâmica foram incluídas porque um objetivo da exposição era a aquisição de um forno para cerâmica com fundos arrecadados com a venda das obras.
57. Além de Pedrosa e Campofiorito, outros críticos escreveram a respeito das obras dos pacientes, incluindo Rubem Navarra, Antonio Bento, Flavio de Aquino, Jorge de Lima, Quirino da Silva e Sérgio Milliet. Ver Glaucia Villas

Bôas, "A estética da conversão: O ateliê do Engenho de Dentro e a arte concreta carioca (1946-1951)". *Tempo social, revista de sociologia da USP*, v. 20, n. 2, p. 197-219, nov. 2008.

58. Mário Pedrosa, "Os artistas de Engenho de Dentro". *Correio da Manhã*, Rio de Janeiro, 18 dez. 1949, p. 22.

59. Quirino Campofiorito, "Arte e ciência". *O Jornal*, Rio de Janeiro, 11 dez. 1949.

60. A socióloga da arte Glaucia Villas Bôas aborda minuciosamente o ateliê e os debates críticos sobre as obras dos pacientes em seu artigo "A estética da conversão", op. cit.

61. Quirino Campofiorito, "Esquizofrenia e arte". *O Jornal*, Rio de Janeiro, 14 dez. 1949.

62. Ibid.

63. Essa percepção se deve ao trabalho de Hal Foster sobre o envolvimento dos modernistas europeus com a Coleção Prinzhorn. Ver H. Foster, *Prosthetic Gods*, op. cit., esp. p. 196.

64. O discurso da degeneração que influenciou a *Entartete Kunst* (Arte degenerada) também ecoa no Brasil. Por exemplo, a pintura de Lasar Segall foi tomada como alvo em ambos os contextos, alemão e brasileiro. A recepção de Segall atualmente é estudada pelos curadores Helouise Costa e Daniel Rincon, que organizaram a exposição *A arte degenerada de Lasar Segall: Perseguição à arte moderna em tempos de Guerra* no MAC-USP e no Museu Lasar Segall. Costa pesquisou extensivamente sobretudo, os protestos antifascistas no Brasil na década de 1940, incluindo a exposição *Arte condenada pelo Terceiro Reich*, organizada por Miécio Askanazy no Rio de Janeiro em 1945; ela aponta assim as pontes entre antifascismo e o apoio à arte moderna no Brasil. Ver o catálogo da exposição.

65. Flávio de Aquino, "Nove artistas de Engenho de Dentro". *Diário de Notícias*, Rio de Janeiro, 18 dez. 1949. Nesse texto, ele invoca os surrealistas e suas investigações a respeito do não racional, mas descreve as obras de Raphael e Emygdio como "uma arte perfeitamente lógica em todos os seus detalhes, tamto na sua aparência visível, como no conteúdo poético dos motivos". Sobre a educação artística, conclui: "Dizem que um elogio à pintura do louco constitui um incentivo ao instinto a um mau exemplo para os alunos das nossas escolas de pintura."

66. J. Vilanova Artigas, "A arte dos loucos". *Fundamentos*, São Paulo, v. 4, n. 20, p. 22-24, jul. 1951. Recorte de imprensa da Biblioteca Paulo Mendes Almeida e Centro de Estudos Luís Martins, MAM-SP.

67. Para um relato de como a crítica marxista se opôs à arte abstrata, por vezes identificando a "alienação" tanto da arte moderna quanto das obras dos pacientes psiquiátricos, e a respeito da crítica da Bienal de São Paulo naqueles anos, ver Aracy A. Amaral, "Realismo *versus* abstracionismo e o confronto com a Bienal", in: *Arte para quê? A preocupação social na arte brasileira 1930-1970*. 1984. São Paulo: Studio Nobel, 2003, esp. p. 242-43.

68. Cópia das etiquetas das obras de Albino Braz, Archives du Centre d'étude de l'expression, Centre Hospitalier Sainte-Anne. Quatro obras da doação ao MASP estão representadas no livro de Volmat, e posso confirmar que foram incluídas na exposição em Paris. Uma comparação entre o número de obras que cada paciente expôs em Paris e o número de obras do mesmo paciente no MASP sugere que o museu provavelmente possui a maioria dessas obras históricas, enquanto algumas, como as de Braz, podem ser encontradas hoje em Sainte-Anne. Por exemplo, Braz foi representado por 17 obras em Paris, e o MASP tem 12 desenhos seus. (Uma análise cuidadosa provavelmente resultará na atribuição de outras obras do MASP a Braz, devido a seu estilo e por sua reprodução nas publicações de Osório Cesar.) Seguindo Volmat, Cornas foi representado com 11 desenhos; o MASP tem 12 obras suas. Obras de Sebastião Faria e Pedro dos Reis também foram expostas como parte da coleção de Yahn em Paris, e Cesar, durante sua estada em Paris em 1952, mostrou obras de seus pacientes na Maison nationale de Charenton. Pesquisas mais aprofundadas podem determinar se outras obras doadas foram expostas nesse contexto.

69. Pietro Maria Bardi a Osório Cesar, 5 jun. 1974. Acervo da coleção do MASP.

70. O. Cesar, "L'art chez les aliénés dans l'hôpital de Juquery", op. cit., p. 725.

71. Michel Thévoz a Pietro Maria Bardi, 17 mar. 1988. Acervo MASP.

72. Uma lista completa dos *Art brut fascicles* está disponível em: http://www.artbrut.ch/en/21036/113/the-art-brut-fascicles-collection.

73. M. Thévoz a P. M. Bardi, 17 mar. 1988. Acervo MASP.

74. Ibid. Ênfase minha.

75. P. M. Bardi a M. Thévoz, 7 abr. 1988. Acervo MASP.

76. De acordo com uma carta do arquivo do MASP, Aracy Amaral encontrou Cesar em 1954 e foi com ele ao Juquery visitar o ateliê de pintura. A visita ocorreu em companhia também do artista chileno Tario Toral, com quem Amaral posteriormente se casou. Ela explica que as obras que doou em 2000 foram todas adquiridas na década de 1950. Algumas peças eram cerâmicas que haviam sido expostas no MAM-SP. Acredito que, se ela encontrou Cesar em 1954, é provável que se refira à exposição *Pinturas e cerâmica do Juquery*, de 1955, organizada por Cesar e Clélia Rocha, monitora da seção naqueles anos. Amaral aponta que foi a partir da exposição do MASP sobre a recepção de Freud no Brasil que ela decidiu que a instituição era a mais adequada para receber sua coleção. Aracy Amaral a Paulo Portella Filho, chefe de Arte e Educação, 16 nov. 2000. Acervo MASP.

77. Jean Dubuffet a Nise da Silveira, 24 mar. 1949. Arquivo pessoal Nise da Silveira, MII, Rio de Janeiro.

78. N. da Silveira a J. Dubuffet, cópia, 4 jun. 1949. Arquivo pessoal Nise da Silveira, MII, Rio de Janeiro. As fotografias que Silveira enviou a Dubuffet constam no arquivo "Brésil", Collection de l'art brut, Lausanne.

79. J. Dubuffet a N. da Silveira, 13 jun. 1949. Arquivo pessoal Nise da Silveira, MII, Rio de Janeiro. Ênfase minha em "elas não são profundamente originais".

No mesmo dia, Dubuffet repete muitas das mesmas observações numa carta a Paulo Emilio Sales Gomes, na qual também descreve as obras doadas por Osório Cesar como "puras de toda influência externa". J. Dubuffet a Paulo Emilio Sales Gomes, 13 jul. 1949. Arquivo "Brésil", Collection de l'art brut, Lausanne.

80. Benjamin Péret foi casado com a cantora brasileira Elsie Houston, irmã de Mary Houston Pedrosa. Em 1931, Péret e Mário Pedrosa, quando ambos viviam no Brasil, fundaram a Liga Comunista Internacionalista, o que resultou na expulsão de Péret do país, sob acusação de agitação política. Durante parte da Segunda Guerra Mundial, ele viveu no México, mas voltou para Paris após 1947. Nessa época, Dubuffet mantinha um contato direto com Péret, com quem discutia sobre *art brut*, mas o diálogo desses anos não se manteve. Péret coeditou com Breton o *Almanach surréaliste du demi-siècle* (1950), no qual argumentam a descoberta da arte manicomial pelo surrealismo sem mencionar as propostas contemporâneas de Dubuffet. Ver essa discussão em Baptiste Brun, "D'un mythe son négatif: Du poids de l'historiographie surréaliste dans les manières d'appréhender l'art brut de Jean Dubuffet aujourd'hui", in: *Mythologies et mythes individuels à partir de l'art brut*. Org. Anne Boissière, Christophe Boulanger e Savine Faupin. Lille: Presses Universitaires du Septentrion, 2014, p. 156-57.

81. Antonio Bento, "As artes: No 'Foyer de l'art brut'". *Diário Carioca*, 25 set. 1949. Recorte de imprensa no Arquivo pessoal Nise da Silveira, MII, Rio de Janeiro.

82. Baptiste Brun, *De l'homme du commun à l'art brut: "Mise au pire" du primitivisme dans l'œuvre de Jean Dubuffet: Jean Dubuffet et le paradigme primitiviste dans l'immédiat après-guerre (1944-1951)*. Tese de doutorado. École doctorale Milieux, cultures et sociétés du passé et du présent, Nanterre, 2013, p. 254; publicado por Les Presses du Réel como *Jean Dubuffet et la besogne de l'Art Burt – Critique du primitivisme*, em 2019.

83. Ver Jean Dubuffet, "Anticultural Positions" (palestra apresentada no Arts Club, Chicago, 1951), in: *Theories and Documents of Contemporary Art: A Sourcebook of Artists' Writings*. Org. Kristine Stiles e Peter Selz. Berkeley: University of California Press, 1996, p. 192-97; e J. Dubuffet, "In Honor of Savage Values" (1951). Trad. Kent Minturn. *RES: Anthropology and Aesthetics*, n. 46, p. 259-65, outono 2004. Ver também Kent Minturn, "Dubuffet, Lévi-Strauss, and the Idea of Art Brut". *RES: Anthropology and Aesthetics*, n. 46, p. 247-58, outono 2004.

84. Jean Dubuffet ao diretor do MAM-SP, 1º set. 1950. Arquivos Históricos Wanda Svevo, São Paulo. Nesses anos, Maria Martins ia frequentemente a Paris, inclusive para a exposição de suas esculturas na Galerie René Drouin (8 nov.-4 dez. 1948), a mesma galeria que incluiu o Foyer de l'art brut de Dubuffet.

85. Ibid.

86. Ana Gonçalves Magalhães detalha magistralmente a recepção da obra de Silva por Lourival Gomes Machado e Pietro Maria Bardi, que destacam seu uso das cores, e posteriormente por Theon Spanudis, que, refletindo sobre a segunda fase da obra do artista, destaca suas características geométricas, assimilando-a, assim, a tendências concretas na arte. Ver Ana Gonçalves Magalhães, *José Antonio da Silva em dois tempos*. Panfleto de exposição. São Paulo: MAC-USP, 2013.

87. Jean Dubuffet, citado em L. Peiry, *Art brut*, op. cit., p. 133.

88. M. Thévoz, *Art brut*, op. cit., p. 13.

89. Ver L. Peiry, *Art brut*, op. cit., p. 123.

90. Quase 20 anos depois, com Michel Thévoz na diretoria da Collection de l'art brut, desloca-se a abordagem à arte de pacientes brasileiros. Em 20 de julho de 1976, Thévoz escreve a Silveira alegando que o MII e a Collection de l'art brut partilhavam intenções similares: "Ambas são projetadas para reunir e estudar obras de arte que foram realizadas fora das próprias instituições artísticas (galerias, museus etc.), e que têm como autores pessoas que não se pretende integrar a essas instituições." Ao contrário das declarações anteriores de Dubuffet, ele argumenta que as obras que eles colecionam são mais "originais" que modismos contemporâneos da arte. Thévoz agradece a Silveira o trabalho e afirma que essas obras são de interesse de todos aqueles dedicados "às mais autênticas formas de criação artística". Ele exprime o desejo de ser mantido a par da atividade do museu. Numa carta sem data daquele mesmo ano, Silveira responde, incluindo *slides* de obras de vários pacientes esquizofrênicos internados no hospital e um artigo sobre o museu e suas obras. A resposta de Thévoz, em 15 de abril de 1977, inclui um conjunto de *slides* da Collection de l'art brut. Silveira então lhe responde, em 18 de junho, agradecendo os *slides* e seu comentário sobre as obras de seus pacientes. Ela também explica que esses *slides* foram projetados durante um encontro de um grupo de estudos. Correspondência do Arquivo pessoal Nise da Silveira, MII, Rio de Janeiro. Os *slides* mencionados na correspondência não constam nos papéis de Silveira.

91. As obras de Braz também chegaram a Nova York. No final de 1951, Dubuffet transferiu sua coleção para Alfonso Ossorio, artista e colecionador, no East Hampton, onde esta recebeu pouca atenção do meio cultural da cidade de Nova York. A coleção permaneceu na casa de Ossorio por dez anos, com uma exposição ao público na Cordier & Warren Gallery, em 1962, logo antes de retornar a Paris. Ver Valérie Rousseau, "Art Brut in America: The Incursion of Jean Dubuffet", in: *Art Brut in America: The Incursion of Jean Dubuffet*. New York: American Folk Art Museum, 2016, p. 9-35.

92. Na primeira página do prontuário lê-se: "Nome: ALBINO BRAZ. Idade: 54 anos. Côr: Branca. Nacionalidade: italiana. Estado civil: casado. Data de internação: 27 de junho de 1934. Falecido em 20 de 2 de 1950." Outros campos, como profissão e religião, foram deixados em branco. Arquivo médico, Hospital Psiquiátrico do Juquery. Informações sobre o arquivo médico de Braz já haviam sido publicadas, por exemplo, em R. Volmat, *L'art psychopathologique*, op. cit., p. 11-12.

93. Ver, por exemplo, os registros fotográficos em R. Volmat, *L'art psychopathologique*, chapas 3 e 4. Até onde sei, Silveira foi a primeira a mostrar os efeitos adversos da lobotomia na criatividade dos pacientes numa exposição de suas obras.
94. Nise de Silveira, in: *9 artistas de Engenho de Dentro do Rio de Janeiro*, n.p.
95. Ibid.

Capítulo 3: *A Gestalt* fisionômica

1. Wolfgang Köhler, *Gestalt Psychology: An Introduction to New Concepts in Modern Psychology*. 1929. New York: New American Library, 1947.
2. Os dois estudos, "Da natureza afetiva da forma na obra de arte" e "Forma e personalidade", foram publicados em Mário Pedrosa, *Arte, forma e personalidade: 3 estudos*. São Paulo: Kairós, 1979. Todas as citações dessas duas obras são dessa edição.
3. M. Pedrosa, "Da natureza afetiva da forma na obra de arte", op. cit., p. 64-65.
4. M. Pedrosa, "Forma e personalidade", op. cit., p. 97.
5. Ver os quatro volumes dos escritos reunidos em: *Política das Artes. Textos escolhidos/Mário Pedrosa*. Org. Otília Beatriz Fiori Arantes. São Paulo: Edusp, 1995). Para uma biografia crítica, ver: Otília Beatriz Fiori Arantes, *Mário Pedrosa: Itinerário crítico*. São Paulo: Página Aberta, 1991. Ao longo do processo de escrita deste livro, foi finalmente publicada uma tradução para a língua inglesa de escritos de Pedrosa. Ver: *Mário Pedrosa Primary Documents*. Org. Glória Ferreira e Paulo Herkenhoff. Trad. Stephen Berg. New York: MoMA, 2015.
6. Ver O. B. F. Arantes, *Mário Pedrosa: Itinerário crítico*, op. cit., p. 88. A frase consta em sua palestra "Brasília, a cidade nova", na conferência da Association internationale des critiques d'art em 1959, publicada depois no *Jornal do Brasil*, 19 set. 1959 (ver p. 160n8).
7. Max Bill, "Art" (1936-1949), in: *Theories and Documents of Contemporary Art: A Sourcebook of Artists' Writings*. Org. Kristine Stiles e Peter Selz. Berkeley: University of California Press, 1996, p. 74.
8. Essa narrativa foi novamente invocada no comunicado de imprensa da exposição *Sensitive Geometries: Brazil 1950s-1980s* (12 set.-26 out. 2013), na galeria Hauser and Wirth, em Nova York. Sobre a influência de Bill, ver: *Constructive Spirit: Abstract Art in South and North America, 1920s-50s*. San Francisco: Pomegranate, 2010. Sobre Bill e os intercâmbios artísticos entre Brasil e Argentina, ver: María Amalia García, *El arte abstracto: Intercambios culturales entre Argentina y Brasil*. Buenos Aires: Siglo Veintiuno, 2011. Ver também o estudo de Mónica Amor sobre as teorias de Bill e sua presença no contexto brasileiro em: *Theories of the Nonobject: Argentina, Brazil, Venezuela, 1944-1969*. Oakland: University of California Press, 2016, esp. p. 67-80.

9. Sob a curadoria de Luis Pérez-Oramas, o pavilhão brasileiro da Bienal de Veneza de 2013 incluía obras de Hélio Fervenza, Odires Mlászho, Lygia Clark, Max Bill e Bruno Munari.
10. As obras de Max Bill também foram tema de uma exposição no MASP, em 1951.
11. Esses grupos vanguardistas se formaram em São Paulo e no Rio de Janeiro em 1952 e 1954, respectivamente. As diferenças entre os dois grupos seriam destacadas na *Primeira exposição nacional de arte concreta* em São Paulo, em 1956, e no Rio, em 1957. Ver, por exemplo, as diferenças de posicionamento entre "O objeto" de Waldemar Cordeiro e a "Teoria do não-objeto" de Ferreira Gullar, reproduzidas em *Abstracionismo geométrico e informal*. Org. Fernando Cocchiarale e Anna Bella Geiger. Rio de Janeiro: Funarte, 1987, p. 223, 237-40. Para uma discussão sobre o texto de Gullar, ver: Sérgio B. Martins, *Constructing an Avant-Garde: Art in Brazil, 1949-1979*. Cambridge, MA: MIT Press, 2013, p. 17-46. Ver também os relatos detalhados de Michael Asbury, "Neoconcretism and Minimalism: On Ferreira Gullar's Theory of the Non-Object", in: *Cosmopolitan Modernisms*. London: Institute of International Visual Arts; Cambridge, MA: MIT Press, 2005, p. 168-89, e Alexander Alberro, *Abstraction in Reverse: The Reconfigured Spectator in Mid-Twentieth-Century Latin American Art*. Chicago: University of Chicago Press, 2017, p. 173-224.
12. Ver Lorenzo Mammì, *Concreta '56: A raiz da forma*. São Paulo: MAM-SP, 2006, p. 23-51, esp. p. 41-43, sobre a discussão a respeito da cor.
13. A pedido meu, Vera Pedrosa identificou essa pintura numa troca de e-mails com Jay Levenson: "A pintura é de Emygdio de Barros, um dos talentosos artistas da instituição do Engenho de Dentro. O título é *Tarde de temporal*. Essa pintura posteriormente desapareceu do apartamento de meus pais em Ipanema, quando estava sob os cuidados de um parente durante os anos em que meu pai passou exilado, de 1970 a 1977. Seu destino e seu paradeiro atual são desconhecidos de minha família". E-mail de Vera Pedrosa a Jay Levenson, 17 abr. 2015. O e-mail original estava em inglês.
14. Embora publicada apenas em 1979 – o mesmo ano em que ele permitiu que fosse republicado "Forma e personalidade" –, a tese de Pedrosa parece ter circulado na época em que foi escrita. Gullar lembra de tê-la lido antes mesmo de se mudar para o Rio de Janeiro. Ver "A trégua – Entrevista com Ferreira Gullar", in: *Cadernos da literatura brasileira – Ferreira Gullar*. São Paulo: IMS, 1998, p. 38. Almir Mavignier também se lembra de encontrar Pedrosa em sua casa, onde o crítico lia e discutia partes de sua tese. Ver Almir Mavignier em *Formas do afeto: Um filme sobre Mário Pedrosa*. Dir. Nina Galanternik. Rio de Janeiro: Gala Filmes, 2010 (HDV).
15. A socióloga da arte Glaucia Villas Bôas oferece um relato detalhado do ateliê e dos debates críticos sobre as obras de pacientes psiquiátricos no artigo "A estética da conversão: O ateliê do Engenho de Dentro e a arte concreta carioca (1946-1951)". *Tempo Social, revista de sociologia da USP*, v. 20, n. 2,

p. 197-219, nov. 2008. Nos escritos de história da arte e curadoria no Brasil, a importância de Silveira no contexto da abstração geométrica no Rio de Janeiro é muitas vezes citada, mas não analisada profundamente. Em um artigo de 1999 sobre Clark, Paulo Herkenhoff escreve: "O próprio ambiente de Lygia Clark era impregnado desta proximidade entre arte, razão e loucura. A arte geométrica no Rio de Janeiro tem uma raiz remota no Setor de Terapia Ocupacional do Centro Psiquiátrico Pedro II (dito hospital do Engenho de Dentro), dirigido por Nise da Silveira." Ver seu "A aventura planar de Lygia Clark – de caracóis, escadas e Caminhando", in: *Lygia Clark*. São Paulo: MAM-SP, 1999, p. 49. Mais recentemente, Luiz Camillo Osorio interpreta as exposições de Alexander Calder no Rio de Janeiro e o ateliê de pintura de Silveira como duas origens para o entendimento da especificidade da abstração no Rio. Ver seu ensaio "The Desire of Form and the Forms of Desire: Neoconcretism as a Unique Contribution of Brazilian Art", in: *Das Verlangen nach Form – O Desejo da Forma: Neoconcretismo und zeitgenössische Kunst aus Brasilien*. Berlin: Akademie der Künste, 2010, p. 226-34.

16. Nise da Silveira, citada em Luiz Carlos Mello, *Nise da Silveira: Caminhos de uma psiquiatra rebelde*. Rio de Janeiro: Automatica, 2014, p. 92. Ver também Ferreira Gullar, *Nise da Silveira: Uma psiquiatra rebelde*. Rio de Janeiro: Prefeitura da Cidade do Rio de Janeiro; Relume Dumara, 1996); e o catálogo *Nise da Silveira: Caminhos de uma psiquiatra rebelde*. Curitiba: Museu Oscar Niemeyer, 2009.

17. Nise da Silveira, citada em L. C. Mello, *Nise da Silveira*, op. cit., p. 93.

18. Entre os estudos sobre o ateliê de pintura do Engenho de Dentro na área da psicologia ou da terapia ocupacional estão: Gustavo Henrique Dionisio, *O antídoto do mal: Crítica de arte e loucura na modernidade brasileira*. Rio de Janeiro: Ed. Fiocruz, 2012; *Marcas e memórias: Almir Mavignier e o ateliê de pintura de Engenho de Dentro*. Org. Lucia Riley e José Otávio Pompeu e Silva. Campinas: Komedi, 2012; José Otávio Pompeu e Silva, *A psiquiatra e o artista: Nise da Silveira e Almir Mavignier encontram as imagens do inconsciente*. Dissertação de mestrado. Unicamp, Campinas, SP, 2006; e Walter Melo, *Nise da Silveira*. Rio de Janeiro: Imago; Brasília: Conselho Federal de Psicologia, 2001, v. 4. (Pioneiros da Psicologia Brasileira).

19. Aleca le Blanc faz referência à dívida de Serpa com o ateliê de pintura e a atividades expressivas experimentais ali praticadas no ensaio sobre seu programa pedagógico em *Ivan Serpa: Pioneering Abstraction in Brazil*. New York: Dickinson Roundell, 2012.

20. Abraham Palatnik (2003), citado em José Otávio Pompeu e Silva, "Almir Mavignier and the Painting Studio at Engenho de Dentro", in: *Marcas e memórias: Almir Mavignier e o ateliê de pintura de Engenho de Dentro*, op. cit., p. 273.

21. Sobre a recepção de Palatnik às obras dos pacientes, ver Luiz Camillo Osorio (org.), *Abraham Palatnik*. São Paulo: Cosac Naify, 2004, p. 52. Sobre o contato de Geraldo de Barros com o ateliê de pintura do Engenho de Dentro, ver

Heloisa Espada, "*Fotoformas*: Luz e artifício", in: *Geraldo de Barros e a fotografia*. Catálogo de exposição. São Paulo: IMS; Ed. Sesc-SP, 2014, p. 25-27.

22. Ver, por exemplo, Mário Pedrosa, "Pintores de arte virgem". *Correio da Manhã*, 19 mar. 1950. Recorte de imprensa do Fundo Mário Pedrosa, Centro de Documentação e Memória da Unesp, São Paulo, Brasil.

23. M. Pedrosa, "Forma e personalidade", op. cit., p. 86.

24. Os pacientes de Silveira foram incluídos na *Exposition internationale d'art psychopathologique*, organizada paralelamente ao 1er Congrès mondial de psychiatrie, no Centre Psychiatrique Sainte-Anne em Paris em 1950 (ver capítulo 2). Em seguida, em colaboração com Mavignier, Silveira organizou a exposição *A esquizofrenia em imagens*, aberta por Carl Jung no contexto do 2e Congrès mondial de psychiatrie, em Zurique. Ver o relato de Nise da Silveira em *Museu de Imagens do Inconsciente*. Rio de Janeiro: Fundação Nacional de Arte, 1980, esp. p. 16-19. Visando a preservação e o estudo científico das obras dos pacientes, Silveira fundou o MII em maio de 1952. Pedrosa inicialmente opôs-se a sua fundação, na esperança de que a produção criativa dos pacientes fosse incluída na coleção do MAM-RJ. Hoje o MII continua em atividade, sob a direção cuidadosa de Luiz Carlos Mello.

25. M. Pedrosa, "Forma e personalidade", op. cit., p. 87.

26. M. Pedrosa, "Da natureza afetiva da forma na obra de arte", op. cit., p. 12.

27. Ver a introdução de O. B. F. Arantes em *Arte, forma e personalidade: 3 estudos*, op. cit., p. 2.

28. "Natureza afetiva da forma nas artes plásticas: A tese defendida ontem, na Faculdade Nacional de Arquitetura, pelo candidato Mário Pedrosa", 13 jan. 1951. Recorte de imprensa do arquivo de Mário Pedrosa, Acervo da Fundação Biblioteca Nacional, Brasil.

29. M. Pedrosa, "Da natureza afetiva da forma na obra de arte", op. cit., p. 22.

30. Ibid., p. 58.

31. Aproveito este momento para fazer uma correção: em meu ensaio presente na antologia do MoMA de escritos de Pedrosa, sugiro erroneamente que ele se baseia em Koffka em "Forma e personalidade" (1951), quando, na verdade, o pensamento de Koffka é abordado em sua tese de 1949. Ver Kaira Cabañas, "A Strategic Universalist", in: *Mário Pedrosa: Primary Documents*, op. cit., p. 33n10.

32. Ver Kurt Koffka, "Problems in the Psychology of Art", in: *Art: A Bryn Mawr Symposium*. Bryn Mawr, PA: Bryn Mawr College, 1940, p. 186.

33. Ver ibid., p. 208.

34. M. Pedrosa, "Da natureza afetiva da forma na obra de arte", op. cit., p. 61.

35. K. Koffka, "Problems in the Psychology of Art", op. cit., p. 222, 229, 234.

36. Ibid., p. 246, 249, 261, 271 e 261. Mário Pedrosa afirma, de maneira similar, que a percepção da boa forma expõe a "tendência à correção das irregularidades". M. Pedrosa, "Da natureza afetiva da forma na obra de arte", op. cit., p. 20.

37. K. Koffka, "Problems in the Psychology of Art", op. cit., p. 250.

38. Maurice Merleau-Ponty, *Phenomenology of Perception.* 1945. Trad. Colin Smith. London: Routledge, 2005, p. 59 [ed. bras.: *Fenomenologia da percepção.* Trad. Carlos Alberto Ribeiro de Moura. 2. ed. São Paulo: Martins Fontes, 1999, p. 621].

39. Mário Pedrosa abre o texto de "Forma e personalidade" (1951) referindo-se a uma fala de Roger Fry sobre psicanálise e arte e comentando as questões do crítico inglês sobre a resposta estética. Pedrosa cita a atenção do crítico a relações formais com o objetivo de fundamentar seu argumento de que, na psicologia da arte, o elemento mais importante é a "apreciação da obra de arte, as suas qualidades plásticas e formais. Só depois de pesadas essas qualidades, definidas e classificadas, cabe a vez aos psicólogos de entrar na investigação dos problemas levantados, entre outros, por Roger Fry. Nem tudo o que os analistas, inclusive Freud, têm escrito sobre arte é pertinente ao autêntico fenômeno artístico". M. Pedrosa, "Forma e personalidade", op. cit., p. 84.

40. Ibid., p. 96.

41. Ver Ulrich Mueller, "The Context of the Formation of Heinz Werner's Ideas", in: *Heinz Werner and Developmental Science.* Org. Jaan Valsiner. New York: Kluwer Academic/Plenum Publishers, 2005, p. 25-53, esp. p. 45-50.

42. Ver discussão em ibid.

43. Heinz Werner, *Comparative Psychology of Mental Development.* 1926. New York: International Universities Press, 1980, p. 69.

44. Ibid. Ênfase no original.

45. Ver John M. MacGregor, *The Discovery of the Art of the Insane.* Princeton, NJ: Princeton University Press, 1989, esp. p. 252-61. Esse livro oferece um excelente panorama da emergência da "arte dos loucos" como objeto de estudo.

46. Para uma discussão sobre a emergência de análises fisionômicas dos sinais da loucura, ver Alexa Wright, *Monstrosity: The Human Monster in Visual Culture.* London: I. B. Tauris, 2013, esp. p. 71-78; e Sharrona Pearl, *About Faces: Physiognomy in Nineteenth-Century Britain.* Cambridge, MA: Harvard University Press, 2010.

47. H. Werner, *Comparative Psychology of Mental Development*, op. cit., p. 77.

48. Ibid., esp. p. 71-73.

49. Ibid., p. 81.

50. Ibid., p. 414-15.

51. Werner citado em U. Mueller, "The Context of the Formation of Heinz Werner's Ideas", op. cit., p. 47.

52. O estudo de Wolfgang Köhler *Gestalt Psychology* ignora amplamente o uso da cor. Para Köhler, quando a cor é introduzida, é à revelia. Referindo-se ao daltonismo para corroborar sua teoria sobre a predominância de padrões sensoriais na organização de um campo fenomenal, ele explica: "Pessoas com daltonismo são, em geral, capazes de lidar com seu ambiente, embora sua experiência visual tenha menos matizes que a de outras pessoas." W. Köhler,

Gestalt Psychology, op. cit., p. 163. Considerando o status secundário da cor na teoria da *Gestalt*, um estudioso da história da cor responde: "Entre as principais escolas de pensamento psicológico que deixam a cor de lado está a teoria da *Gestalt*." Charles A. Riley II, "Color in Psychology", in: *Color Codes: Modern Theories of Color in Philosophy, Painting and Architecture, Literature, Music, and Psychology*. Hanover, CT: University Press of New England, 1995, p. 299.

53. M. Pedrosa, "Os artistas de Engenho de Dentro – Emídio". *Correio da Manhã*, Rio de Janeiro, 10 jan. 1950, reproduzido em *Raphael e Emygdio: Dois modernos no Engenho de Dentro*, op. cit., p. 183.

54. Wassily Kandinsky, *On the Spiritual in Art*. 1911. New York: Solomon R. Guggenheim Foundation, 1946, p. 64.

55. Ronaldo Brito, *Neoconcretismo: Vértice e ruptura do projeto construtivo brasileiro*. 1985. 2. ed. São Paulo: Cosac Naify, 1999, p. 41.

56. Reproduzido em *Abstracionismo geométrico e informal*, op. cit., p. 219.

57. Ulrich Mueller explica: "Com o conceito de percepção fisionômica, Werner chega a um modo primordial de estar no mundo. A ideia de Werner de que a apreensão inicial e fundamental do mundo não é lógico-racional, mas expressiva, influenciou tanto a filosofia das formas simbólicas de Cassirer (1957) quanto a fenomenologia da percepção de Merleau-Ponty (1962). Como aponta Werner (1932), uma séria deficiência da psicologia é o fato de que ela essencialmente dedicou-se ao estudo do pensamento lógico-analítico e de formas de cognição em que objetos são inequívocos e precisamente determinados." Ver U. Mueller, "Context of the Formation of Heinz Werner's Ideas", op. cit., p. 49.

58. M. Merleau-Ponty, *Phenomenology of Perception*, op. cit., p. 70 [p. 95]. Ênfase minha.

59. Caroline Jones, *Eyesight Alone: Clement Greenberg's Modernism and the Bureaucratization of the Senses*. Chicago: University of Chicago Press, 2008, p. 55-56.

60. Clement Greenberg, "Alexander Calder". *The Nation*, 23 out. 1943, p. 480.

61. Ver M. Pedrosa, "Alexander Calder, escultor de cata-ventos" (dez. 1944), republicado em M. Pedrosa, *Modernidade cá e lá: Textos escolhidos*. Org. Otília Beatriz Fiori Arantes. São Paulo: Edusp, 1995-1998, v. 4, p. 62.

62. Sobre a relação de Alexander Calder com o Brasil e suas exposições, ver Roberta Saraiva (org.), *Calder no Brasil: Crônica de uma amizade*. São Paulo: Cosac Naify; Pinacoteca do Estado, 2006. A influência de Calder no Brasil foi tema da exposição *Calder e a Arte Brasileira*, com curadoria de Luiz Camillo Osorio, no Itaú Cultural (São Paulo, 1º set.-23 out. 2016).

63. Circular datilografada, "The Arts in Therapy: For Disabled Soldiers and Sailors". MoMA Exhs., 216.2, MoMA Archives, New York.

64. Ibid.

65. A circular datilografada também incluía uma lista de objetos frequentemente feitos pelos pacientes, de trabalhos de madeira a peças de argila. Ibid.

66. Comunicado de imprensa, "Museum of Modern Art Opens Exhibition of Arts in Therapy for Disabled Soldiers and Sailors". MoMA Exhs., 216.1. MoMA Archives, New York.
67. Louise Nevelson foi premiada por seu assento de madeira, em formato de cavalo, para crianças. Outros artistas conhecidos entraram na competição mas não foram escolhidos para a exposição final, como László Moholy-Nagy e Anni Albers. Ver a correspondência em MoMA Exhs., 216.2. MoMA Archives, New York.
68. James Thrall Soby a Alexander Calder, 30 jan. 1943. MoMA Exhs., 216.2. MoMA Archives, New York.
69. Os arquivos revelam correspondências entre Soby e membros da comunidade terapêutica na qual ele repetidamente organiza uma exposição de terapia ocupacional e abandona esse projeto em favor de uma exposição organizada a partir de uma perspectiva psiquiátrica. No fim, a exposição de duas seções – terapia ocupacional e terapia criativa – parece ter sido um acordo para abordar divergentes usos terapêuticos da arte. É interessante notar que o arquivo também inclui correspondências com Ladislas Szecsi, que havia emprestado obras de sua coleção psicopatológica quase 20 anos antes para a exposição *Fantastic Art, Dada, Surrealism* (ver cap. 1). Szecsi critica o fato de a competição se restringir a atividades de artesanato e comenta que "falta pintura em sua lista de materiais". Ele também responde à linguagem específica da circular ao relatar sua própria experiência com pacientes: "Não só ela (a pintura) podia ser facilmente feita na cama, assim como num estado convalescente de neurose, mas, ao mesmo tempo, artes de criação (pintura, desenho, escultura) davam aos pacientes o meio mais completo de expressar os complexos reprimidos que eram justamente a causa da neurose." Ladislas Szecsi ao Armed Services Program do MoMA, 6 out. 1942. MoMA Exhs., 216.3. MoMA Archives, New York.
70. Sobre a base terapêutica do processo em sua interseção com a estética modernista e os discursos institucionais nos Estados Unidos, ver Suzanne Hudson, *Better for the Making: Art, Therapy, Process* (no prelo).
71. Ferreira Gullar, "Manifesto neoconcreto". *Jornal do Brasil*, Suplemento de domingo, 21-22 mar. 1959. Ênfase minha.
72. Ver M. Pedrosa, "Paulistas e cariocas" (1957), republicado em *Acadêmicos e modernos: Textos escolhidos III/Mário Pedrosa*. Org. Otília Beatriz Fiori Arantes. São Paulo: Edusp, 1998, p. 253-56.
73. Lygia Clark, "Lygia Clark e o espaço concreto expressional". *Jornal do Brasil*, Suplemento de domingo, 7 fev. 1959, p. 2. Dois anos antes, numa entrevista, Lygia Pape cita explicitamente as obras dos pacientes: "Sim, aceito como arte o trabalho de alienados, crianças e primitivos. Seu valor é diverso do da arte dita normal. Naqueles trabalhos a emoção não foi educada." Lygia Pape, "Debate sobre a gravura: Afirma Lygia Pape". *Jornal do Brasil*, Suplemento de domingo, 15 dez. 1957. Meus agradecimentos a Sérgio B. Martins, por ter me indicado essa referência.

74. Como argumenta Sérgio B. Martins, a rejeição da *Gestalt* por Ferreira Gullar não era total. Martins analisa como Gullar atualizou o interesse de Pedrosa pela teoria da *Gestalt* através de sua compartilhada "defesa da autonomia da experiência artística contra a determinação heterônoma". Ver S. B. Martins, *Constructing an Avant-Garde*, op. cit., p. 35.

75. Ver R. Brito, *Neoconcretismo*, op. cit. A linguagem da ruptura também é apresentada na literatura crítica recente. Por exemplo, apesar de atenta às diferenças entre os contextos da arte concreta em São Paulo e no Rio de Janeiro, Mónica Amor descreve a emergência do neoconcretismo como "a ruptura neoconcreta de 1959". Ver M. Amor, *Theories of the Nonobject*, op. cit., p. 65. Pedro Erber também se debruça sobre o que chama de "ruptura radical – incorporada na cisão literal e simbólica da moldura da tela", em seu estudo comparativo de Gutai e o neoconcretismo. Pedro Erber, *Breaching the Frame: The Rise of Contemporary Art in Brazil and Japan*. Oakland: University of California Press, 2015, p. 19.

76. Ver a discussão na introdução a este estudo.

77. Heinz Werner, citado em William H. Rosar, "Film Music and Heinz Werner's Theory of Physiognomic Perception". *Psychomusicology*, primavera-outono 1994, p. 157.

78. M. Pedrosa, "Forma e personalidade", op. cit., p. 64.

79. Ibid., p. 74.

80. Ibid., p. 107.

81. Ibid., p. 106. Ênfase minha. Aprofundo a análise da recepção de Pedrosa ao trabalho de Prinzhorn em "Una voluntad de configuracíon: El arte virgem", in: *Mário Pedrosa: De la naturaleza afectiva de la forma*. Madrid: Museo Nacional Centro de Arte Reina Sofía, 2017, p. 64-79.

82. Enquanto escrevia, Pedrosa recorreu à psicologia da arte e sua ênfase na forma em parte para argumentar contra interpretações psicanalíticas de obras de arte, assim como abordagens psicopatológicas a obras de pacientes, como posteriormente consolidado em R. Volmat, *L'art psychopathologique*. Paris: Presses Universitaires de France, 1956.

83. Gustavo Henrique Dionisio também comenta essa notável seção protofoucaultiana em *O antídoto do mal: Crítica de arte e loucura na modernidade brasileira*. Rio de Janeiro: Ed. Fiocruz, 2012, p. 99.

84. M. Pedrosa, "Forma e personalidade", op. cit., p. 103.

85. Ibid., p. 104.

86. Ibid., p. 106.

87. Ibid.

88. O. B. F. Arantes, *Mário Pedrosa*, op. cit., p. 54.

89. G. H. Dionisio, *O antídoto do mal*, op. cit., p. 14.

90. A psicanalista Tania Rivera oferece uma diferente leitura da ética de Pedrosa por meio do enquadramento interpretativo de Jacques Lacan. Ver T. Rivera, "Ethics, Psychoanalysis and Post-Modern Art in Brazil: Mário Pedrosa, Hélio Oiticica and Lygia Clark". *Third Text*, v. 114, p. 53-63, jan. 2012. Minha leitura da recepção de Pedrosa às obras dos pacientes, assim como seu posicionamento protofoucaultiano, desafia o argumento de Caroline Jones de que "essa forma de abstração [a arte concreta, por exemplo] representava uma liberação (da figuração) da diferença de corpos de fato, ao mesmo tempo que entrava na *categoria não marcada do normativo*". Ver Caroline Jones, "Anthropophagy in São Paulo's Cold War". *ARTMargins*, v. 2, n. 1, 2013, p. 35. Ênfase minha. Ver também a crítica incisiva de Sérgio B. Martins ao artigo de Jones em "Letter to the Editor". *ARTMargins*, 20 fev. 2014. Disponível em: http://www.artmargins.com/index.php/archive/731-letter-to-the-editor.

91. Lygia Clark, "1965: About the Act". *October*, v. 69, verão 1994, p. 104. Ênfase minha.

92. Suely Rolnik, "Molding a Contemporary Soul: The Empty-Full of Lygia Clark", in: *The Experimental Exercise of Freedom: Lygia Clark, Gego, Mathias Goeritz, Hélio Oiticica and Mira Schendel*. Los Angeles: Museum of Contemporary Art, 1999, p. 59-108; Suely Rolnik, "Politics of Flexible Subjectivity: The Event Work of Lygia Clark", in: *Antinomies of Art and Culture: Modernity, Postmodernity, Contemporaneity*. Org. Terry Smith, Okwui Enwezor e Nancy Condee. Durham, NC: Duke University Press, 2008, p. 97-112; Susan Best, *Visualizing Feeling: Affect and the Feminine Avant-Garde*. London: I. B. Tauris, 2011, p. 47-66. Ver também o catálogo da exposição *Lygia Clark: De l'œuvre à l'événement*. Nantes: Musée des beaux-arts de Nantes, 2005.

93. A exposição *Lygia Clark: The Abandonment of Art, 1948-1988* foi apresentada no MoMA-New York de 10 de maio a 24 de agosto de 2014. Para uma leitura da exposição em relação ao seu título, ver Aleca le Blanc, "*Lygia Clark: The Abandonment of Art, 1948-1988*". *caa.reviews*, 23 nov. 2016. Disponível em: http://www.caareviews.org/reviews/2335#.WUVoMmU2Vdk.

Capítulo 4: A contemporaneidade de Bispo

1. Ver, por exemplo, Frederico Morais, *Arthur Bispo do Rosario: arte além da loucura*. Org. Flavia Corpas. Rio de Janeiro: NAU: Livre Galeria, 2013, p. 23-4.

2. São escassos os registros da fala de Bispo, por isso escrevi que a frase "não sou artista" lhe foi "atribuída". Em algumas passagens deste capítulo, apontarei com termos como *supostamente* os momentos de dúvida quanto à fala de Bispo e suas atividades. A fala dele foi relatada por outras pessoas, mas, aqui, eu o cito com base em uma documentação existente, ou seja, em uma de quatro fontes principais: os textos bordados em suas obras; o filme *O prisioneiro da passagem: Arthur Bispo do Rosario* (1982), de Hugo Denizart; a entrevista com Bispo do Rosario por Conceição Robaina, 11 mar. 1988; e o vídeo *O Bispo* (1985), de Fernando Gabeira.

3. Para os objetivos deste capítulo, empregamos *arte contemporânea* para designar a rede institucionalizada – de exposições globais a revistas de arte –

na qual a arte de hoje é exposta e discutida. Para Terry Smith, a resposta do mundo da arte à pergunta "o que é arte contemporânea?" seria algo como: "Ela é o que dizemos que ela é; ela é o que fazemos; é a arte que mostramos, que compramos e vendemos, que promovemos e interpretamos." Smith argumenta contra uma tautologia autossuficiente em favor de um entendimento da arte contemporânea como um "alerta crítico artístico feito à história da arte dentro da história, que responde aos poderes modeladores das forças históricas". Sua reflexão foca em artistas contemporâneos cujas práticas investigam significados mais profundos do que significa ser contemporâneo em suas obras. Ver *What Is Contemporary Art?* Chicago: University of Chicago Press, 2009, p. 243-44. A questão específica quanto à arte de pacientes psiquiátricos não é abordada pelo estudo de Smith.

4. Luciana Hidalgo escreveu a biografia mais conhecida de Bispo. Ver Luciana Hidalgo, *Arthur Bispo do Rosario: O senhor do labirinto*. Rio de Janeiro: Rocco, 1996.

5. F. Morais, *Arthur Bispo do Rosario*, op. cit., p. 33-36.

6. Humberto Leone, citado em F. Morais, *Arthur Bispo do Rosario*, op. cit., p. 41.

7. Hugo Denizart, *O prisioneiro da passagem: Arthur Bispo do Rosario*. Brasil: Centro Nacional de Produção Independente, 1982. Filme em cores (30 min). Meus agradecimentos a Flavia Corpas pela transcrição da entrevista.

8. Bispo do Rosario, citado em L. Hidalgo, *Arthur Bispo do Rosario*, op. cit., p. 13.

9. Bispo do Rosario, cópia de registro de internação original, arquivo do Instituto Municipal de Assistência à Saúde Juliano Moreira (doravante coleção do IMASJM). Graças à cuidadosa pesquisa de Flavia Corpas, o registro de internação original de Bispo foi encontrado. Ver seu prefácio em F. Morais, *Arthur Bispo do Rosario*, op. cit., p. 15. Esse registro é comumente referido como o Prontuário Praia Vermelha.

10. Lula Wanderley, conversa com a autora, 13 mar. 2016. Lula apontou esse fato em várias ocasiões.

11. Avany Bonfim, depoimento datilografado e assinado a Frederico Morais, out. 1989, reproduzido em F. Morais, *Arthur Bispo do Rosario*, op. cit., p. 48-50.

12. De 1954 a 1964, ele não esteve na CJM. Ver F. Morais, *Arthur Bispo do Rosario*, op. cit., p. 47.

13. Citado em F. Morais, *Arthur Bispo do Rosario*, op. cit., p. 58. Os registros citados foram posteriormente perdidos e hoje existem apenas em transcrições e gravações daqueles que inicialmente tiveram acesso ao prontuário de Bispo no final da década de 1980 e começo de 1990. O prontuário completo foi perdido durante os anos 1990.

14. A CJM foi inaugurada em 1924 e, de início, era destinada apenas a pacientes masculinos. Situada em uma antiga fazenda geograficamente maior que o bairro de Copacabana, ela foi pensada para ser um local de trabalho agrícola como forma de terapia, seguindo os moldes do Juquery. Juliano Moreira, seu fundador, acreditava que o tratamento de pacientes com o trabalho agrícola e pecuário, assim como pequenas oficinas, também sustentaria o hospital, que desenvolveu um extenso programa de praxiterapia. Trabalho e terapia ocupacional eram muitas vezes complementados com descanso e banhos. Em 1936, a CJM passou a admitir ambos os sexos. Nessa época, a terapia de eletrochoque e a psicocirurgia (lobotomia) eram reservadas a esquizofrênicos e psicopatas. Assim, nos anos 1940, a CJM se tornou um hospital colônia. De 1952 a 1968, 536 psicocirurgias foram realizadas. Durante essa época, os pacientes continuaram a trabalhar no campo e com pecuária, atividades industriais, arte, administração, limpeza, entre outros. Como deixa claro o "Histórico da Colônia Juliano Moreira", "O resultado dessas práticas terapêuticas não foi a cura dos doentes, o trabalho does pacientes serviu para manter os sectores do asilo em funcionamento". Ver o "Histórico da Colônia Juliano Moreira", n.d., coleção do IMASJM. Em 1996, a CJM foi renomeada como Instituto Municipal de Assistência à Saúde (IMAS) Juliano Moreira, embora continuasse a ser chamada comumente de Colônia Juliano Moreira.

15. Durante nosso encontro em 23 de março de 2016, Flavia Corpas e eu debatemos a imagem na capa do catálogo da exposição *Um canto dois sertões: Bispo do Rosario e os 90 anos da Colônia Juliano Moreira.* Org. Marcelo Campos. Rio de Janeiro: Museu Bispo do Rosario Arte Contemporânea, 2016; ver fig. 36. Essa imagem captura um Bispo muito jovem, jovem demais para ser dos anos 1960, como indicado na legenda do catálogo. Após nosso encontro, Flavia Corpas, com seu característico método de pesquisa detalhada e extensa, localizou o artigo com as imagens publicadas da série original de fotografias tiradas por Jean Manzon em 1943. Ver David Nasser, "Os loucos serão felizes?" *O Cruzeiro*, v. 16, n. 5, 27 nov. 1943, p. 31-38, 74. A fotografia de capa de *Um canto dois sertões* não foi incluída no ensaio ilustrado. Em sua pesquisa sobre Bispo, Corpas, que também é psicanalista, investiga a relação entre delírio e a confecção de objetos por meio da instalação de um nome como uma substituição, como *sinthome*, conceito desenvolvido por Jacques Lacan. Ver Flavia dos Santos Corpas, *Arthur Bispo do Rosario: do claustro infinito à instalação de um nome.* Tese de doutorado. PUC-RJ, Rio de Janeiro, 2014.

16. Conceição Robaina, entrevista com Bispo do Rosario, 11 mar. 1988. Arquivo do Museu Bispo do Rosario Arte Contemporânea. Meus agradecimentos a Bianca Bernardo, chefe do departamento de educação, pela ajuda na localização dessa entrevista.

17. Ibid.

18. Para completar sua obra, Bispo também contava com outros pacientes para trazer-lhe materiais. Quando conseguia algum dinheiro com pequenos trabalhos no manicômio, ele pedia às enfermeiras que comprassem os produtos de que necessitava. Alguns relatos também explicam que ele recebia presentes espontâneos de visitantes que vinham ver seus trabalhos.

19. Patrícia Burrowes, *O universo segundo Arthur Bispo do Rosario.* Rio de Janeiro: Ed. FGV, 1999, p. 44.

20. Sobre a produção artística sob o regime militar no Brasil e a influência de Frederico Morais nesses anos, ver Claudia Calirman, *Brazilian Art under Dictatorship: Antonio Manuel, Artur Barrio, and Cildo Meireles*. Durham, NC: Duke University Press, 2012; Elena Shtromberg, *Art Systems: Brazil and the 1970s*. Austin: University of Texas Press, 2016.
21. Marília Andrés Ribeiro, entrevista com Frederico Morais, *Revista da Universidade Federal de Minas Gerais*, v. 20, n. 1, p. 336-51, jan.-jun. 2013.
22. F. Morais, *Arthur Bispo do Rosario*, op. cit., p. 23.
23. L. Hidalgo, *Arthur Bispo do Rosario*, op. cit., p. 93.
24. *À margem da vida*. Catálogo de exposição. Rio de Janeiro: MAM-RJ, 1982, n.p.
25. H. Denizart, in: *À margem da vida*, op. cit., n.p. Morais colaborou com diferentes pessoas em cada seção: Victor Arruda e Marluce Brasil (crianças), Monica Machado de Almedia (idosos), Denira Costa Rosário (presos) e Maria Amélia Matei e Hugo Denizart (pacientes psiquiátricos).
26. Ver F. Morais, *Arthur Bispo do Rosario*, op. cit., p. 24.
27. Arthur Bispo do Rosario, citado em F. Morais, *Arthur Bispo do Rosario*, op. cit., p. 60.
28. L. Hidalgo, *Arthur Bispo do Rosario*, op. cit., p. 80.
29. F. Morais, *Arthur Bispo do Rosario*, op. cit., p. 26.
30. A exposição foi aberta no Parque Lage em 1989 e montada em 1990 no MAC-USP, no Museu de Arte do Rio Grande do Sul, em Porto Alegre, e no Centro de Criatividade de Curitiba. Documentos sugerem que, com as exposições, exceto a de Belo Horizonte, foram organizados eventos de mesa-redonda ou um simpósio sobre arte e loucura.
31. F. Morais, *Arthur Bispo do Rosario*, op. cit., p. 29.
32. Luiz Camillo Osorio, "Obras que mostram ao homem que ele foi feito para brilhar". *O Globo*, 30 jun. 1999.
33. Osorio escreve: "Quem sabe estes objetos não são mais importantes do que arte?" Luiz Camillo Osorio, "Formas de expressão que talvez sejam mais importantes que a arte". *O Globo*, 10 nov. 2000.
34. L. C. Osorio, "Obras que mostram ao homem que ele foi feito para brilhar", op. cit.
35. Ver o catálogo da exposição *Leonilson: São tantas as verdades*. Org. Lisette Lagnado. São Paulo: Dórea Books and Art, 1998, sobretudo p. 85.
36. Lisette Langado, "Arthur Bispo do Rosario e a instituição", in: *Por que Duchamp? Leituras duchampianas por artistas e críticos brasileiros*. São Paulo: Paço das Artes Itaú Cultural, 1999, p. 102.
37. Ferreira Gullar, "Arthur Bispo e a arte contemporânea". *Folha de S. Paulo*, 14 ago. 2011.
38. Nesse contexto, Gullar contesta o texto de parede da exposição, que não apenas afirmava o estatuto de Bispo como artista, mas também que ele recusava qualquer tratamento psiquiátrico ou terapia ocupacional. Gullar, no entanto,

argumenta erroneamente que essa terapia não existia na CJM, uma vez que, para ele, ela havia sido criada por Nise da Silveira e, portanto, ocorria apenas no Engenho de Dentro. Acredito que essa falta de conhecimento histórico se deva a uma falta de informação.

39. F. Gullar, "Arthur Bispo e a arte contemporânea", op. cit.

40. Ver Ferreira Gullar, "The Innumerable States of Being", in: *Specters of Artaud: Language and the Arts in the 1950s*. Org. Kaira M. Cabañas. Madrid: Museo Nacional Centro de Arte Reina Sofía, 2012, p. 187-90.

41. F. Morais, *Arthur Bispo do Rosario*, op. cit., p. 109 e 113.

42. Samuel Beckett, citado em Michel Foucault, "What Is an Author?" (1969), in: *Language, Counter-Memory, Practice: Selected Essays and Interviews*. Org. Donald F. Bouchard. Trad. Donald F. Bouchard e Sherry Simon. Ithaca, NY: Cornell University Press, 1977, p. 115.

43. F. Morais, *Arthur Bispo do Rosario*, op. cit., p. 109. Aqui Morais usa o termo *pós-moderno* mais no sentido apontado por Mário Pedrosa em 1966 do que no sentido surgido nos debates sobre arquitetura nos anos 1970, assim como em *A condição pós-moderna*, de Jean-François Lyotard (1979), que descreve a perda de metanarrativas. A versão de Pedrosa do pós-moderno, escrita baseada na obra de Hélio Oiticica, lida com a passagem das práticas artísticas para uma dimensão mais ambiental e com ideias como "não há uma obra que se aprecie em si mesma, como um quadro" e "o conjunto perceptivo sensorial domina". Ele também fala da abertura à participação do espectador. Publicado originalmente em "Arte ambiental, arte pós-moderna, Hélio Oiticica". *Correio da manhã*, 26 jun. 1966, republicado em *Acadêmicos e modernos: Textos escolhidos III/Mário Pedrosa*. Org. Otília Beatriz Fiori Arantes. São Paulo: Edusp, 1998, p. 355-6. Considerando que, nesse caso, Pedrosa não defende a autonomia da arte e, em vez disso, fala de obras que lidam com a participação do espectador, Morais finalmente não vai pelo mesmo caminho que o crítico, centrando-se na sua avaliação da arte pós-moderna, pelo menos em relação a Bispo, como da de muitos estilos diferentes.

44. F. Morais, *Arthur Bispo do Rosario*, op. cit., p. 109. Ênfase minha.

45. F. Morais, *Arthur Bispo do Rosario*, op. cit., p. 110. Ênfase minha.

46. Ver, por exemplo, Marta Dantas, *Arthur Bispo do Rosario: a poética do delírio*. São Paulo: Ed. Unesp, 2009; e Paulo Herkenhoff, "A vontade de arte e o material existente na terra dos homens", in: *Arthur Bispo do Rosario*. Rio de Janeiro: Réptil, 2012. As comparações desses autores serão abordadas nas páginas seguintes.

47. F. Morais, *Arthur Bispo do Rosario*, op. cit., p. 121.

48. Morais também cita os textos clássicos sobre *art brut* de Jean Dubuffet e Michel Thévoz: utilizando-os quando o que eles argumentam é, na verdade, contrário ao desejo de Morais de enquadrar Bispo como artista contemporâneo e assim inserir sua obra nas instituições de produção cultural "oficiais". Ver a discussão sobre Dubuffet e Thévoz no capítulo 2.

49. Ver o texto de Yve-Alain Bois sobre pseudomorfismo na história da arte, "On the Uses and Abuses of Look-alike". *October*, v. 154, p. 127-49, outono 2015. Meu primeiro contato com o texto de Bois foi durante uma palestra proferida pelo autor na Princeton University em 2005.

50. F. Morais, *Arthur Bispo do Rosario*, op. cit., p. 26.

51. Frederico Morais, *Arthur Bispo do Rosario: Registros de minha passagem pela terra*. Rio de Janeiro: Escola de Artes Visuais do Parque Lage, 1989.

52. Edemar Cid Ferreira, citado em P. Burrowes, *O universo segundo Arthur Bispo do Rosario*, op. cit., p. 53.

53. Nelson Aguilar, "Brazil", in: *La Biennale di Venezia: 46 Esposizione Internazionale d'Arte*. Org. Manlio Brusatin e Jean Clair. Venice: Edizioni La Biennale di Venezia; Marsilio, 1995, p. 94.

54. F. Morais, *Arthur Bispo do Rosario*, op. cit., p. 91.

55. De 1944 a 1948, Bispo foi internado intermitentemente no Centro Psiquiátrico Nacional de Engenho de Dentro. Embora não haja registro de que tenha participado na oficina de pintura de Silveira, ele pode ter visto uma das primeiras exposições de obras dos pacientes. De qualquer maneira, sabemos que Bispo começou a produzir objetos antes de ser internado pela primeira vez, em 1938.

56. *Primeira exposição de pintura e arte feminina aplicada*. Catálogo de exposição. Rio de Janeiro: Colônia Juliano Moreira, 1950, coleção do IMASJM.

57. De acordo com a página do Museu Bispo do Rosario Arte Contemporânea, "o primeiro registro de uma organização de natureza museal na Colônia remonta ao ano de 1952, quando é criado um departamento para abrigar a produção artística dos ateliês de arteterapia, então, existentes". "Sobre o mBrac", disponível em: https://museubispodorosario.com/museu/. Até onde sei, a primeira exposição de obras de pacientes ocorreu em 1950.

58. F. Morais, *Arthur Bispo do Rosario*, op. cit., p. 60.

59. Sobre o uso por Philippe Pinel de "estratagemas" como cura, ver Laure Murat, *O homem que se achava Napoleão. Por uma história política da loucura*. 2011. Trad. Paulo Neves. São Paulo: Três Estrelas, 2012, p. 94-97. Ver também a discussão de Foucault sobre o caso de Mason Cox (1804, 1806), no qual a prática psiquiátrica segue o delírio do paciente ao desenvolver um labirinto baseado no próprio delírio. Michel Foucault, *Psychiatric Power: Lectures at the College de France, 1973-1974*. 2003. New York: Palgrave Macmillan, 2006, p. 33-34.

60. M. Foucault, "What Is an Author?" op. cit., p. 124.

61. M. Foucault, "Lives of Infamous Men" (1979), in: M. Foucault, *Power*. 1994. Org. James D. Faubion. Trad. Robert Hurley. New York: New Press, 2000, v. 3, p. 157. (Essential Works of Foucault 1954-1984); e Giorgio Agamben, "The Author as Gesture", in: *Profanations*. New York: Zone Books, 2007, p. 65.

62. G. Agamben, "Author as Gesture", op. cit., p. 66.

63. Ver L. Murat, *O homem que se achava Napoleão*, op. cit., p. 10.

64. Bispo do Rosario, cópia do registro de internação original, coleção do IMASJM.

65. Citado em F. Morais, *Arthur Bispo do Rosario*, op. cit., p. 58.

66. M. Foucault, "Lives of Infamous Men", op. cit., p. 160.

67. Ibid., tradução empregada por Agamben.

68. M. Foucault, "Lives of Infamous Men", op. cit., p. 161. Foucault lida com a idade clássica e a disparidade na linguagem. Segundo ele, o tom quase grandiloquente das acusações em contraste com a ocorrência banal, é característico da era clássica, antes da esterilidade da linguagem da "observação e neutralidade" (p. 172).

69. P. Herkenhoff, "A vontade de arte e o material existente na terra dos homens", op. cit., p. 183n75. Herkenhoff também estabelece diversas pseudocomparações, quando, por exemplo, relaciona a cor azul dos objetos de Bispo ao Azul Klein, de Yves Klein, ou ao aproximar, por meio de uma forma simulada, a representação que o artista realiza de objetos do cotidiano às investigações semióticas de Joseph Kosuth. Além disso, ele ainda discute o trabalho de Bispo em paralelo à obra de outros artistas brasileiros, como Hélio Oiticica, Waltercio Caldas e Cildo Meireles (ver p. 157, 159 e 161).

70. F. Morais, *Arthur Bispo do Rosario*, op. cit., p. 99.

71. Cópia do prontuário de Bispo do Rosario, coleção do IMASJM. A data do prontuário restante é de difícil leitura, mas uma anotação aponta que o paciente parece ter 60 anos de idade. Assim, os formulários provavelmente datam do começo da década de 1970.

72. Cópia do prontuário de Bispo do Rosario, coleção do IMASJM.

73. Ibid.

74. O médico Eduardo Jorge Curi escreve num relatório de 23 de fevereiro de 1988: "Seu quadro vem se mantendo estacionário há vários anos, desde quando iniciou sua obra. Durante todos estes anos não fez uso de medicação psiquiátrica." Citado em F. Morais, *Arthur Bispo do Rosario*, op. cit., p. 58.

75. Ver "O Bispo". YouTube (9 min 9 s), postado por Fabiano Carnevale, https://www.youtube.com/watch?v=x9wc-_XoCcw.

76. Citado em F. Morais, *Arthur Bispo do Rosario*, op. cit., p. 252.

77. Ver Paulo Amarante, *Locos por la vida: La trayectoria de la reforma psiquiátrica en Brasil*. Buenos Aires: Ediciones Madres de Plaza de Mayo, 2006.

78. Ver a linha do tempo em "Histórico da Colônia Juliano Moreira", n.d., coleção do IMASJM.

79. Para um panorama da história da reforma psiquiátrica no Brasil, ver P. Amarante, *Locos por la vida: La trayectoria de la reforma psiquiátrica en Brasil*, op. cit.

80. Bispo de Rosario, in: H. Denizart, *O prisioneiro da passagem*.

81. F. Morais, *Arthur Bispo do Rosario*, op. cit., p. 97.

82. Ver o catálogo *Arthur Bispo do Rosario: Registros de minha passagem pela Terra*. Rio de Janeiro: Escola de Artes Visuais Parque Lage, 1989.

83. M. Dantas, *Arthur Bispo do Rosario*, op. cit., p. 192.

84. Ibid.

85. Ibid. Ver também Hélio Oiticica, citado em Celso Favaretto, *A invenção de Hélio Oiticica*. São Paulo: Edusp, 1992, p. 107. Essa citação também faz parte da gravação da voz de Oiticica no filme de Ivan Cardoso *H. O.* Brasil, 1979. Filme em cores e preto e branco (13 min).

86. Finalmente, Dantas relaciona ambos à condição de "não objeto" de Ferreira Gullar. M. Dantas, *Arthur Bispo do Rosario*, op. cit., p. 207.

87. Agnaldo Farias, "Ordenação e vertigem", in: *Ordenação e vertigem (Ordering and vertigo)*. Catálogo de exposição, Jane de Almeida e Jorge Anthonio e Silva. São Paulo: Centro Cultural Banco do Brasil, 2003, p. 94. Farias defende ainda a importância de analisar a obra de Bispo "sob o prisma da produção que lhe é contemporânea", mas insiste que não há convergência "do ponto de vista formal" entre Bispo e obras de outros artistas na exposição (ver p. 94-95).

88. Ver o relato em P. Burrowes, *O universo segundo Arthur Bispo do Rosario*, op. cit., p. 20-21.

89. Uma das primeiras tentativas de realização de uma biografia de Bispo intitula-se "Uma biografia em curso", escrita por Frederico Morais e publicada no catálogo de 1990 da exposição itinerante no MAC-USP. Corpas retoma o título de Morais em "Uma biografia ainda em curso", na qual aponta as dificuldades, as discrepâncias e as lacunas que continuam a pairar sobre qualquer tentativa de escrita sobre Bispo. Ver "Uma biografia ainda em curso", in: *Um canto dois sertões: Bispo do Rosario e os 90 anos da Colônia Juliano Moreira*, op. cit., p. 175-92.

90. Ver F. Morais, *Arthur Bispo do Rosario*, op. cit., p. 57. Ver também nota 13.

91. O Museu Nise da Silveira foi criado em 1982 e renomeado como Museu Bispo do Rosario em 2002. Dois anos depois, foi adicionado ao nome "arte contemporânea", formando o nome atual Museu Bispo do Rosario Arte Contemporânea.

92. "E o perigo residia em se começar a incluir obras de Bispo do Rosario em exposições internacionais de arte *naïf*. Ocorreu então que esta atitude defensiva acabou por obnubilar minha atenção para certas obras de Bispo que, abordando temas do mundo rural, são absolutamente inovadoras e contemporâneas." F. Morais, *Arthur Bispo do Rosario*, op. cit., p. 88.

93. Ver a nota citada na entrada de Gianluigi Mangiapane para "Giuseppe Versino" em *When the Curtain Never Comes Down: Performance Art and the Alter Ego*. New York: American Folk Art Museum, 2015, p. 116. Ver também o catálogo da coleção *Il Museo di antropologia criminale Cesare Lombroso dell'Università di Torino*. Org. Silvano Montaldo. Milan: Silvana Editoriale, 2015, pp. 88-91. A obra de Bispo foi incluída ao lado da obra de Versino na exposição *When the Curtain Never Comes Down*. Nesse caso, o discurso curatorial buscou ir além da pintura e da escultura para assimilar as obras de artistas autodidatas (grupo que inclui alguns pacientes psiquiátricos) a uma compreensão histórico-artística da arte da performance. Consequentemente, tenho ressalvas semelhantes à minha crítica da escrita de Morais sobre Bispo. Ver a introdução de Valérie Rousseau ao título citado, sobretudo p. 10.

94. Ver Cesare Lombroso, *Man of Genius*, 1889.

95. A exposição de Marcelo de Campos também foi além das comparações de vanguarda para introduzir uma perspectiva antropológica, comparando a produção de Bispo com a arte popular do Nordeste brasileiro, sua terra natal. Ver M. de Campos, *Um canto dois sertões*, op. cit.

96. Osório Cesar, "Aspectos da vida social entre os loucos". *Revista do Arquivo Municipal*, v. 105, n. 12. São Paulo: Departamento de Cultura, 1946, p. 7-24.

97. Ver F. Morais, *Arthur Bispo do Rosario*, op. cit., p. 45.

98. Meus agradecimentos ao psiquiatra Pascal Feinte por me apresentar a coleção psiquiátrica de Villejuif, incluindo essa versão produzida no contexto da arteterapia francesa do manto de Bispo. Villejuif, 24 mar. 2015.

99. Bispo do Rosario, como relatado em P. Burrowes, *O universo segundo Arthur Bispo do Rosario*, op. cit., p. 63.

100. F. Morais, *Arthur Bispo do Rosario*, op. cit., p. 71.

101. Citado em P. Burrowes, *O universo segundo Arthur Bispo do Rosario*, op. cit., p. 41-42.

102. Em *O homem que se achava Napoleão*, a pesquisadora Laure Murat, estabelecendo Paris como centro de seu estudo, focaliza os anos entre 1798 e 1871, a fim de investigar o papel desempenhado pela história na etiologia dos delírios (p. 21). Abordando o período entre a Comuna de Paris e a Revolução Francesa, que coincide com o início da medicalização das doenças mentais, seu estudo se volta ao discurso oficial da psiquiatria, a fim de questionar "[...] o que a loucura diz do político?" (p. 28). Entre muitos exemplos, a autora cita como, em função dos acontecimentos desencadeados pela Revolução Francesa, "perder a cabeça" tornou-se motivo de delírio, tendo em vista a potência do espetáculo da guilhotina (p. 93). Logo de início, devido à natureza do seu objeto, ela reconhece que sua escolha pelos arquivos psiquiátricos dos séculos XVIII e XIX não constitui uma iniciativa homogênea ou evidente, afirmando que: "Esse retorno à origem, à fonte, levanta um problema crucial que se deve principalmente ao fato de os arquivos da loucura só serem legíveis do ponto de vista da razão, assim como o discurso do louco só nos é dado pela interpretação do médico que os relata. Sendo assim, como apreender o discurso do louco? Despojado de sua linguagem, reduzido a um "resumo" geralmente mais revelador das obsessões pessoais do psiquiatra do que dos sofrimentos de seu paciente, a loucura só encontra expressão desviada ou corrompida em sua base" (p. 45).

103. Giorgio Agamben, "What Is the Contemporary?", in: *What Is an Apparatus? and Other Essays*. Trad. David Kishik e Stephan Pedatella. Stanford, CA: Stanford University Press, 2009, p. 41. Ênfase no original.

104. Mais abaixo, nessa mesma obra, abaixo da parada, Bispo bordou comentários sobre o concurso de Miss Brasil. A representação da passarela inclui grandes flores em vasos que parecem ser cuidadas por jardineiros.

105. Hans Prinzhorn, *Artistry of the Mentally Ill: A Contribution to the Psychology and Psychopathology of Configuration*. 1922. Trad. Eric von Brockdorff. New York: Springer Science+Business Media, 1972, p. 266. Meu uso dessa frase de Prinzhorn em particular ("Um paciente é Deus, mas varre o chão voluntariamente") se deve ao livro de Hal Foster *Prothetic Gods* (2004), no qual a utilização do autor dessa mesma frase me chamou a atenção. Minha análise também foi influenciada por essa leitura da observação de Prinzhorn.

106. Hal Foster, *Bad News Days: Art, Criticism, Emergency*. London: Verso, 2015, p. 27.

107. Fredric Jameson, "Postmodernism and Consumer Society", in: *The Anti-Aesthetic: Essays on Postmodern Culture*. Org. Hal Foster. Seattle: Bay Press, 1983, p. 119.

108. L. Hidalgo, *Arthur Bispo do Rosario*, p. 83.

109. Agradeço novamente a Matheus Rocha Pitta e Ana Linnemann, com quem conversei repetidas vezes sobre Bispo e sobre o que o espectro de seus excrementos revela sobre pressupostos normalizados a respeito do que conta como arte de pacientes psiquiátricos no campo da arte contemporânea.

110. É importante relembrar que o conceito de *art brut* de Dubuffet (discutido no cap. 2) era também a afirmação de uma estética específica em sua ambição vanguardista. O fato de que a *art brut* não exibe convenções nem neutras nem atemporais é revelado, como se numa contrapartida dialética no presente, na obra de Marco Decorpeliada. Nascido em 1947, no Marrocos, Decorpeliada estudou medicina e foi internado em vários manicômios, onde começou a realizar sua célebre série *Schizomètres*, na qual ele revela como o Manual Diagnóstico e Estatístico de Transtornos Mentais (DSM), 4. ed., e a marca francesa de comida congelada Picard compartilham um sistema de classificação. Assim, por exemplo, 42.0 "transtorno obsessivo compulsivo" é igual a 42.0 "tirinhas de cenoura no vapor". Decorpeliada, no entanto, é um artista *art brut* ficcional, inventado por quatro psicanalistas e um escritor: Marcel Bénabou, Dominique de Liège, Laurent Cornaz, Yan Pelissier, Jacques Adam. Juntos, eles utilizaram o disfarce da *art brut* para desafiar a psiquiatria e introduzir um modelo conceitual dentro da herança visual expressiva e figurativa da *art brut*. Consequentemente, tanto a nosografia psiquiátrica quanto as convenções da *art brut* – ambas classificações – são questionadas. Ver a discussão em Docteur Bâton, "Schizomètres, une poétique qui dégivre", in: *L'art brut en question/Outsider Art in question*. Org. Carine Fol. Brussels: CFC Editions, 2015, p. 162-65; sobre a exposição de Marco Decorpeliada em La Maison Rouge em 2010, ver a página Marco Decorpeladia: Schizomètres, Maison Rouge, disponível em: http://archives.lamaisonrouge.org/fr/expositions-archives-detail/activities/marco_decorpeliada-schizometres/. Meus agradecimentos a Baptiste Brun, com quem conversei em 30 de setembro de 2014 e que me trouxe pela primeira vez a pergunta sobre o significado para um artista *art brut* de produzir arte conceptual. Seus questionamentos influenciaram minhas considerações nestas

páginas a respeito do abjeto, no que se refere à sua exclusão da obra de Bispo. Brun atualmente trabalha com os inventores de Decorpeliada numa conferência performativa que critica o DSM e outras formas de categorização. Ver "Marco Decorpeladia, L'Homme aux schizomètres". Théâtre du Rond Point, disponível em: http://www.theatredurondpoint.fr/spectacle/marco-decorpeliada-lhomme-aux-schizometres/.

111. F. Morais, *Arthur Bispo do Rosario*, op. cit., p. 23.

112. L. Hidalgo, *Arthur Bispo do Rosario*, op. cit., p. 13.

Capítulo 5: O monolinguismo do global

1. Jacques Derrida, *Monolingualism of the Other; or, The Prosthesis of Origin*. 1996. Trad. Patrick Mensah. Stanford, CA: Stanford University Press, 1998, p. 1. [ed. port.: *O monolinguismo do outro*. Trad. Fernanda Bernardo. Porto: Campo das Letras, 2001, p. 13].

2. Ibid., p. 3 [p. 15].

3. Ibid., p. 5.

4. Erwin Panofsky, citado em Yve-Alain Bois, "On the Uses and Abuses of Look-Alikes". *October*, v. 154, outono 2015, p. 127.

5. Y.-A. Bois, "On the Uses and Abuses of Look-Alikes", op, cit., p. 130.

6. Ibid., p. 130, 131.

7. Ibid., p. 146. Bois retoma uma peça publicitária publicada em *Flash Art* pela Galerie M Bochun em fevereiro de 1973. O texto da peça publicitária, com reproduções de obras de Jan Schoonhoven, Morellet e Oskar Holweck, sugeria que o americano Sol LeWitt havia plagiado as obras desses três artistas europeus. Embora Bois descarte essa acusação, ele aponta para o que se poderia aprender com tais comparações fáceis. Se a obra de LeWitt evidencia um controle e um caráter exaustivo por meio de sua abordagem em série, a obra de Morellet apresenta uma perda de controle e desordem oriunda da ordem. Ainda assim, ambos usam as estruturas de grade como modo de criação de imagens não composicionais.

8. Ver Jens Hoffman, "Other Primary Structures". Jewish Museum, http://ops.thejewishmuseum.org/2014/about. A citação completa é: "'Outro' aqui tem dois significados. Um é literal: obras adicionais são expostas. O segundo diz respeito ao 'outro' cultural – os muitos grupos étnicos, políticos e culturais que têm sido marginalizados, suprimidos ou pouco representados no cânone da história da arte ocidental hegemônica." Fazemos uma crítica mais aprofundada dessa exposição em "Monolingualism of the Global", palestra proferida por ocasião do painel "Politics of the Performing Eye: Kinetic Art, Op Art and Geometric Abstraction in a Trans-national Perspective". College Art Association Annual Conference, Washington, DC, 4 fev. 2016.

9. John Yau, "Please Wait by the Coatroom", in: *Out There: Marginalization & Contemporary Cultures*. Org. Russell Ferguson, Martha Gever, Trinh T. Minh-ha e Cornel West. Cambridge, MA: MIT Press, 1990, p. 132-39.

10. Considerando outras exposições organizadas por Kynaston McShine, poderíamos questionar ainda mais a linguagem da crítica de Hoffman à *Primary Structures* original e à sua seleção do trabalho desse curador em especial. McShine estava envolvido com a arte internacional e global antes de ela se tornar a língua franca do sistema da arte contemporânea. Sua exposição *Information* (1970) no MoMA é ainda hoje uma referência pelo modo como abordou práticas de arte conceitual politizadas num escopo internacional, incluindo "150 homens e mulheres de quinze países, dentre os quais Argentina, Brasil, Canadá e Iugoslávia". Comunicado de imprensa, MoMA, MoMA Archives, Nova York, http://www.moma.org/momaorg/shared/pdfs/docs/press_archives/4484/releases/MOMA_1970_July-December_0004a_69D.pdf?2010.

11. J. Derrida, *Monolingualism*, op, cit., p. 45.

12. Essas bienais são meus principais exemplos, no cenário global, da justaposição das obras de pacientes psiquiátricos modernos à arte contemporânea. Essas obras também foram incluídas na 11ª Bienal de Lyon (2011), da qual não tratamos diretamente neste livro, e em exposições menores, como *Rational/Irrational* na Haus der Kulturen der Welt (2009), em Berlim. Desde 1999, após aceitar a doação de uma coleção de *art brut*, o museu de arte moderna de Lille, na França, dedica seu programa de exposições a ambas as histórias, como explicitado pela reinauguração e pela mudança de nome do museu em 2008, que reabriu como Lille Métropole, Musée d'art moderne, d'art contemporaine et d'art brut. Houve outras exposições, de escala mais local, abordando o tema da loucura explicitamente: registros médicos e arte contemporânea foram justapostos em *Bedlam: The Asylum and Beyond* (2016-2017) na Wellcome Collection, em Londres, enquanto a relação entre experiência mística e estados psicóticos foi abordada em *Madness and Mysticism* (2016), exposição de arte contemporânea montada na igreja do Hospital Psiquiátrico Otto Wagner, em Viena, incluindo artistas como Joseph Beuys e Yayoi Kusama. Quanto à arte dos pacientes psiquiátricos, muitos museus que exibem essas obras existem em antigos hospícios, como o Museu Dr. Ghislain, em Gent, o Museu Gugging, nos arredores de Viena e o MII, no Rio de Janeiro. Vale lembrar que se costuma atribuir amplamente à Bienal de Veneza de Massimiliano Gioni o pontapé inicial ao recente retorno das histórias da arte *outsider* e dos artistas autodidatas nos Estados Unidos, um tópico ainda muito maior do que meu foco específico neste volume nos pacientes psiquiátricos internados e na instituição psiquiátrica. Sobre o interesse nos autodidatas, ver Sarah Boxer, "The Rise of Self-Taught Artists". *The Atlantic*, set. 2013, https://www.theatlantic.com/magazine/archive/2013/09/out-is-the-new-in/309428/; e Brendan Greaves, "The Error of Margins: Vernacular Artists and the Mainstream Art World". *Art News*, out. 2015, http://www.artnews.com/2015/10/07/the-error-of-margins-vernacular-artists-and-the-mainstream-art-world/. A arte *outsider* também foi tema de exposições nos Estados Unidos, como *Great and Mighty Things: Outsider Art from the Jill and Sheldon Bonovitz Collection* no Philadelphia Museum of Art

(2013) e *Judith Scott – Bound and Unbound* (2015) no Brooklyn Museum of Art, além de uma exposição mais recente no Museum of Sex de Nova York, *Known/Unknown: Private Obsession and Hidden Desire in Outsider Art* (2017). Essas mudanças refletem, embora de modo diferente e mais nuançado, na curadoria de Matthew Higgs (que também participou da curadoria da exposição de Scott) no White Columns, onde ele colabora ativamente com organizações como o Creative Growth Art Center, em Oakland, e o Healing Arts Initiative em Nova York. Creative Growth é um dos muitos programas que oferecem ateliês e espaços de exposição a artistas com deficiência (não apenas pacientes psiquiátricos). Na fase final da produção deste livro, a exposição *Outliers and American Vanguard Art*, de curadoria de Lynne Cooke, teve sua abertura na National Gallery of Art, em Washington, DC, em janeiro de 2018, explorando essas histórias "*outsider*" no contexto dos Estados Unidos.

13. Ver Megan Heuer, "The Encyclopedic Palace". *Art in America*, maio 2013, p. 49.

14. Massimilano Gioni, "Is Everything in My Mind?", in: *Il Palazzo Enciclopedico/The Encyclopedic Palace*. Venice: Fondazione La Biennale di Venezia, 2013, v. 1, p. 23.

15. Ibid., p. 23. A ênfase de Gioni em "cosmologias pessoais" ecoa o conceito do curador Harald Szeemann de "mitologias individuais" para uma seção da *documenta 5* (1972), intitulada "Questioning Reality – Pictorial Worlds Today". Embora incluísse artistas que desenvolveram elaborados sistemas de signos, como o escultor e alquimista francês Etienne Martin e o artista *outsider* Adolf Wölfli, essa *documenta* também estava sintonizada com a realidade social contemporânea. A exposição incluía *tableaux vivants* esculturais de Edward Kienholz e pintura fotorrealista, além da crítica conceitual e institucional de Ed Ruscha, Lothar Baumgarten e Marcel Broodthaers, entre outros. Sobre a arte *outsider*, devemos lembrar que Szeemann organizou a exposição *Bildnerei der Geisteskranken, Art Brut, Insania Pingens* no Kunsthalle Bern em 1963, a primeira vez em que as obras da coleção Prinzhorn foram expostas na era pós-nazista.

16. M. Gioni, "Is Everything in My Mind?", op, cit., p. 25. Destaque no original.

17. Ibid., p. 26, 27, 28.

18. Ibid., p. 28.

19. Ibid.

20. Ver Benjamin H. D. Buchloh, "The Entropic Encyclopedia". *Artforum*, v. 52, n. 1, p. 312, set. 2013.

21. Ver Lynne Cooke, "World of Interiors". *Artforum*, v. 52, n. 1, p. 302-05, set. 2013.

22. Ver Okwui Enwezor, "Predicaments of Culture". *Artforum*, v. 52, n. 1, p. 326-29, set. 2013.

23. Ver discussão em Lucy Steeds, "'Magiciens de la Terre' and the Development of Transnational Project-Based Curating", in: *Making Art Global (Part 2): "Magiciens de la Terre" 1989*. London: Afterall, 2013.

24. Pablo Lafuente, "Introduction: From the Outside In – 'Magiciens de la Terre' and Two Histories of Exhibitions", in *Making Art Global (Part 2)*, op. cit., p. 11. Embora a exposição buscasse evitar uma perspectiva eurocêntrica ao aplicar o mesmo padrão curatorial às obras tanto do dito centro quanto da periferia, Benjamin Buchloh desafia o curador: "Como conduzir esse projeto sem cair na pior e aparentemente inevitável das armadilhas, ou seja, sem utilizar-se novamente de critérios hegemônicos na seleção dos participantes e de suas obras para a exposição?" Ver "The Whole Earth Show: An Interview with Jean-Hubert Martin". *Art in America*, v. 77, n. 5, p. 152, maio 1989, também em *Making Art Global (Part 2)*, op. cit., p. 224-37. Ver ainda Guy Brett, "Earth and Museum – Local and Global". *Third Text: Third World Perspectives on Contemporary Art and Culture*, London, n. 6, p. 89-96, primavera 1989.

25. Ver Lucy Steeds, "'Magiciens de la Terre' and the Development of Transnational Project-Based Curating", in *Making Art Global (Part 2)*, op. cit., p. 56.

26. Álvaro Medina, "L'art latino-américain dans quatre expositions internationales". *Vie des Arts*, v. 36, n. 143, 1991, p. 44.

27. Nazareth é conhecido por ter percorrido a pé o trajeto entre Minas Gerais, sua terra natal, e Nova York e Miami em *Notícias de América* (2011-2012). Ao longo do caminho, ele registrou performances, criou esculturas sociais e filmou perfis biográficos para revelar diferentes visões e modos de vida nas Américas. Ver "Paulo Nazareth". *Enciclopédia Itaú Cultural de Arte e Cultura Brasileiras*. São Paulo: Itaú Cultural, 2017, http://enciclopedia.itaucultural.org.br/pessoa425936/paulo-nazareth.

28. P. Lafuente, "Introduction: From the Outside In", op. cit., p. 13.

29. Ibid., p. 17.

30. C.W., "Bispo do Rosário", in: *Il Palazzo Enciclopedico/The Encyclopedic Palace*, op. cit., p. 384.

31. Marco Rabino, "Re-education Machine". *Detenzioni*, 5 nov. 2013, http://www.detenzioni.eu/carcere_cultura_arte.php?content_type=9&?content_type=9&content_id=3124. Ver também Bárbara Rodríguez Muñoz, "Eva Kot'átková: Mental Armours". *Afterall/Online*, 25 fev. 2014, https://www.afterall.org/online/eva-kot_tkov_mental-armours#.WR4WBBT3Vos.

32. Ver M. Rabino, "Re-education Machine", op. cit.; Laura Cumming, "Eva Kot'átková: A Storyteller's Inadequacy". *The Guardian*, 7 dez. 2013; e, mais recentemente, Thomas Micchelli, "Quickly Aging Here: The 2015 Triennial". *Hyperallergic*, 28 fev. 2015, https://hyperallergic.com/186058/quickly-aging-here-the-2015-triennial/; Jamilee Lacy, "To Set a Trap: Eva Kot'átková at MIT List Visual Arts Center". *Art in America*, 21 maio 2015, http://www.artinamericamagazine.com/news-features/previews/to-set-a-trap-eva-kotrsquotkov-at-mit-list-visual-arts-center/.

33. Ver Eva Kot'átková, *Asylum*, 2013,http://zoltanjokay.de/zoltanblog/eva-kotatkova-asylum-5/.

34. Ibid.

35. Ver Eva Kot'átková, *Asylum*, op. cit.

36. Eva Kot'átková, citada em B. R. Muñoz, "Eva Kot'átková: Mental Armours", op. cit.
37. Meus agradecimentos a Giovanna Zapperi por ter me apontado esse detalhe.
38. Ver, por exemplo, Okwui Enwezor, "The Postcolonial Constellation: Contemporary Art in a State of Permanent Transition", in: *Antinomies of Art and Culture: Modernity, Postmodernity, Contemporaneity*. Org. Terry Smith, Okwui Enwezor e Nancy Condee. Durham, NC: Duke University Press, 2008, p. 207-34.
39. Além de Veneza, Gioni recentemente introduziu o trabalho de Bispo no contexto da exposição *The Keeper* (2016), com foco em indivíduos que preservam e colecionam objetos e imagens, no New Museum de Nova York. No audioguia da exposição, a curadora assistente Natalie Bell sugere erroneamente que Bispo foi submetido a uma lobotomia e a eletrochoques, um indicativo da falta de informação e de compreensão da obra de Bispo. Não há nenhum registro de que Bispo tenha passado por essas terapias, embora elas fossem práticas comuns na época em que esteve internado. Ouvir a fala de Bell em: http://235bowery.s3.amazonaws.com/exhibitionlinks/190/111%20Arthur%20Bispo%20do%20Rosario.mp3.
40. Basaglia participou de uma conferência de psicanálise no Rio de Janeiro ao lado de outros convidados internacionais, que incluíam Félix Guattari, Robert Castel e Erwin Goffman. Ver Paulo Amarante, *Locos por la vida: La trayectoria de la reforma psiquiátrica en Brasil*. Buenos Aires: Ediciones Madres de Plaza de Mayo, 2006, p. 63-64.
41. Esses comentários sobre a 30ª Bienal de São Paulo têm origem, em parte, na crítica de minha autoria, Kaira M. Cabañas, "30th São Paulo Biennial". *Artforum*, v. 51, n. 4, p. 266, dez. 2012.
42. Luis Pérez-Oramas, "The Imminence of Poetics (A Polyphonic Essay in Three or More Voices)", in: *Catalogue Thirtieth Bienal de São Paulo: The Imminence of Poetics*. São Paulo: Fundação Bienal de São Paulo, 2012, p. 26-51.
43. Fernand Deligny, *O aracniano e outros textos*. Trad. Lara de Malimpensa. São Paulo: n-1 edições, 2015, p. 108. Original em francês publicado em Fernand Deligny, *L'Arachnéen et autres textes*. Paris: L'Arachnéen, 2008, p. 95.
44. Peter Pál Pelbart, "Linhas erráticas", in: *O avesso do niilismo: Cartografias do esgotamento*. São Paulo: n-1 edições, 2013, p. 263.
45. Ibid., p. 266.
46. Minha análise decorre de Giorgio Agamben, "The Author as Gesture", in: *Profanations*. Trad. Jeff Fort. New York: Zone Books, 2007, p. 71.
47. Georges Didi-Huberman, *Atlas: How to Carry the World on One's Back?* Madrid: Museo Nacional Centro de Arte Reina Sofía, p. 5.
48. Ibid., p. 19.
49. Isto é, em parte, um dos pontos altos da exposição para Briony Fer: "até que ponto a crítica de arte chegou a acreditar que a arte é subserviente a outras ordens determinantes de significado, sejam elas sociais ou tecnológicas".

Briony Fer, "30th São Paulo Biennial". *Artforum*, v. 51, n. 4, p. 264-65, dez. 2012.

50. Pérez-Oramas também critica o tipo de prática curatorial que a pretensão de ser global com frequência implica. Consequentemente, sua exposição focava na obra de muitos jovens artistas do Brasil e da América Latina, ao mesmo tempo que introduzia artistas norte-americanos e europeus possivelmente menos conhecidos do público brasileiro, como Allan Kaprow e Simone Forti. L. Pérez-Oramas, "Imminence of Poetics", op. cit., p. 27.

51. G. Didi-Huberman, *Atlas*, op. cit., p. 19. Ênfase no original.

52. O que aqui identifico como "pseudomorfismo" é entendido pelo curador como uma proposta para explorar "relações analógicas", ou seja, como um objeto, por exemplo, pode mostrar, por analogia, "que ele é como tudo o que existe e ao mesmo tempo único e diferente de todo o resto". L. Pérez-Oramas, "Imminence of Poetics", op. cit., p. 37.

53. Osório Cesar, "Aspectos da vida social entre os loucos". *Revista do Arquivo Municipal*, São Paulo, Departamento de Cultura, v. 105, n. 12, p. 15, 1946.

54. Outros artistas contemporâneos também voltaram-se para a história da psiquiatria radical. Ver, por exemplo, o documentário experimental de Dora García *The Deviant Majority (From Basaglia to Brazil)* (2010); Angela Melitopoulos e Maurizio Lazzarato colaboraram juntos na produção de *Déconnage* (2011), ensaio em vídeo dedicado à vida e à obra de François Tosquelles, e da instalação de vídeo de três canais *Assemblages* (2011), que traz uma discussão sobre psicose e animismo.

55. Meu uso do termo *atores reais* deriva de conversas com a historiadora do cinema e crítica Ivone Margulies e de seu livro *In Person Reenactment in Postwar Cinema* (Oxford University Press).

56. *Caligari und der Schlafwandler* (Caligari e o sonâmbulo, 2008) foi exibido pela primeira vez na exposição *Rational/Irrational*, de curadoria de Valerie Smith, na Haus der Kulturen der Welt, em Berlin, 2009. Na *première*, o filme foi mostrado como uma instalação de canal único e projetado numa caixa preta com um lado externo composto de quadros-negros nos quais os visitantes da exposição podiam escrever seus próprios comentários ou apagar comentários anteriores. Essa instalação hoje faz parte da coleção do Museum of Fine Arts de Houston.

57. Aqui, Thomas Elsaesser faz referência a leituras alegóricas do filme, como a de Siegfried Kracauer. Ver Thomas Elsaesser, *Weimar Cinema and After: Germany's Historical Imaginary*. London: Routledge, 2000, p. 77.

58. T. Elsaesser, *Weimar Cinema and After*, op. cit., p. 72.

59. A frase que abre o filme é da peça de Jean Genet *Les Nègres, clownerie* (Os Negros, 1958).

60. A escolha de Téllez da Torre Einstein, do expressionista Erich Mendelsohn, para a locação principal também serviu de importante referência temporal para evocar os cenários do original.

61. T. Elsaesser, *Weimar Cinema and After*, op. cit., p. 80.
62. Téllez citado na entrevista: Pedro Reyes, "Javier Téllez". *Bomb*, v. 110, p. 84, inverno 2010.
63. De fato, Jean Genet, cuja peça *Les nègres, clownerie* (1958) fornece as linhas de abertura do filme de Téllez, se inspirou no filme de Jean Rouch *Les maîtres fous* (1955).
64. Shoshana Felman, "Education and Crisis, or the Vicissitudes of Teaching", in Shoshana Felman e Dori Laub, *Testimony: Crises of Witnessing in Literature, Psychoanalysis, and History*. New York: Routledge, 1992, p. 3.
65. Sobre a relação entre cinema e verdade, Edgar Morin escreve: "Há duas maneiras de conceber o cinema do Real: a primeira é fingir que se pode apresentar a realidade (*le réel*) para ser vista; a segunda é colocar o problema da realidade. Da mesma maneira, havia dois modos de conceber o *cinéma vérité*. O primeiro era fingir que se havia trazido a verdade. O segundo era colocar o problema da verdade." Edgar Morin, "Cinéma et vérité", preâmbulo para o festival *Cinéma du réel*, Paris, 1980.
66. Téllez, citado em P. Reyes, "Javier Téllez". *Bomb*, op. cit. p. 82.
67. Alejandra Riera, "Un endroit où l'on peut aller et, pour un moment, être libre de penser à ce que l'on va faire". *Chimères*, v. 13, n. 84, p. 204, 2014. Sobre o papel da arte e a expressão criativa em Saint-Alban em relação a desenvolvimentos políticos na França, assim como a emergência da *art brut* no pós-guerra, ver o catálogo *Trait d'union: Les Chemins de l'art brut à Saint-Alban-sur-Limagnole*. Lille: Musée d'art moderne Lille Métropole, 2007. Paul Éluard, refugiado em Saint-Alban em 1943, viu ali as obras de Forestier e levou algumas peças com ele de volta a Paris.
68. Ver a discussão em Camille Robcis, "François Tosquelles and the Psychiatric Revolution in Postwar France". *Constellations*, v. 23, n. 2, p. 212-22, 2016.
69. Entre 2010 e 2014, Riera, com Joris Bisschop, manteve a oficina Lucioles (vaga-lumes) em La Borde com os residentes e os monitores. Ela faz referência a vários momentos da oficina em seu ensaio "Un endroit où l'on peut aller et, pour un moment", op. cit.
70. A. Riera, "Un endroit où l'on peut aller et, pour un moment", op. cit., p. 204-05. Ênfase minha.
71. A história da psicoterapia institucional no hospício de Saint-Alban e em La Borde difere do interesse psiquiátrico predominante na expressão psicopatológica na Paris do pós-guerra, como evidenciam os programas organizados pelo Centre Psychiatrique Sainte-Anne, incluindo a popular *Exposition internationale d'art psychopathologique* (Primeira exposição internacional de arte psicopatológica, 1950), que coincidiu com o 1er Congrès mondial de psychiatrie (ver cap. 2).
72. Meus agradecimentos a Julie Beaulieu por ter me emprestado sua cópia de < ... - *histoire(s) du présent* - ... >. As marcações de tempo que mencionamos ao longo do texto são extraídas do DVD: Alejandra Riera e UEINNZ, < ... - *histoire(s) du présent* - ... >, documentation d'une expérience, [... - 2007-

2011 - ...], 1 h 50 min. A primeira colaboração de Riera com a Cia. Teatral Ueinzz foi iniciada em 2003. Ver Peter Pál Pelbart, "Polifonia inumana no teatro da loucura". *Jornal do Grupo Tortura Nunca Mais*, ano 24, n. 72, jul. 2010. Disponível em: http://www.torturanuncamais-rj.org.br/jornal/gtnm_72/artigo.html, e Erika Alvarez Inforsato, *Desdobramento: Constelações clínicas e políticas do comum*. Tese de doutorado. USP, São Paulo, 2010, esp. p. 135-44, 180-88.

73. A história da loucura e do teatro vai além do escopo do presente trabalho, mas é importante apontar que, historicamente, hospícios também organizaram produções teatrais com pacientes, ao passo que, como companhia de teatro contemporâneo, a Ueinzz opera fora de qualquer contexto clínico ou hospitalar. Para uma introdução ao papel histórico do teatro em hospícios e hospitais, ver Anna Harpin e Juliet Foster (org.), *Performance, Madness, and Psychiatry: Isolated Acts*. New York: Palgrave Macmillan, 2014. O exemplo mais infame talvez seja o do Marquês de Sade, que, confinado no hospício de Charenton, nos arredores de Paris, dirigiu peças com os outros internados abertas ao público parisiense.

74. Riera criou um espaço chamado *Lieu(x)détudes*, um espaço que estabelece pontes e existe entre outros espaços. Ver também Alejandra Riera, "Cinema--Experience", mesa-redonda com Judith Abensour, Thomas Bauer, Nicolas Féodoroff, David Lapoujade, Zahia Rahmani e Alejandra Riera sobre o filme de Riera < ... - *histoire(s) du présent* - ... >, documentation d'une expérience, [... - 2007-2011 - ...], 22 jan. 2012, p. 10. Meus agradecimentos à artista por ter compartilhado comigo sua transcrição do evento.

75. Em outra cena aos cerca de 40 minutos, vê-se um homem deitado numa plataforma, coberto por um pano semelhante a uma mortalha negra. Uma das mulheres, de pé, próximo a ele, diz: "Me passa as tesouras." Ela continua: "O homem está doente porque ele não foi bem-feito." Em seguida, há uma "operação" na qual ela corta a mortalha para extrair objetos do "corpo" do paciente, no que é descrito como o desejo de um "corpo sem órgãos", numa referência explícita a Artaud. A maioria dos objetos (órgãos) lembra partes de computadores, de cabos a teclados, tomadas e placas. Com um gesto de demonstração pedagógica, Luzinete coloca os objetos numa mesa em frente ao público. Uma vez concluída a operação, o grupo, incluindo o paciente, se reúne em torno da mesa. A cena é repetida posteriormente no filme com uma mudança nos papéis. Os participantes utilizam uma tradução para o português do texto de Antonin Artaud, *Pour en finir avec le jugement de Dieu*. Paris: K éditeur, 1948.

76. Alejandra Riera, troca de e-mails com a autora, 7 jun. 2017.

77. Os créditos finais do filme listam todos que participaram independentemente de categorizações (como diretor, ator, zelador etc.). Os atores participantes incluem Adélia Faustino, Alexandre Bernardes, Amélia Montero De Melo, Ana Carmen Del Collado, Ana Goldenstein, Catherine De Lima, Colazzi,

Eduardo Lettiere, Erika Inforsato, Fabrício Pedroni, Iza Cremonine, John Laudenberger, Leo Lui, Luís Guilherme Ribeiro Cunha, Onés Antonio Cervelin, Paula Francisquetti, Roberto Couri, Valeria Manzalli, Yoshiko Minie, Cássio Santiago, Elisa Band, Simone Mina, Patricia Brito, Juliano Garcia Pessanha, Adelito De Jesus Marcos, Emílio Azevedo, Peter Pál Pelbart, Alejandra Riera, Janaína De Fátima Marques dos Santos, Luiz Henrique Lopes Trindade, Luzinete Ribeiro Alves, Marlene Inês Costa, Silvana Aparecida dos Santos, Jean Oury e Zilda Maria dos Santos.

78. Jacques Derrida, "The Theatre of Cruelty", in: *Writing and Difference*. Trad. Alan Bass. Chicago: University of Chicago Press, 1978, p. 240. A coleção de ensaios publicada como *Le théâtre et son double* (O teatro e seu duplo) em 1938 é essencial para qualquer estudo sobre a recepção de Artaud. Nessa obra, ele propõe um "teatro da crueldade", no qual a fala retorna ao corpo e, então, não é mais regida por um roteiro. Artaud argumenta diretamente contra a subordinação do teatro à linguagem, que ele entendia tanto como escrita (roteiro) quanto fala inteligível. O objetivo principal do teatro (assim como da poesia), do qual suas condições de possibilidade e efetividade dependem, de acordo com Artaud, é "a ação do movimento e de coisas faladas, *nunca reproduzidas mais de uma vez*". Ver *The Theater and Its Double*. Trad. Victor Corti. London: Calder and Boyars, 1970, p. 59. Ênfase minha.

79. Como aponta Maya Deren, de quem deriva o anagrama, a respeito dele: "nele, nada é primeiro e nada é último; nada é futuro e nada é passado, nada é velho e nada é novo... exceto, talvez, o próprio anagrama". Maya Deren, "An Anagram of Ideas on Art, Form and Film". *OUTCAST* 9. New York: Alicat Book Shop Press, 1946, p. 6.

80. Erika Inforsato também escreveu sobre a Ocupação Ueinzz em sua tese de doutorado. Ver *Desobramento*, op. cit., esp. p. 180-88.

81. Alejandra Riera, troca de e-mails com a autora, 11 jun. 2017.

82. Ver a introdução ao livro de minha autoria *Off-Screen Cinema: Isidore Isou and the Lettrist Avant-garde*. Chicago: University of Chicago Press, 2015.

83. A. Riera, "Cinema-Experience", op. cit., p. 3.

84. Ibid.

85. Riera evita constantemente os espaços da mídia e de exposição. Em 2014, para sua participação na 31ª Bienal de São Paulo, ela voltou a colaborar com a Ueinzz num filme. Em vez de restringir o filme aos parâmetros do espaço da Bienal (ou seja, a caixa branca ou preta muitas vezes presente nessas apresentações), Riera apresentou "*... - OHPERA - MUET - ...*" (2014) num espaço de cinema temporário instalado fora do prédio da Bienal, no Parque do Ibirapuera. O filme foi exibido toda quarta-feira durante os três meses de Bienal.

86. A. Riera, "Un endroit où l'on peut aller et, pour un moment", op. cit., p. 209.

Coda

1. Peter Pál Pelbart, "Polifonia inumana no teatro da loucura". *Jornal do Grupo Tortura Nunca Mais*, ano 24, n. 72, jul. 2010. Disponível em: http://www.torturanuncamais-rj.org.br/jornal/gtnm_72/artigo.html.
2. Com esta última frase, evoco o título, inspirado em Artaud, de uma exposição de obras de pacientes de Nise da Silveira. Ver Luiz Carlos Mello (org.), *Os inumeráveis estados do ser*. Rio de Janeiro: MII, 1987.

ÍNDICE REMISSIVO